Fevzi Koc

Medizin im Internet

Evidence-based-Medicine und Qualitätsmanagement Online

Springer-Verlag
Berlin Heidelberg GmbH

Fevzi Koc

Medizin im Internet

Evidence-based-Medicine und Qualitätsmanagement Online

Mit 118 Abbildungen und 9 Tabellen

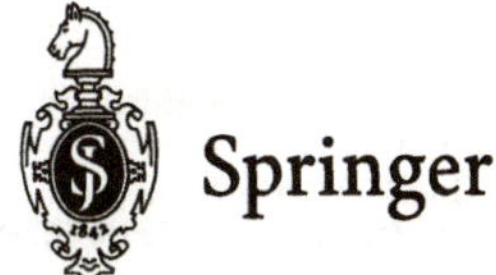

Dr. med. Fevzi Koc
E-Mail: koc@muenster.de
www.medknowledge.de

ISBN 978-3-540-41316-5 ISBN 978-3-642-56254-9 (eBook)
DOI 10.1007/ 978-3-642-56254-9

Die Deutsche Bibliothek – CIP-Einheitsaufnahme
Koc, Fevzi: Medizin im Internet: Evidence-based-Medizin und Qualitätsmanagement online / Fevzi Koc. - Berlin; Heidelberg; New York, Barcelona; Hongkong; London; Mailand; Paris; Tokio: Springer 2002

http://www.springer.de/medizin

Herstellung: PRO EDIT GmbH, 69126 Heidelberg
Umschlaggestaltung: de'blik, Berlin
Satz: AM-productions GmbH, Wiesloch
Gedruckt auf säurefreiem Papier SPIN 10789070 22/3130Re - 5 4 3 2 1 0

Für Marion

Vorwort

Das neue Medium Internet gewinnt immer mehr an Bedeutung. Auch Mediziner – unabhängig davon, ob Student, Klinik- oder Praxisarzt – können sich dieser rasanten Entwicklung nicht mehr verschließen. Sie wollen im Internet nach medizinischen Informationen stöbern, mit Gleichgesinnten diskutieren und sich im Netz präsentieren. Dabei soll dieses Buch helfen.

Der Einführungsteil ins Internet beschränkt sich auf das Notwendigste. Stattdessen werden viele **Tipps** zur praktischen Arbeit gegeben. Für detailliertes Wissen über das Internet und den Internet Explorer existiert eine sehr umfangreiche Literatur.

Dieses Buch soll Interessierten eine kompakte Hilfestellung für die Medizin im Internet an die Hand geben. Ich habe versucht, nach Möglichkeit die Themen schrittweise mit praktischen Beispielen ohne technisches Kauderwelsch zu erläutern. Nach einer Einleitung in die Wissensrecherche werden im Hauptteil für Mediziner wichtige Inhalte, wie Medizindatenbanken, Medizinbibliotheken, die Evidence-based-Medizin, klinische Studien, die Pharmazie oder die Qualitätssicherung im Internet, schrittweise mit praktischen Einleitungen vorgestellt. Auch die neueren Entwicklungen, wie Diagnose Related Groups, Disease Management, Cybermedizin oder telemedizinische Anwendungen, werden erläutert. Die Fachgebiete bilden ebenfalls ein wichtiges Kapitel – dort werden fachspezifische kommentierte Links vorgestellt.

Das Kapitel Praxis-Homepage beschäftigt sich damit, wie sich Ärzte mit einer Homepage im Internet präsentieren können. Auch die rechtlichen Aspekte des Internetauftritts werden angesprochen.

Im Internet existiert eine unendliche Zahl an medizinischen Adressen. Dabei kommt es darauf an, die Spreu vom Weizen zu trennen. Daher habe ich versucht, nicht alles zu zeigen, sondern nur die Adressen, die einen Wissensmehrwert anbieten. Alle in diesem Buch aufgelisteten Links sind von mir geprüft und kommentiert. Die Informationen im Internet sind sehr kurzlebig. Aus diesem Grunde können die hier geschilderten Informationen nur den momentanen Stand wiedergeben.

Dieses Buch soll Mut machen, sich mit dem Internet zu beschäftigen. Es möchte zeigen:

- Das Internet ist nicht schwierig.
- Das Internet hilft.
- Das Internet spart Zeit.

Und vor allem macht es sehr viel Spaß.

An dieser Stelle möchte ich mich bei Herrn Dr. Rolf Althoff, Leiter der internistischen Abteilung an der Westfälischen Klinik für Psychiatrie und Psychotherapie in Münster, für seine Unterstützung bedanken.

Ich danke den Mitarbeitern des Springer-Verlags, insbesondere Herrn Jörg Engelbrecht, der mich ermutigte, dieses Buch herauszubringen, Frau Dr. Angelika Koggenhorst-Heilig, die das Buch sehr sorgfältig lektorierte, und Frau Renate Schulz, die in der Phase der Manuskriptbearbeitung für alle Seiten Ansprechpartnerin und Beraterin war.

Münster, im Juni 2002 FEVZI KOC

Inhaltsverzeichnis

1 Überblick

Das Internet ist ein weltweiter Verbund von Millionen Computern. Es besteht aus einer Reihe großer internationaler und nationaler Netze sowie regionaler und lokaler Netze, die eine einheitliche Netzwerktechnologie, die Übertragungsprotokolle der TCP/IP-Familie (s. Protokolle) verwenden. Das World Wide Web ist ein Dienst im Internet, in dem unterschiedliche Informationen (z.B. Reiseinfos, Wetterberichte) anhand von Internetadressen aufgerufen werden können.

1.1 Einführung

Geschichte

Über den Anfang des Internets gibt es verschiedene Meinungen. Im Allgemeinen nimmt man an, dass der Anfang im Jahre 1969 liegt, als der erste Knoten des Arpanet in den UCLA in Los Angeles eingerichtet wurde. Mit dem Arpanet verbanden die amerikanischen Wissenschaftler des US-Verteidigungsministeriums vier Computer an entfernten Standpunkten.

In den folgenden Jahren schlossen sich immer mehr Universitäten und Forschungseinrichtungen an. Nach Abspaltung des rein militärischen Teils wurde durch die Verknüpfung mit ähnlichen Netzen anderer Staaten das weltumspannende Internet geschaffen.

Den Siegeszug trat Internet jedoch erst ab 1994 an. Seit 1969 ist das Netzwerk von den ersten vier Rechnern auf eine mittlerweile kaum überschaubare Anzahl von Millionen von Rechnern angewachsen.

Internetdienste

Im Internet stehen eine Vielzahl von Diensten zur Verfügung, mit denen man Informationen jeglicher Art abrufen kann.

1. **WWW (World Wide Web)**: Das WWW ist wahrscheinlich die bekannteste Anwendung im Internet. Um das WWW zu nutzen, wird ein Web-Browser (s. unten) benötigt. Mit diesem Browser lassen sich Texte, Symbole und Bilder, die mit der Programmiersprache HTML (s. HTML) geschrieben wurden, auf dem Monitor anzeigen. Mit den eingefügten Verweisen (Hyperlinks) kann man auf andere Dokumente im Internet zugreifen.
2. **E-Mail**: Der E-Mail-Dienst wird auch sehr häufig benutzt. Damit kann man elektronische Nachrichten überall in der Welt in Sekundenschnelle versenden.
3. **Telnet**: Mit Telnet kann man sich an entferntere Rechner einwählen, um dort zu arbeiten.

4. **FTP (File Transfer Protocol):** FTP dient zur Übertragung von beliebigen Dateien. Ein so genannter FTP-Server stellt im Internet Dateien bereit, beispielsweise Software-Programme, die man mit den FTP-kompatiblen Browsern herunterladen kann.

Web-Browser

Programm zur Darstellung der Internetseiten und zur Nutzung der Internetdienste. Bekannte Browser sind der Internet Explorer von Microsoft und der Netscape Navigator von Netscape.

Internetprotokolle

Die Internet-Protokoll-Familie **TCP/IP** (Transmission Control Protocol/Internet Protocol) ist eine Sammlung von Verfahren, die die Datenübertragung im Internet regeln. Dabei werden die Informationen zu kleinen Paketen zusammengeschnürt und geschickt.

Das Internetprotokoll (**IP**) ist ein wichtiger Bestandteil der Protokollgruppe TCP/IP. Das IP ist für die Adressierung im Netz durch Nummerierung der Quell- und Zieladressen zuständig. Die IP-Adressen bestehen aus Zahlen.

Wie funktioniert das Internet?

Das Internet funktioniert nach dem Client-Server-Prinzip. Server sind Computer, die Inhalte bereitstellen. Clients sind Computer, die Inhalte abfragen. Dabei stehen eine Vielzahl von Servern (Dienern), die Dienste erbringen, Clients (Kunden) gegenüber, die die vom Server angebotenen Dienste in Anspruch nehmen.

Durch das Client-Server-Modell werden Rechner unabhängig von ihrem jeweiligen physischen Standort vernetzt. Wichtig dabei ist die Autonomie der Clients und Server.

▶ BEISPIEL: Nehmen Sie mit Ihrem Rechner zu Hause als Client über eine Internetverbindung mit dem Server von Microsoft Kontakt auf und laden Sie vom Server Dateien oder Software auf Ihren eigenen Rechner.

1.2 Organisation des Internets

Domain

Domain ist eine Bezeichnung für einen Server. Server bieten in verschiedenen Netzen, wie auch im Internet, Inhalte an. Jeder Server im Netzwerk hat eine eindeutige Adresse, die bereits angesprochene IP-Nummer. Zur Vereinfachung der Bedienung wurden die Domainnamen eingeführt. Im Internet liegt dem Domainnamen eine numerische IP-Nummer zugrunde, die nach dem Domain-Namen-System in den „Klartext"-Namen umgewandelt wird.

Das Internet ist hierarchisch aufgebaut. Die obersten Domains werden Top level genannt. Weitere Ebenen, wie Second level, Third level usw., ordnen sich dem Top level unter. Die einzelnen Ebenen werden durch Punkte getrennt. Die Ebenen werden in umgekehrter Reihenfolge von rechts nach links gezählt.

▶ BEISPIEL: Bei der Adresse http://www.microsoft.de ist „de" der Top-level-Domain-Name und kennzeichnet, dass sich die Adresse in Deutschland befindet;. „microsoft" ist in unserem Beispiel der Second-level-Domain-Name und signalisiert die deutsche Niederlassung von Microsoft.

Die Top-level-Domains werden in zwei große Gruppen unterschieden:

1. in die länderspezifischen Domains, wie „de" für Deutschland oder „tr" für die Türkei,
2. in öffentliche bzw. kommerzielle Top-level-Domain-Namen (Tabelle 1.1).

Aufgrund der beschränkten Verfügbarkeit von Domainnamen wurde die Einführung neuer Top-level-Domains beschlossen (Tabelle 1.2).

Registrierungen können bisher über die Internetprovider nur für *.info und *.biz vorgenommen werden. Dabei haben die Markeninhaber ein vorrangiges Recht.

Verwaltung der Domains

- International:
  Die vorhandenen Domain-Namen werden vom InterNIC verwaltet.
- National:
  DE-NIC Deutschland in Karlsruhe ist für die Verwaltung aller Domain-Namen in Deutschland (de) zuständig.
  http://www.denic.de

Tabelle 1.1. Top-level-Domains

Name	Bedeutung
*com	Commercial
*edu	Educational
*gov	Government
*mil	Military
*net	Net (Internetprovider und Organisationen)
*org	Organisation (Vereine und Organisationen)

Tabelle 1.2. Neue Top-level-Domains

Top-level-Domain	Berechtigt zur Registrierung
*.aero	Luftfahrtindustrie
*.biz	Unternehmen
*.coop	Genossenschaftliche Organisationen
*.info	Ohne Einschränkung
*.museum	Museen
*.name	Privatpersonen
*.pro	Anwälte, Steuerberater, Ärzte (Registrierung: http://www.registrypro.com)

1.3 Hardware und Software für das Internet

Hardware Für eine effektive Arbeit im Internet brauchen Sie ein Pentíum-Computer. Ein Arbeitsspeicher von 8 MB ist ausreichend, von 16 MB empfehlenswert.

Wenn in Ihrer Wohnung ein gewöhnlicher Telefonanschluss eingerichtet ist, benötigen Sie zusätzlich ein Modem. Dieses Gerät verbindet ihren Computer mit dem Telefonnetz.

Oder Sie steigen gleich auf ISDN um (Übertragungsrate64000 bps). Damit haben Sie gleich zwei Amtsleitungen zur Verfügung und ihre Telefonleitung wird nicht durch die gleichzeitige Internetverbindung blockiert. Für ISDN benötigen Sie eine ISDN-Karte (wird in den PC eingebaut) oder einen ISDN-Adapter für den PC (als externes Gerät). ISDN-Karten erhalten Sie, falls Sie gleichzeitig den ISDN-Anschluss be- antragen, schon fast umsonst, während Sie für einen Adapter teuer bezahlen müssen. Bei beiden Versionen werden Übertragungsraten von 64 000 bps erreicht.

Inzwischen wird mit einer neuen Technik, ADSL (extrem schnelle Datenübertragung über herkömmliche Telefonleitungen), ein fast zehnfach schnellerer Datendurchsatz als mit ISDN erreicht. Telekom bietet den neuen Dienst unter dem Namen T-DSL in Verbindung mit T-Online und einem ISDN-Anschluss an.

Software Man braucht ein Programm, mit dem man sich im Datenbestand des Internets bewegen, also surfen, kann. Der Internet Explorer von Microsoft oder der Netscape Communicator von der Firma Netscape sind solche Browser, die eine optimale Darstellung von World-Wide-Web-Seiten erlauben. Ein Browser arbeitet wie ein Fernseher fürs Internet. Mit ihm erhalten Sie rund um die Uhr Zugang zu zahllosen Themen aus aller Welt. Die beiden Browser können kostenlos aus dem Internet heruntergeladen und installiert werden. Am einfachsten ist es jedoch, sie direkt aus einer CD-Rom zu installieren, die kostenlos von den Internetanbietern zur Verfügung gestellt wird. Der Internet Explorer ist außerdem fester Bestandteil des Betriebssystems Windows. In diesem Buch wird hauptsächlich mit dem Internet Explorer gearbeitet.

Internet-Software einrichten

Die Programme ab Windows 95 bzw. 98 enthalten bereits alle nötigen Hilfsprogramme zum Einstieg ins Internet. Falls das zur Verbindung mit dem Internet benötigte *DFÜ-Netzwerk* nach der Standardinstallation nicht auf der Festplatte installiert ist, können Sie es von der Windows-Installations-CD einrichten

1.4 Internetzuganganbieter (Provider)

Reine **Provider** verbinden Sie vom Ihrem Telefonnetz über lokale Einwählpunkte zum Internet. Die Firmen rechnen meist pauschale Monatspreise ab. **Datendienste,** wie T-Online oder AOL, bieten neben dem Internetzugang ein umfangreiches Serviceangebot (Nachrichten, Homebanking, Shopping usw.). Datendienste kassieren jedoch zusätzlich Gebühren, entsprechend der Nutzungsdauer.

Inzwischen gibt es viele Provider. Da der Markt sich sehr dynamisch entwickelt, ist es fast unmöglich aktuelle Informationen darüber zu geben. Anbietertests, bezogen auf Geschwindigkeit von Internetverbindungen und Gebühren, können Sie in Computerzeitschriften nachlesen.

Kosten

Es fallen an:
- Telefongebühren,
- Gebühren für den Zugangsanbieter,
- Gebühren für die Internetinhalte (meistens kostenlos).

Flatrate

Inzwischen gibt es den Internetzugang zum Festpreis. Die sog. Flatrate-Tarife bieten den Internetzugang zu einem monatlichen Pauschalpreis an. Bei diesen Angeboten sind alle Telefon- und Verbindungskosten für das Internet in einer Monatspauschale enthalten. Alle großen Internetprovider mischen mit immer neuen Angeboten mit.

Internet by Call

Es ist wie Call by Call im Telefonnetz. Sie wählen sich über eine bestimmte Vorwahl bei einem Anbieter ein und der stellt den Internetzugang ohne feste Bindung und ohne Mindestumsatz bereit. Nur der aktuelle Aufenthalt im Internet wird berechnet. Wer wenig im Internet surft, kann hier Geld sparen.

Sie bezahlen einen günstigen Gesamtpreis für die Telefon- und Internetverbindung. Außer Arcor bieten noch unzählige Firmen, wie z.B. Microsoft (MSN), Internet by Call an.

1.5 Bedienung des Internet Explorers

Internetseiten aufrufen

Der Internet Explorer baut automatisch eine Verbindung zum Internet auf, wenn Sie das Programm starten, und stellt die Startseite von Microsoft dar.

Start

- Klicken Sie auf die Schaltfläche *Start* der Windows-Oberfläche und anschließend auf *Programme.*
- Im Untermenü klicken Sie zweimal auf *Internet Explorer.*
- Danach startet der Internet Explorer, die Internetverbindung wird automatisch hergestellt.

Seiten im Internet aufrufen

Wenn die Verbindung steht, können Sie jede beliebige Internetseite aufrufen.

1. Tippen Sie die gewünschte Internetadresse auf das Eingabefeld, rechts neben der *Adresse* ein, z.B. http://www.focus.de.
2. Drücken Sie anschließend auf die OK-Taste

Startseite

Auch wenn Sie lange im Internet gesurft haben, können Sie jederzeit wieder zur Startseite zurückkehren. Hierzu klicken Sie einfach in der Symbolleiste auf die Schaltfläche *Startseite*.

Mit den Pfeilen in der Symbolleiste links können Sie vor- oder zurückblättern.

Navigieren durch die Internetseiten

Das Internet arbeitet mit Verknüpfungen. Alle Internetseiten sind dynamisch miteinander verbunden, so dass Sie bequem von einer Seite zur anderen springen können. Auf jeder Internetseite finden Sie solche Verknüpfungen, auch Hyperlinks genannt, die zu anderen Seiten führen. Sie sind häufig in blauer Schrift und unterstrichen. Der Mauszeiger verwandelt sich in eine Hand, wenn Sie ihn auf ein Hyperlink bewegen. Durch Klicken darauf gelangen Sie zur bezeichneten Seite.

Die Datenübertragung können Sie unterbrechen, indem Sie auf die Schaltfläche *Abbrechen* in der Symbolleiste klicken.

Drucken

Um den Druckvorgang zu starten, klicken Sie auf das *Datei*-Menü und anschließend auf den Befehl *Drucken*. Die aktuelle Seite wird dann gedruckt.

Speichern

Sie können unter dem Menüpunkt *Datei* und dann *Speichern unter* Ihre Daten speichern. Empfehlenswert ist die Speicherung im Ordner *Eigene Dateien* auf der C-Festplatte. Dateiformat ist HTML, das Sie in Word im Ordner *Eigene Dateien* unter Dateityp *Alle Dateien* betrachten können.

Bildschirm des Internet Explorers

Die Abb. 1.1 zeigt den Bildschirm des Internet Explorers.

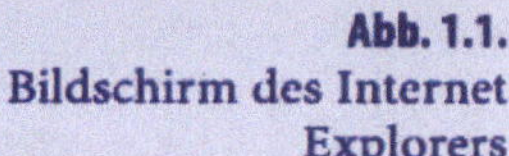

Abb. 1.1. Bildschirm des Internet Explorers

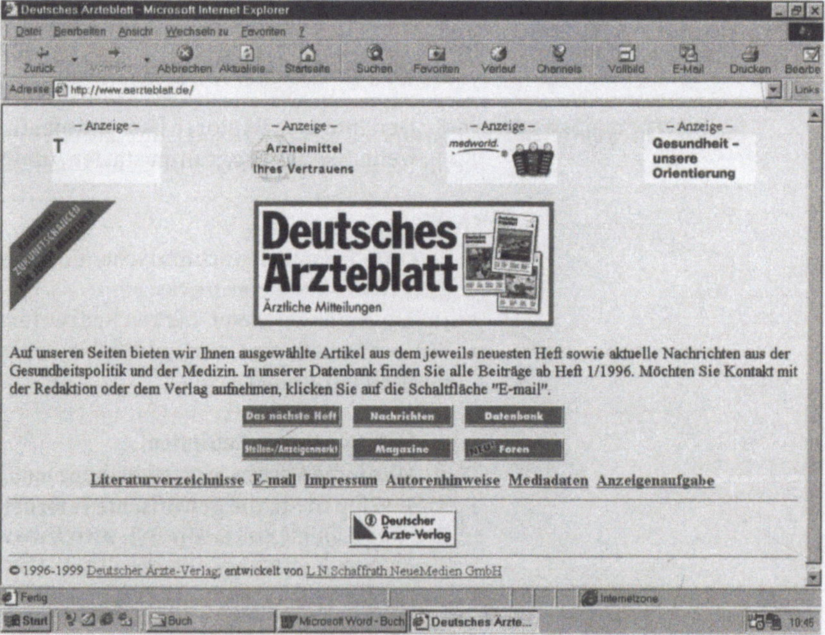

2 Internetzugang

2.1 Daten

Um im Internet surfen zu können, brauchen Sie neben dem Internet Explorer auch einen Provider. Von dem Provider erhalten Sie die persönlichen Zugangsdaten. Diese Daten bestehen aus:

- der Telefonnummer des Providers zur Einwahl ins Internet,
- dem Namen des Servers (DNS),
- dem Namen des Mail- und Newsservers,
- dem Passwort und
- möglicherweise einer E-Mail-Adresse.

2.2 Internetzugangkonfiguration

Wenn Sie die Einstellungsdaten haben, können Sie den direkten Internetzugang einrichten.

- Klicken Sie hintereinander auf *Start>Programme>Internet Explorer>Verbindung mit dem Internet*. Dann erscheint das in Abb. 2.1 dargestellte Fenster. Dort klicken Sie auf die zweite Option mit dem LAN-Netzwerk.
- Klicken Sie auf *Weiter*.
- Im nächsten Fenster werden Sie gefragt, ob Sie einen reinen Provider, wie Citykom, einen Internetservice, oder einen Online-Dienst, wie T-Online oder AOL, für den Internetzugang verwenden wollen.
- Drücken Sie *Weiter*.
- Anschließend müssen Sie angeben, ob die Verbindung über Modem, ISDN oder ein lokales Netzwerk zustande kommen soll. In unserem Beispiel ist es ein Modem.
- Wie üblich kommen Sie per Klick auf *Weiter* ins nächste Fenster.
- Jetzt müssen Sie das Modem wählen. Sie sollten vor der Interneteinrichtung das Modem anschließen und einschalten. In den meisten Fällen erkennt Windows 98 das Gerät automatisch, so dass es direkt im Fenster erscheint (Abb. 2.2).
- Ihr Computer kann möglicherweise hier eine Modem- und Anschlusserkennung durchführen. Bestätigen Sie ggf. mit *Weiter*.
- Im nächsten Fenster klicken Sie auf *Neue DFÜ-Verbindung erstellen*.
- Als Nächstes müssen Sie die Rufnummer Ihres Providers zur Einwahl ins Internet eingeben. Hier ist es wichtig, dass Sie das Häkchen vor dem *Mit*

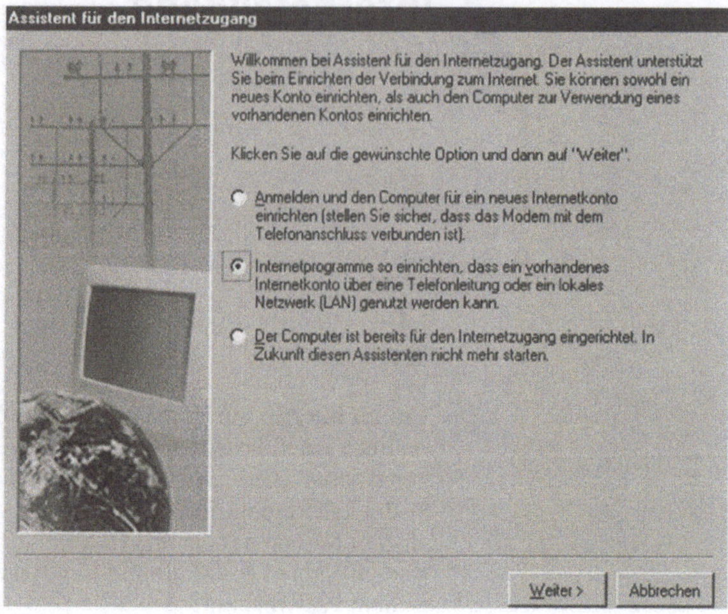

Abb. 2.1. Internetzugangsassistent

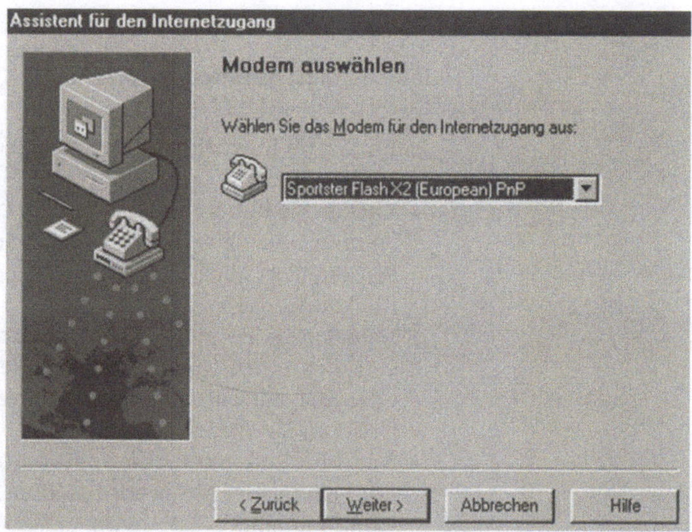

Abb. 2.2. Modemauswahl

Landes- und Ortskennzahl wählen durch Klicken löschen, da es sich meistens um Ortsgespräche handelt (Abb. 2.3).

- Handelt es sich um eine Nebenstellenleitung, müssen Sie in das Amtsleitungfeld klicken und die Ziffer eingeben, die Sie vor einem Außer-Haus-Gespräch wählen müssen. Die Ziffer ist häufig eine 0.
- Nun müssen Sie Ihren Benutzernamen und Ihr Kennwort, das Sie von Ihrem Provider erhalten haben, eintippen (Abb. 2.4).
- Im nächsten Fenster müssen Sie bezüglich der weiteren Einstellungen meistens auf *Nein* klicken.

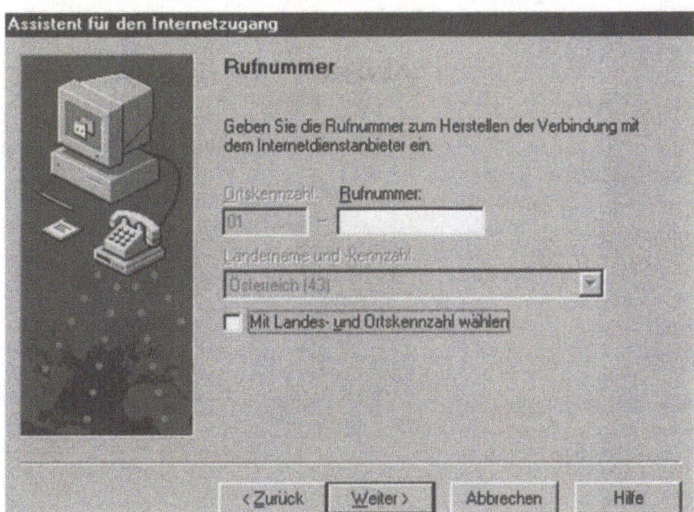

Abb. 2.3. Rufnummereingabe

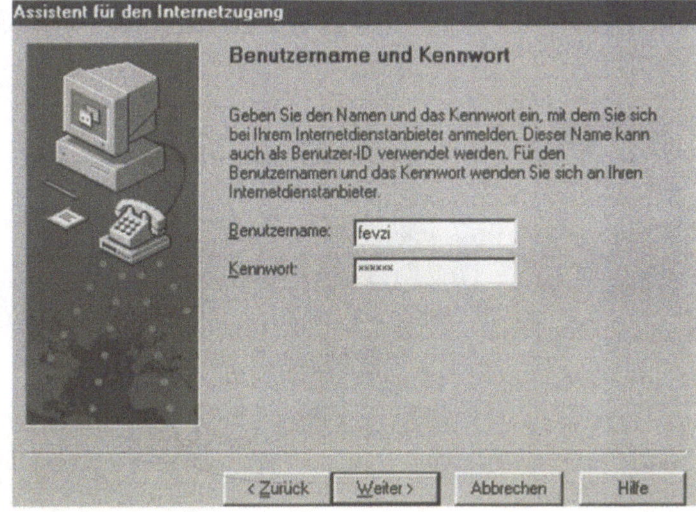

Abb. 2.4. Authentifizierung

- Danach müssen Sie der Verbindung einen Namen geben. Es ist praktisch, hier den Namen des Providers zu wählen, z.B. Citykom.
- Wenn Sie ein E-Mail-Konto erstellen wollen, müssen Sie im nächsten Fenster auf *Ja* klicken.
- Klicken Sie im nächsten Schritt auf *Neues E-Mail-Konto erstellen.*
- Nach *Weiter* müssen Sie Ihren Namen eintippen. Anschließend geben Sie Ihre E-Mail-Adresse ein, so wie Sie Ihnen vom Internetanbieter mitgeteilt wurde (Abb. 2.5).
- Im nächsten Fenster müssen Sie die Namen der Mailserver für den Posteingang (POP3) und Postausgang (SMTP) eingeben. In unserem Beispiel ist es der Mailserver von Citykom Münster (Abb. 2.6).
- Danach kontrollieren Sie, ob Ihr Kontoname richtig ist und geben Ihr Kennwort an (Abb. 2.7).

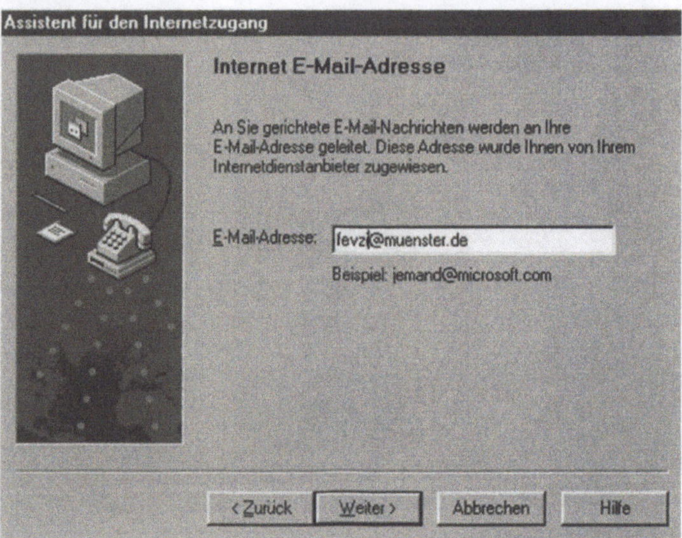

Abb. 2.5. E-Mail-Adresse

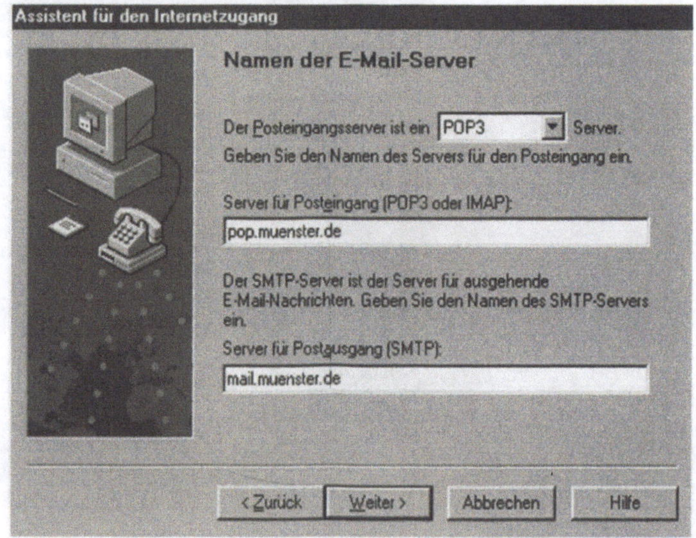

Abb. 2.6. E-Mail-Server

- Im nächsten Fenster können Sie dem Mailkonto einen Namen geben. Wenn der vorgegebene Name Ihnen nicht gefällt, können Sie selbst einen Namen eingeben, wie z.B. „Post".
- Die nächste Frage bezüglich der Einrichtung eines Internet-Newskontos beantworten Sie mit *Ja*, wenn Sie auch an Newsgruppen im Internet teilnehmen wollen.
- Anschließend erstellen Sie ein neues Newskonto. Nachdem Sie Ihren Namen und die E-Mail-Adresse bestätigt haben, geben Sie den Namen des Newsservers (NNTP) an (Abb. 2.8).
- Genau wie beim Mailkonto geben Sie dem Newskonto auch einen Namen oder übernehmen den Vorschlag vom Computer.

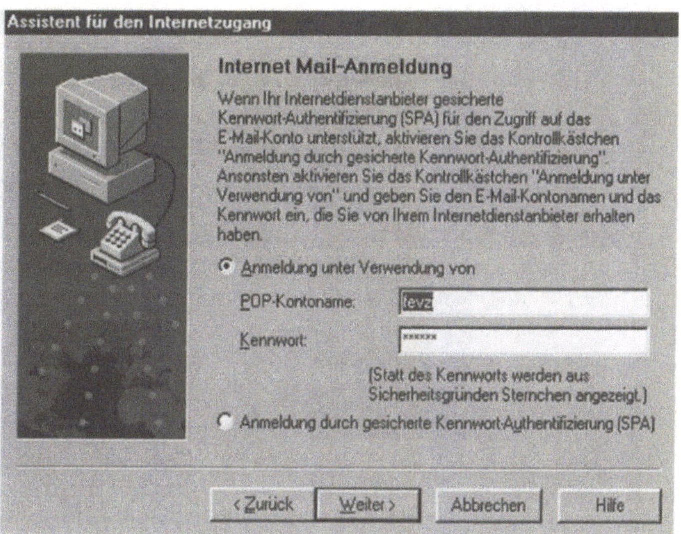

Abb. 2.7.
Mail-Anmeldung im Internet

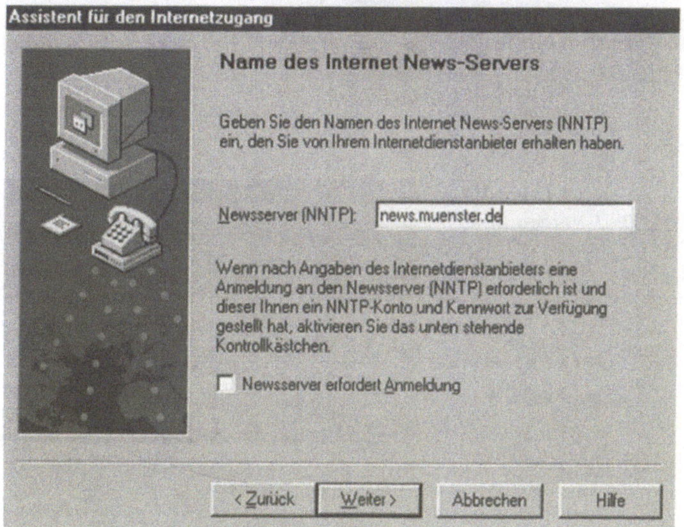

Abb. 2.8.
Newsserver

- Die nächste Frage „Internetverzeichnisdienst einrichten" beantwortet man meistens mit *Nein*.
- Jetzt haben wir es geschafft, mit einem Klick auf *Fertig stellen* beenden wir unsere Internetzugangseinrichtung (Abb. 2.9).

Sie können anschließend starten, indem Sie doppelt auf das Internet-Explorer-Icon auf dem Desktop klicken (Abb. 2.10) oder *Start>Programme>Internet Explorer* drücken.
Danach erscheint das in Abb. 2.11 gezeigte Fenster. Wenn Sie dort auf *Verbindung herstellen* klicken, kommen Sie ins Internet.

Sie sollten auf das untere Kästchen „Verbindung automatisch herstellen" nicht klicken. Das kann dazu führen, dass Sie unbemerkt ins Internet gelangen.

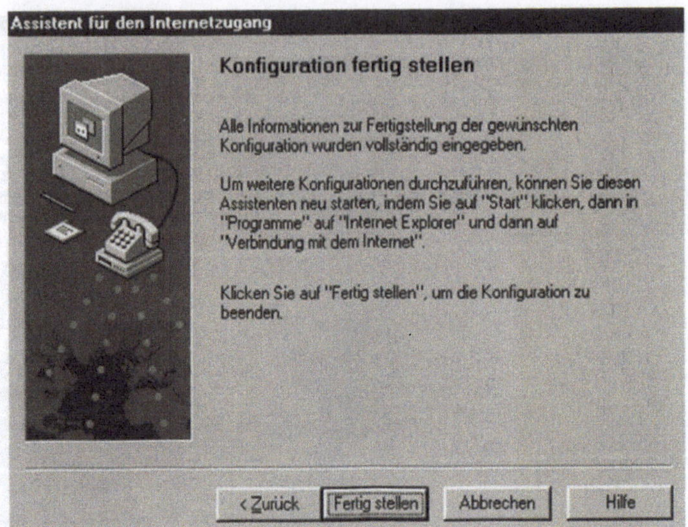

Abb. 2.9.
Konfiguration

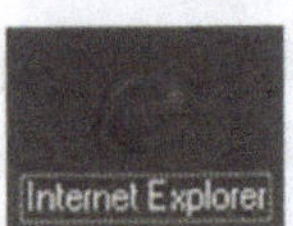

Abb. 2.10.
Internet-Explorer-Icon

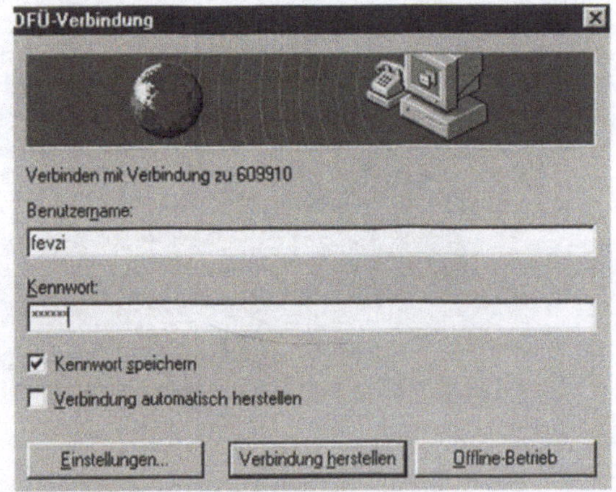

Abb. 2.11.
DFÜ-Verbindung

3 Suchmaschinen im Internet

Im Internet eine bestimmte Information zu finden, gleicht der Suche nach einer Nadel im Heuhaufen. Zum Glück gibt es spezielle Suchprogramme. Diese **Suchmaschinen** zeigen Ihnen, unter welcher Internetadresse Sie Infos zu Themen bekommen, die Sie interessieren.

3.1 Grundregeln

- Überlegen Sie, in welcher Suchhilfe Sie die Recherche starten wollen.
  - Katalog-Suchmaschinen: Unternehmen und Institutionen,
  - Abfrage-Suchmaschinen: Sachverhalte und Inhalte.
- Schreiben Sie die Suchbegriffe auf. Wählen Sie keine zu allgemeinen Begriffe.
- Recherchieren Sie bei komplexen Fragestellungen im erweiterten Modus der Suchmaschinen.

3.2 Suchkataloge

Kataloge lassen sich gut als Branchenführer, wie die Gelben Seiten, verstehen. Die Einträge in Internetkatalogen bestehen aus Kurzeinträgen, die von den Redaktionen der Kataloge erstellt werden. Bereits auf der Startseite präsentieren die Suchkataloge eine Reihe von Schlagworten. Beispielsweise „Bildung und Ausbildung",„Computer" oder„Medizin" sind Oberbegriffe, nach denen die Katalog-Suchmaschinen zu weiteren Schlagworten kommen, die das gesuchte Thema immer weiter eingrenzen

Folgende wesentliche Kataloge sollten Sie in Ihrer Recherche berücksichtigen:

- **Web.de: http://www.web.de,**
- **Yahoo: http://www.yahoo.de.**

Web.de-Recherche

Der momentan umfangreichste Katalog mit deutschsprachigen Einträgen arbeitet in der Grundeinstellung mit einer ODER-Verknüpfung aller Wortteile, die im Suchbegriff enthalten sind.

Der Katalog bietet neben dem Absendeschalter *Suche* unter *Profisuche* die erweiterten Rechercheoptionen. Sie können dort zusätzliche Suchkriterien eingeben.

Yahoo.de-Suche

Yahoo bietet neben dem Absendeschalter *Suchen* unter *Erweiterte Suche* die erweiterten Suchmöglichkeiten. Sie können dort zusätzliche Suchoptionen eingeben.

Regionalfilter bei Yahoo.de

Der deutsche Yahoo verfügt über einen Regionalfilter. Innerhalb des Katalogbereichs auf der Startseite finden Sie den Teil „Städte/Länder". In diesem Bereich werde alle Einträge parallel abgelegt, die in einer Fachkategorie eingetragen wurden.

Im internationalen Yahoo lässt sich auf diese Weise die Suche auf ein bestimmtes Land oder eine Region bis hin zu einer Stadt filtern.

Umschalten auf den internationalen Yahoo

Sie können innerhalb einer Kategorie auf den internationalen Yahoo wechseln. Hierzu müssen Sie jedoch in die Kategorie eines Treffers wechseln und an das Ende der Liste „scrollen". Dort finden Sie den Link zum internationalen Yahoo-Angebot, das Sie direkt in die gleiche Kategorie des internationalen Kataloges führt.

3.3 Abfragesuchmaschinen

Für die Erfassung der Internetseiten in die Datenbestände einer Suchmaschine sorgen die so genannten „Robots". Diese Rechner durchlaufen das Internet und nehmen neue Daten aus den Internetseiten in den Suchmaschinendatenbestand auf. Folgende Suchmaschinen sollten Sie in Ihrer Recherche berücksichtigen:

- **Altavista: http://www.altavista.de,**
- **Fireball: http://www.fireball.de,**
- **Google: http://www.google.com.**

Suche in Fireball und Altavista

Schreibweisen

Umlaute & Co

Verwenden Sie Umlaute wie gewohnt, Verrenkungen mit ae und ähnlichen Konstrukten sind nicht notwendig. Im Gegenteil: sie führen oft zu unbefriedigenden Ergebnissen. Gefunden werden die Begriffe nämlich nur in exakt der Schreibweise, die Sie eingeben – und auf welcher Webseite steht schon Aepfel? Auch die Eingabe Großhandel findet nicht Grosshandel und umgekehrt. Wer beide Treffer haben will, braucht Platzhalter.

Platzhalter

Wenn Sie mehrere Varianten oder Schreibweisen eines Begriffes finden möchten, dann benutzen Sie das Sternchen bzw. die Wildcard * als Platzhalter für beliebige Buchstaben: Die Eingabe Gro*handel findet daher Großhandel und Grosshandel. Wenn Sie eine Wildcard am Ende eines Wortes anhängen, können beliebige Buchstaben folgen. Bei Großhandel* gibt es eine lange Trefferliste mit den Wörtern: Großhandelsfirma, Großhandelsregister, Großhandelspreise usw. Am besten kombiniert man beides und schreibt Gro*handel*. Die Trefferliste kann so allerdings auch ganz schön lang werden. Aber Achtung: Das erste Sternchen darf frühestens nach drei Buchstaben auftauchen, nicht vorher!

Großschreibung
Wenn Sie Ihr Suchwort groß geschrieben eintippen, finden Sie auch nur das groß geschriebene Wort. Wenn Sie es klein schreiben, findet Fireball sowohl klein als auch groß geschriebene Varianten.

Verknüpfungsmöglichkeiten

Wenn Sie Ihre Suche präziser formulieren wollen, stehen Ihnen eine Reihe so genannter **Operatoren** zur Verfügung. So können Sie Suchbegriffe miteinander verknüpfen und die Suche eingrenzen. In der Tabelle 3.1 finden Sie einen Überblick über alle Operatoren, die Ihnen bei der Profisuche zur Verfügung stehen. Für alle, die es genau wissen wollen, gibt es noch eine ausführlichere Beschreibung.

Tabelle 3.1. Operatoren

Operation	Symbol	Beispiel	Erklärung
UND	**AND**	Hamburg AND Hafen bzw. Hamburg & Hafen	Sucht alle Dokumente, in denen sowohl **Hamburg** als auch **Hafen** vorkommen
ODER	**OR**	Hamburg OR Hafen bzw. Hamburg | Hafen	Sucht alle Dokumente, in denen **Hamburg** oder **Hafen** oder beide Begriffe vorkommen
NICHT	**AND NOT**	Hamburg AND NOT Hafen vorkommt	Sucht alle Dokumente, in denen nur **Hamburg**, aber nicht **Hafen**
NEAR	**NEAR bzw. ~ (Tilde)**	Hamburg NEAR Hafen bzw. Hamburg ~ Hafen	Findet alle Dokumente, in denen **Hamburg** höchstens 10 Wörter von **Hafen** entfernt steht
Klammern	( )	(Hamburg OR Bremen) AND Hafen	Findet alle Dokumente, in denen entweder die Wörter **Hamburg** und **Hafen** oder **Bremen** und **Hafen** vorkommen.
Phrasen	**Anführungszeichen**	„Hamburger Hafen“	Sucht alle Dokumente, in denen **Hamburger** und **Hafen** unmittelbar hintereinander vorkommen
Wildcards	*	Gün*er Zeit*	Findet **Günter, Günther** Findet **Zeit, Zeitung, Zeitplan** etc.
Datumseingrenzung	**Datum**		Durch Eingabe des gewünschten Datums in die Felder „von Datum“ und „bis Datum“ wird die Suche zeitlich eingegrenzt

Tabelle 3.2. Feldsuche mit Fireball

Operation	Beispiel	Erklärung
Applet-Suche	**applet:cockpit**	Findet alle Java-Applets mit dem Namen **cockpit**
Domain-Suche	**domain:com**	Findet alle Web-Seiten mit der Top-level-Domain **.com** in Fireball
Host-Suche	**host:geo.de**	Findet alle Dokumente in Fireball, die auf dem Geo-Server liegen
Image-Suche	**image:eva**	Findet alle Bilder mit dem Namen **eva**
Hyperlink-Suche	**link:stern.de**	Findet Seiten, in denen mindestens ein Link zum Stern-Server verweist
Text-Suche	**text:Berlin**	Sucht nach dem Suchbegriff **Berlin** nur in dem am Bildschirm sichtbaren Teil der HTML-Dokumente
Titel-Suche	**title:Erotik**	Sucht nach Seiten, deren Titel den Begriff **Erotik** beinhalten
Meta-Suche	**keywords: Software**	Findet alle Seiten, bei denen der Begriff Software im Meta-Tag „keywords" steht „Keywords"
Meta-Suche	**author:Müller**	Findet alle Seiten, bei denen **Müller** im Meta-Tag „author" steht „Author"
Meta-Suche	**publisher:Meier**	Findet alle Seiten, bei denen **Meier** im Meta-Tag „publisher" steht „Publisher"
Meta-Suche	**audience:Profis**	Findet alle Seiten, denen als Zielgruppe die Profis im Meta-Tag **„audience"** zugeordnet wurden „Audience"

Feldsuche in Fireball.de

Felder sind – in diesem Zusammenhang – Informationen über besonders erkennbare Daten im Internet. Durch die Feldsuche können Sie bestimmen, in welchem Teil der HTML-Dokumente gesucht werden soll (Tabelle 3.2).

Suche mit Google

Google ist eine exzellente Suchmaschine. Die Begriffe werden automatisch mit AND verknüpft. Es werden an erster Stelle Ergebnisse gezeigt, die auf anderen spezifischen Internetseiten als Verknüpfung empfohlen werden.

3.4 Medizinische Suchmaschinen im Internet

Deutsche medizinische Suchmaschinen

Die deutschen medizinischen Suchmaschinen können leider weder im Inhalt noch bei der Suchmöglichkeiten mit ihren amerikanischen Pendants konkurrieren. Es bleibt zu hoffen, dass im Laufe der Zeit die Angebotspalette erweitert wird.

Medknowledge – Suchkatalog für Medizin

Medknowledge ist ein Suchkatalog für Medizin, der die kategorienorientierte Suche nach medizinischen Internetseiten anbietet. Eine Abfrage-Suchmaschine ist ebenfalls integriert. Spezifische Themen, wie Medizindatenbanken, Evidence-based-Medicine, Qualitätsmanagement für Medizin und Disease Management, werden als Schwerpunkt behandelt.

- http://www.medknowledge.de

Medical Tribune Deutschland

Hohe Zahl der indexierten Webseiten mit mehreren Suchoptionen.

- http://www.medical-tribune.de

Medivista

Die Suchmaschine des Deutschen Medizin-Forums.

- http://www.medivista.de

Dr. Antonius

Eine deutschsprachige medizinische Suchmaschine, auch für Laien gut zu bedienen.

- http://www.dr-antonius.de

Internationale Medizinsuchmaschinen

WebMedlit

Unter dieser Adresse finden Sie eine Suchmaschine für die neueste medizinische Literatur im Netz, die auf 22 wichtige englischsprachige, medizinische Internet-Fachzeitschriften zurückgreift. Zu ausgewählten medizinischen Fachgebieten stehen hier die jeweils neuesten Informationen zur Verfügung.

- http://webmedlit.silverplatter.com/index.html

MedWeb

Die Suchmaschine der amerikanischen EMORY-University bietet eine erweiterte Suche. Ein breites Feld an Themen wird abgedeckt.

- http://www.medweb.emory.edu/medweb

Medexplorer

Das Angebot wird nach Schwerpunktrubriken wie bei Katalog-Suchmaschinen gegliedert.

- http://www.medexplorer.com

Medical World Search

Medical World Search bietet ausgeklügelte Suchmöglichkeiten.

- http://www.mwsearch.com

Oregon Health Science University

Die Oregon Health Science University hat zusätzlich zu eigenem Inhalt ein Suchangebot in 5 Sprachen.

- http://www.ohsu.edu/cliniweb/

4 E-Mail

4.1 Elektronische Post

Die elektronische Post (E-Mail) ist die meist genutzte Kommunikationsform im Internet. Ähnlich wie bei der Briefpost können Sie schriftliche Nachrichten via E-Mail an Empfänger überall in der Welt verschicken oder selbst Nachrichten empfangen. Die Zustellzeit beträgt meist nur wenige Sekunden und kostet praktisch eine Telefoneinheit. Dieses ist schneller und kostengünstiger als die traditionellen Briefe.

Damit Sie E-Mails senden und empfangen können, benötigen Sie eine E-Mail-Adresse. Diese ist praktisch Ihre Postadresse im Internet. Ihre eigene E-Mail-Adresse erhalten Sie kostenlos von Ihrem Internetanbieter. Sie setzt sich zusammen aus dem Benutzernamen und dem des Providers. Die beiden Namen sind durch das Symbol @ (englisch „at“) getrennt.

z.B. Fevzi.Koc @ t-online.de

Des Weiteren kann die E-Mail zusätzlich zum Text mit anderen Dateien, wie Dokumente, Bilder und Ton, per Anhang versehen werden.

Darüber hinaus gibt es viele Internetdienste, die eine kostenfreie E-Mail-Adresse sogar mit Zusatzleistungen, wie Umleiten, Beantworten und weltweites Abrufen der E-Mails, anbieten (s.Übersicht). Die Informationen im Internet sind sehr kurzlebig. Aus diesem Grunde können die hier geschilderten Informationen und Empfehlungen nur den momentanen Stand wiedergeben. Die aktuellen Bedingungen der Dienstanbieter können Sie am besten auf deren Homepage erfahren.

Kostenlose E-Mail-Adressen

- Web.de (http://www.web.de) mit UMS-Angebot (United Messaging Services)
- Global Message Exchange (http://www.gmx.de)
- Yahoo (http://www.yahoo.de)
- Hotmail von Microsoft (http://www.msn.de)

Um Verbindungskosten zu sparen ist es ratsam, die E-Mails offline (ohne Verbindung mit dem Internet) zu schreiben. Erst danach sollte die Verbindung zum Provider hergestellt werden, um die E-Mails zu versenden und gleichzeitig eingegangene Post abzurufen. Danach sollten Sie erneut die Online-Verbindung trennen und in aller Ruhe Ihre E-Mails lesen. Somit sparen Sie Telefongebühren.

Möglichkeiten der E-Mail für den Arzt

Neben der üblichen Verwendung bietet die E-Mail viele Möglichkeiten für den Mediziner, auch im beruflichen Alltag.

- Erreichbarkeit überall in der Welt über beliebige Rechner mit Internetzugang.
- Sie könnten bei schwierigen Fällen per E-Mail Meinungen der Experten einholen.
- Die Möglichkeit eines zusätzlichen Serviceangebotes für Ihre Patienten, wie Beantwortung deren spezifische Fragen über Krankheiten usw.

E-Mail-Programme

Für die Nutzung der elektronischen Post benötigen Sie ein E-Mail-Programm. Microsoft Outlook, Microsoft Outlook Express und Netscape Messenger sind die bekanntesten E-Mail-Programme. Die Internetdatendienste, wie AOL und T-Online, bieten auch komfortable E-Mail-Dienste.

Im Internet Explorer ist bei *Outlook Express* ein hervorragendes Mail- und Newsprogramm enthalten. Nach der Standardinstallation von Windows 98/Me steht es Ihnen zur Verfügung.

E-Mail mit Outlook Express

Das E-Mail-Programm kann über die Windows-Startleiste unter *Programme>Internet Explorer>Outlook Express >Nachricht Verfassen* geöffnet werden.

Bei dem Versand von E-Mails können weitere Empfänger adressiert werden. In das Adressenfeld Cc (Carbon Copy) wird der Kopienempfänger eingetragen. Das Adressenfeld Bcc (Blind Carbon Copy) ist die Bezeichnung für eine E-Mail-Kopie, bei der der Empfänger im Gegensatz zur Cc nicht weiß, an wen diese noch geschickt wurde.

4.2 E-Mail-Fenster

Im E-Mail-Fenster (Abb. 4.1) kann man verschiedene Bereiche unterscheiden:

- Senden: Erstellte Nachrichten können Sie mit *Senden* abschicken.
- Befehlsmenü: Im Menü *Verfassen* ist der Befehl *Neue Nachricht* zu finden.
- Adressfeld: Die E-Mail-Adresse des Empfängers wird in diesem Feld eingetragen.
- Texteingabefeld: Hier können Sie den Text eingeben.
- Textgestaltung: Dazu steht eine Schaltfläche mit verschiedenen Optionen zur Verfügung.
- Einfügen: Damit können Sie Dateien als Anhang der E-Mail hinzufügen.

Schutz vor Spam-Mails

Spam-Mails (Spam = Müll, Abfall) sind unaufgefordert geschickte E-Mails, die das Postfach überfüllen und bei der Übertragung der E-Mails auf den eigenen Rechner Kosten verursachen. Es handelt sich meist um Werbung.

Geben Sie im Internet eher vorsichtig Ihre E-Mail-Adresse bekannt, vorwiegend für persönliche Freunde oder berufliche Kontakte. Ansonsten droht die Gefahr, dass Sie eine Vielzahl von unerwünschter E-Mail-Werbung erhalten. Datendienste, wie AOL, bieten des Weiteren mehrere E-Mail-Adressen für Ihre Anwender, so dass über verschiedene E-Mail-Adressen für geschäftliche und private Zwecke verfügt werden kann.

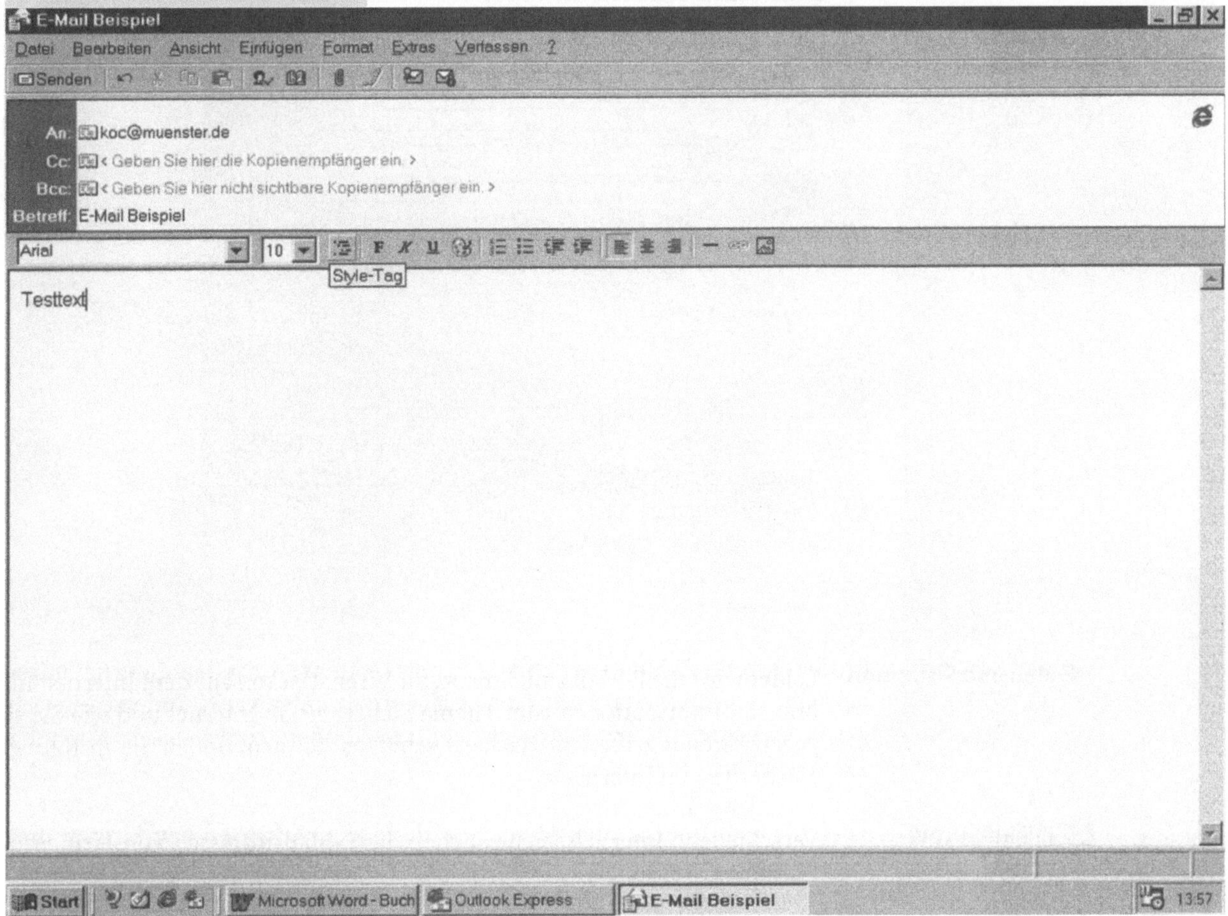

Abb. 4.1. E-Mail-Fenster

Die E-Mail Programme bieten im Allgemeinen Schutzmaßnahmen für Werbe-Mails. Outlook Express kann die E-Mails nach bestimmten Kriterien aussortieren.

1. Sie kommen zur Filterfunktion im Startfenster von Outlook Express über die Menüpunkte *Extras>Posteingangsassistent.*
2. Im Eingabefenster können Sie die neuen Filter mit der Schaltfläche *Hinzufügen* festlegen.
3. Im folgenden Fenster *Eigenschaften* tragen Sie die gewünschten Filter ein, die die Absender, die Einträge, die Betreffzeile oder den Text der E-Mails überprüfen.
4. Danach werden die Nachrichten, die Sie nicht lesen wollen, aussortiert und nicht vom Server auf Ihren Rechner übertragen.
5. Diesen so genannten Müll können Sie auch direkt vom Server löschen, verschieben oder weiterleiten lassen.

▶ BEISPIEL: Im Feld *Von* können Sie eine Adresse aus dem Adressbuch wählen, in unserem Beispiel Firma X, von der Sie keine Werbung erhalten wollen. Oder im Feld *Größer als* legen Sie fest, ab welcher Datengröße die Nachrichten nicht heruntergeladen werden sollen, beispielsweise 32 KB (Abb. 4.2).

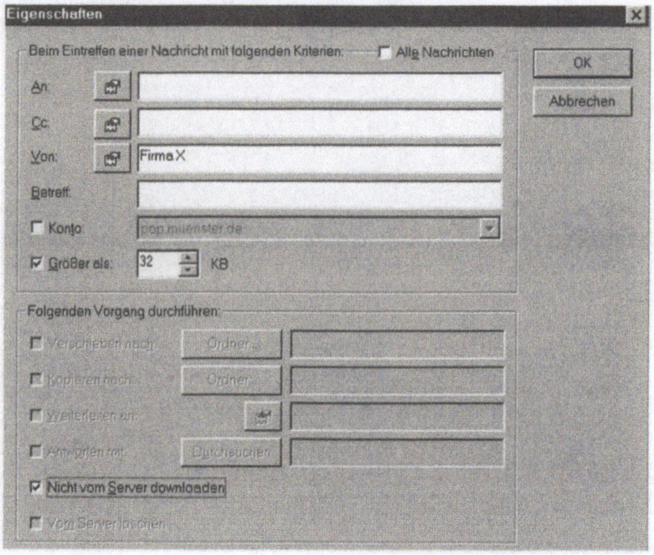

Abb. 4.2. Schutzmaßnahmen gegen Werbe-Mails

E-Mail und Sicherheit

Leider wird die E-Mail zunehmend für Virenattacken aus dem Internet missbraucht. Informationen zum Thema Sicherheit im Internet und wie Sie sich gegen Virenangriffe von Hackern schützen können, finden Sie in Kapitel 5 „Sicherheit im Internet".

E-Mail-Suchdienste

Verschiedene Internetdienste suchen die E-Mail-Adressen von Firmen und Personen.

Adressen aus Deutschland und der Schweiz
- http://www.suchen.de/

Deutsche und international E-Mail-Adressen, De Te Medien
- http://www.E-Mail-verzeichnis.de/

Deutsche und internationale Adressen: Bigfoot
- http://www.bigfoot.de/

Internet Address Finder
- http://www.iaf.net/international/iaf_german.htm/

World E-Mail Directory
- http://www.worldemail.com

Yahoo People Finder
- http://people.yahoo.com

E-Mail-Netiquette

Netiquette ist ein zusammengefügtes Kunstwort aus Network und Etiquette. Gemeint ist das korrekte Verhalten in einem Netzwerkverbund, wie z.B **Newsgroups** oder Chaträume (Koc 1999).

Selbst für **E-Mails** gibt es bestimmte Benimmregeln. Häufig wird ein lockerer Schreibstil bevorzugt. Dennoch sollten folgende Regeln beachten werden:

- Beachten Sie, dass Sie keine falschen Betreff-Zeilen verwenden.
- Verfahren Sie mit privaten E-Mails genauso wie mit normalen Briefen. So sollten E-Mails niemals ohne Zustimmung des Verfassers an dritte Personen weitergeleitet werden.
- Sie brauchen in Ihrer Antwort nicht den ganzen Text der ursprünglichen E-Mail einzufügen. Kurze Ausschnitte der wichtigen Textteile reichen aus.
- In Ihrer Antwort von Ihnen zitierte Stellen sollten Sie in spitze Klammern (>und<)eingeben.
- Oft werden am Ende einer E-Mail die Adresse und Telefonnummer des Absenders als Signatur im kleinen Textblock angegeben.
- Durch Verwendung von Smileys können Sie Ihre Stimmungslage zum Ausdruck bringen.

Smileys

Smileys sind kurze aus Buchstaben und Zeichen bestehende Symbole, die bestimmte Gemütszustände (Lächeln, Weinen usw.) ihres „Schöpfers“ zeigen sollen (Tabelle 4.1).

Tabelle 4.1. Smileys und Ihre Bedeutung

Symbol	Tastaturzeichen	Bedeutung
✪	:-)	Lachen
★	:-(	Ärger

5 Sicherheit im Internet

5.1 Allgemeines

Sobald Sie im Internet mit anderen Rechnern verbunden sind, sind Sie bestimmten Risiken ausgesetzt. Da die Kommunikation im Internet in beide Richtungen läuft, können böswillige Hacker in Ihren Rechner eindringen und Schaden anrichten. Dieses gilt ebenso für die Sicherheit von E-Mails.

Neue Virenarten und Hackerattacken verunsichern die Internetbenutzer. Auch der Mediziner, der gelegentlich surft, ist angehalten, sich mit dem Thema Sicherheit zu beschäftigen. Hiermit möchte ich keineswegs Ängste vor dem Internet schüren, sondern eine Sensibilität bezüglich der Datensicherheit aufbauen.

Interaktive Programme

Active X-Controls, Java-Applets und Cookies haben gemeinsam, dass sie eigentlich für eine bessere Kommunikation entwickelt worden sind. Jedoch werden sie mittlerweile dazu missbraucht, sich in die Rechner der Internet-Surfer einzunisten und den Benutzer anzugreifen. Somit können Böswillige wichtige Passwörter erfahren, sich in Ihre Homebanking-Software einklicken oder ganz einfach Ihre Festplatte demolieren.

Empfehlung

Der Internet Explorer bietet verschiedene Sicherheitseinstellungen, die Sie über die Menüpunkte *Extras>Internetoptionen>Sicherheit* erreichen können. Bei der Sicherheitsstufe „Hoch“ werden keine interaktiven Programme, wie Active X-Controls, zugelassen.

Für die Ihnen vertrauenswürdigen Webseiten können Sie erneut die Sicherheitsstufe „Mittel“ einstellen, da auf Dauer bei der Sicherheitsstufe „Hoch“ bestimmte Internetseiteninhalte nicht vollständig angezeigt werden (Abb. 5.1).

Importierte Dateien und Software

Im Internet wird eine Vielzahl von Software angeboten. Durch unbekannte Angebote und eine recht intensive Installation solcher Programme auf den eigenen Rechner setzen sie sich erneut Gefahren aus. Durch die Installation der Programme können Viren auf Ihren Computer übertragen werden.

Empfehlungen

- Anti-Viren-Programme, die Ihre Festplatte vor Viren schützen.
- Bekannte Anbieter bergen bezüglich der Viren weniger Gefahren.

Abb. 5.1. Internet-Explorer-Sicherheitseinstellungen

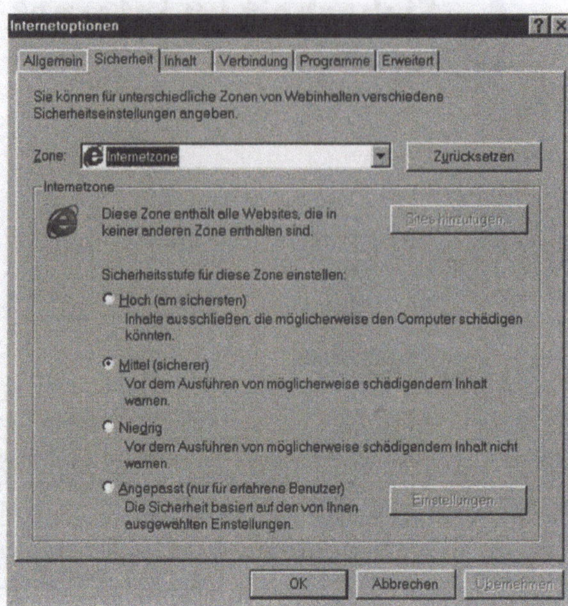

- Wenn eine neue Software auf den Markt kommt, ist sie meistens nicht ausgereift und weist somit Sicherheitslücken auf.

Passwörter

Allzu leichte Passwörter können von Hackern ohne Mühe geknackt werden. Deshalb sollten Sie Passwörter auswählen, die nicht einfach erraten werden können.

Hier ist es empfehlenswert, das Passwort nicht anderen Personen mitzuteilen.

5.2 Spezieller Teil

Der Arzt sollte den Praxisrechner nicht ohne zusätzliche Schutzmaßnahmen für den Internetzugang verwenden. Andernfalls besteht die Gefahr, dass ein Dritter über das Internet Eintritt in patientenbezogene Daten findet.

In Zukunft wäre es vorstellbar, dass in Praxisnetzen oder Intranets des Gesundheitsbereiches mit Verbindung zum Internet, durch eine Verschlüsselung, Passwortvergaben sowie Chipeinsatz als Hardwareschlüssel die sensiblen Patientendaten schützen.

Verschlüsselung von E-Mails

E-Mails sind im Internet so sicher wie eine Postkarte. Aus diesem Grund sollten E-Mails mit sensiblen Informationen immer verschlüsselt verschickt werden. Die bekannten Browser bieten eine Verschlüsselungsfunktion an. Darüber hinaus kann aus dem Internet eine spezielle Verschlüsselungssoftware, wie PGP (Pretty Good Privacy, http://www.pgpi.org), heruntergeladen werden.

Dateianhang

Wenn Sie eine E-Mail mit Dateianhängen von Ihnen unbekannten Absendern erhalten, ist große **Vorsicht** geboten, da der Dateianhang einen Computervirus enthalten könnte. Daher sollten Sie ihn nicht öffnen. Außerdem besteht die Möglichkeit, dass jemand durch ein verstecktes Programm („Trojanisches Pferd") versucht, Ihre wichtigen Passwörter und Sonstiges in Erfahrung zu bringen.

Empfehlungen

- **Anti-Viren-Programme**, die Ihre Festplatte vor Viren schützen.
- Bekannte Anbieter, wie **Norton Antivirus** von Symantec oder **Virusscan** von McAfee, bergen bezüglich der Viren weniger Gefahren. Die neuen Versionen bieten automatischen Schutz beim Herunterladen von Dateien und E-Mail-Nachrichten, sowie Virenschutzaktualisierungen über das Internet gegen neu entdeckte Computerviren.

Sicherheitstipps

Wichtige Sicherheitstipps für E-Mails

- Geben Sie im Internet Ihre E-Mail-Adresse wegen der Spam-Mails nur vorsichtig bekannt. Ratsam ist es, eine private und eine geschäftliche E-Mail-Adresse anzulegen.
- Arbeiten Sie unbedingt mit einem Anti-Viren-Programm, das Schutz beim Herunterladen von Dateien und E-Mail-Nachrichten aus dem Internet bietet (TIPP: Norton Anti-Viren-Programm).
- Wenn Sie E-Mails mit Dateianhängen von Ihnen unbekannten Absendern erhalten, öffnen Sie den Dateianhang nicht, er kann virenverseucht sein. Hierzu zählen alle ausführbaren Programme, aber auch alle MS-Office-Dokumente.
- Aktivieren Sie den Makro-Viren-Schutz in Word, Excel und Powerpoint. Wie es funktioniert, erfahren Sie in der Hilfefunktion des jeweiligen Programms.
- Stellen Sie die Sicherheitseinstellungen des Internet Explorers auf die höchste Stufe. Klicken Sie dafür auf *Extras>Internetoptionen>Sicherheit.*
- Vorsicht ist vor allem bei E-Mails mit englischsprachigem Betreff geboten, gerade wenn Sie den Absender nicht kennen.
- E-Mails haben im Internet den Sicherheitsstand einer Postkarte. E-Mails mit sensiblem Inhalt sollten immer verschlüsselt versendet werden.
- Für die E-Mail-Kommunikation, Internetsurfen und andere Kommunikationsaufgaben muss immer ein eigenständiger Rechner benutzt werden, der mit den übrigen Arztpraxisrechnern nicht verbunden ist. Er muss also aus dem Netzwerk ausgegliedert sein. Abrechnungssoftware und patientenbezogene Daten sind auf Datenträgern in diesem „Internet-PC " fehlplatziert.

Adressen bei Sicherheitsproblemen

Fast täglich tauchen neue Viren auf. Die folgenden Webadressen informieren über neue Sicherheitsprobleme im Netz und bieten vor allem auch Lösungen an.

BSI, Bundesamt für Sicherheit in der Informationstechnik
Unter anderem wichtige Regeln zum Schutz vor Computerviren aus dem Internet.
- http://www.bsi.de

Aktuelle ITW-Virenmeldungen, TU-Berlin
- http://www.tu-berlin.de/www/software/virus/aktuell.shtml

Computer-Viren, die keine sind (sog. „Hoaxes"), und andere Falschmeldungen, TU-Berlin
- http://www.tu-berlin.de/www/software/hoaxlist.shtml

Rechenzentrum Universität Stuttgart Computer Emergency Response Team (RUS-CERT)
- http://www.cert.uni-stuttgart.de

Schutzmaßnahmen und Verhaltensregeln, Uni Bochum
E-Mail Programme, Webbrowser, Makroviren und Anti-Virus-Toolkit.
- http://www.ruhr-uni-bochum.de/rz/sec/schutz.htm

Symantec Deutschland
Hersteller des benutzerfreundlichen Norton-Anti-Virus-Programmes mit Informationen zur Internetsicherheit.
- http://www.symantec.de

Antivirus-online
- http://www.antivirus-online.de

6 FTP

6.1 Allgemeines

FTP bedeutet File Transfer Protocol; ein alter Internetdienst, mit dem man Daten von einem fremden Rechner auf den eigenen Rechner oder umgekehrt übertragen kann. Es gibt **FTP-Server,** die über den FTP-Standard Daten zum Downloaden zur Verfügung stellen.

Für die Mediziner ist das FTP insofern von Bedeutung, da man eigene Homepage-Dateien über den FTP-Server des eigenen Internetproviders im Internet präsentieren kann. Genauso kann man bestimmte Dateien und Programme vom FTP-Server herunter auf die eigene Festplatte laden.

Es gibt öffentliche (anonyme) FTP-Server, wo jeder Dateien auch ohne spezielle Passwörter downloaden kann. Als Benutzername verwendet man meistens die eigene E-Mail-Adresse, als Kennwort dient meist „anonymous". Die Internetadresse eines FTP-Servers beginnt mit „ftp" anstelle des „http", z.B.

- ftp://ftp.microsoft.com

Um Dateien vom FTP-Server laden zu können brauchen Sie ein spezielles FTP-Programm, was man auch über das Internet als Shareware bekommen kann. Aber auch die beiden bekannten Browser Internet Explorer und Netscape sind FTP-fähig.

Die Struktur der Daten innerhalb der FTP-Server ist wie bei den PC-Verzeichnissen, d.h. dass man von einer baumartigen Struktur aus immer tiefer gehen kann.

6.2 Installation der FTP-Software

Sie müssen ein FTP-kompatibles Programm aus dem Internet herunterladen, um mit FTP-Servern zu arbeiten. Beispielsweise unter der Adresse

- http://www.ftpx.com
  können Sie das Shareware-FTP-Programm FTP-Explorerdownloaden. Eine ausführliche Beschreibung würde den Rahmen dieses Buches sprengen. Deshalb beschränke ich mich auf eine kurze Einführung.
- Wenn Sie auf der Internetseite
  http://www.ftpx.com
  sind, klicken Sie den Schaltknopf *Download.*

- Nach dem Download auf den eigenen PC müssen Sie das Programm mit *Setup.exe* auf Ihrer Festplatte installieren.
- Die Dateien haben meistens ZIP-Format, das Sie extrahieren müssen.

6.3
Zugang zum FTP-Server

- Innerhalb des FTP-Programmes sind die wichtigsten FTP-Server auf der linken Seite aufgelistet.
- Um beispielsweise zu dem bekannten Microsoft-FTP-Server zu gelangen, brauchen Sie lediglich dessen Name zu markieren und auf der rechten Seite auf *CONNECT* zu klicken. Dann wird im Internet die Verbindung zum Microsoft-Server hergestellt.
- Dort angelangt können Sie wie bei dem Windows-Explorer die Datei finden und herunterladen.

Sie können auch zu FTP-Servern, die nicht auf dem FTP-Explorer aufgelistet sind, eine Verbindung herstellen. Dazu müssen Sie auf *ADD* klicken und anschließend den Namen und die Adresse des FTP-Servers und Ihre E-Mail-Adresse als Passwort eingeben. Dann auf *SAVE* klicken und über *CONNECT* die Verbindung zum Server aufbauen.

7 MEDLINE

MEDLINE ist die von Medizinern weltweit am meisten verwendete Datenbank der National Library of Medicine/USA (NLM). Hier kann man schnell umfassende Informationen über die aktuellsten medizinischen Studien, Forschungsergebnisse erhalten. Im Internet können Sie kostenfrei Zugang zur MEDLINE finden. Im Vergleich zur Diskettenform besticht die Online-Datenbank durch hohe Aktualität.

PubMed ist eine Art Suchmaschine der NLM, mit deren Hilfe man MEDLINE und andere Datenbanken abrufen kann.

- http://www.ncbi.nlm.nih.gov/pubmed

7.1 Suche

In Abb. 7.1 ist die Suchleiste (Feature bar) von MEDLINE abgebildet. Sie können die einfache Suche starten, indem Sie den gesuchten Artikel, Autor oder das Journal in das Eingabefeld schreiben. Die Menüleiste unterhalb der Suchleiste Feature bar bietet zusätzliche Suchoptionen.

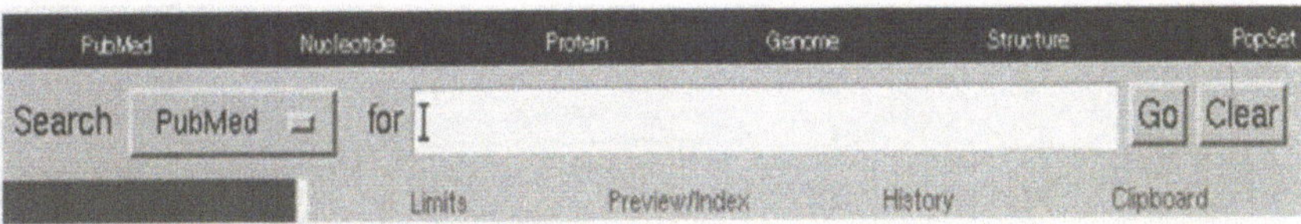

Abb. 7.1. Feature bar

Sie können einen oder mehrere Begriffe eintragen, PubMed kombiniert die Begriffe automatisch mit einer (AND)-Verknüpfung. Wenn Sie auf die Schaltfläche *Go* klicken, wird die Suche gestartet und die Suchergebnisse aufgelistet.

Autorennamen Autorennamen sollten in Form von „Dampf KH" (Karl Heinz Dampf) angegeben werden.

Journalsuche Medizinische Zeitschriften („Journals") lassen sich direkt auf der Homepage-Seite suchen. Journaltitel können in voller Länge, als gültige MEDLINE-Abkürzungen, eingegeben werden. Darüber hinaus steht mit dem „Journal Browser" ein spezieller Menüpunkt auf der Startseite im linken Rand, wo Sie MEDLINE-Abkürzungen für Zeitschriften erfahren können.

Tabelle 7.1. MEDLINE-Operatoren

Operation	Symbol	Beispiel	Erklärung
UND	*AND*	Thrombosis AND] Aorta	Sucht alle Dokumente, in denen sowohl Thrombosis als auch Aorta vorkommen
ODER	*OR*	Thrombosis OR Aorta	Sucht alle Dokumente, in denen Thrombosis oder Aorta oder beide Begriffe vorkommen
NICHT	*NOT*	Thrombosis NOT Aorta	Sucht alle Dokumente, in denen nur Thrombosis, aber nicht Aorta vorkommt.

Suchkommandos bei MEDLINE – Verknüpfungsmöglichkeiten

Wenn Sie Ihre Suche präziser formulieren wollen, stehen Ihnen eine Reihe so genannter **Operatoren** zur Verfügung. So können Sie Suchbegriffe miteinander verknüpfen und die Suche eingrenzen. In Tabelle 7.1 finden Sie einen Überblick über alle Operatoren, die Ihnen bei der kombinierten Suche zur Verfügung stehen.

7.2 Menüleiste (Feature bar)

Limits

Klicken Sie *Limits* auf der Menüleiste, um Ihre Suche nach bestimmten Kriterien zu starten. Sie können die Suche beispielsweise auf bestimmte Publikationszeiträume, Sprachen, Alter, Geschlecht usw. limitieren (Abb. 7.2).

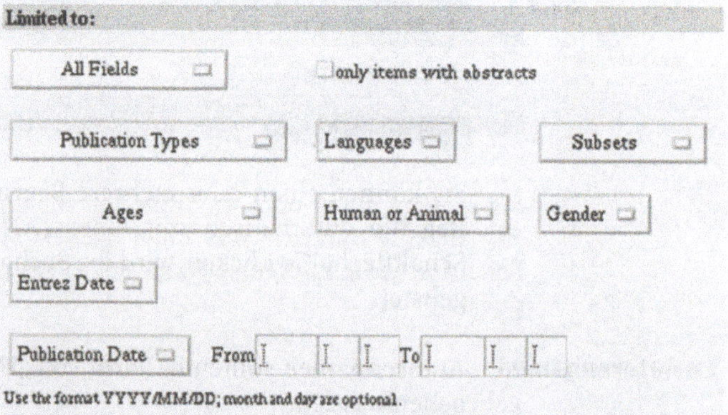

Abb. 7.2. Limits

Limited to:
All Fields
only items with abstracts
Publication Types
Languages
Subsets
Ages
Human or Animal
Gender
Entrez Date
Publication Date From To
Use the format YYYY/MM/DD; month and day are optional.

Preview/Index mit MeSH-Vokabular

Mit der Option *Preview/Index* können Sie:

- die Zahl der Treffer vorab ansehen,
- die Suchstrategie verbessern durch das Einfügen weiterer Begriffe,
- spezifische Suchfelder einfügen,
- Begriffe suchen mithilfe des Index.

MeSH-Vokabular

Der MeSH-**Thesaurus** erlaubt Ihnen, die PubMed-Datenbank effektiver zu nutzen durch das Hinzufügen der **MeSH** (Medical Subject Headings) - Schlagwörter zu Ihrer Suche.

Die „Schlagwörter" für die Indexierung bilden ein so genanntes „kontrolliertes Vokabular" (controlled terms, CT). Es werden nur spezifische Begriffe zur Inhaltscharakterisierung eines Artikels verwendet. Dabei hat sich die NLM für den Gebrauch jeweils eines Synonyms (preferred term) entschieden, z.B. könnte man für Publikationen, in denen es um „Krebs" geht, mit folgenden Begriffen arbeiten: „tumor", „neoplasma", „cancer" usw. In einem kontrollierten Vokabular ist aber nur eines dieser Synonyme als Schlüsselwort erlaubt. Wenn der Benutzer im MEDLINE „tumor" eingibt, wird bei der Suche automatisch das Schlüsselwort „neoplasie" zur Suche eingefügt.

Darüber hinaus können Sie im MeSH-Browser gezielt nach indexierten Schlüsselwörtern suchen.

MeSH-Schlagwörter sind hierarchisch aufgebaut, spezifischere Suchabfragen finden sich unter den allgemeinen Suchbegriffen. Mithilfe des MeSH-Browser können Sie diese Baumstruktur durchblättern.

Erfahrene Analysten überprüfen jeden neuen Artikel und ordnen ihm 10–12 MeSH-Begriffe zu. Dadurch entsteht ein konsistente Indexierung

Exploding MeSH Terms

Wenn Sie ein zu allgemeines Stichwort eingeben, ergänzt PubMed die Suche automatisch mit spezifischeren Stichwörtern. Beispielsweise bei der Eingabe von „Hypertension" werden alle unteren Kategorien, wie Hypertension/Therapie, Hypertension/Diät oder Hypertension/Malignome, zur Suche eingefügt.

Suchkriterien (Field Selection)

In MEDLINE gibt es mehrere Suchkriterien. Sie können auch komplexe Suchaufträge mit mehreren verschiedenen Search Fields zusammenstellen. Im Pull-down-Menü sind alle wichtigen Suchkriterien, wie Autor, Zeitschrift, Publikationsdatum, Sprache usw., enthalten. So können Sie Ihre Suche eingrenzen (Abb. 7.3).

► BEISPIEL: Es soll nach den Publikationen des Autors Wolfgang Domschke gesucht werden.

- Klicken Sie auf das Menü *Search Field*, und dort auf *Author Name*.
- Im Eingabefeld *Search* geben Sie „Domschke W"ein.
- Nachdem das Suchergebnis erscheint, kann man über der Schaltfläche *Publication Data Limit* die Suche durch das Veröffentlichungsdatum zeitlich einschränken. Somit wird die Anzahl der Treffer reduziert.

Wichtige Suchkriterien

- All Fields: Sämtliche möglichen Felder.
- Alter (Ages): Sie können eine spezifische Altersgruppe bei den durchgeführten Studien wählen.
- Author Name: Liste der in der Veröffentlichung genannten Autoren.
- Journal Name: Name des Journals, in dem die Veröffentlichung erfolgte.
- Language: Sprache der Veröffentlichung. Artikel in deutscher Sprache haben häufig keine Abstracts.

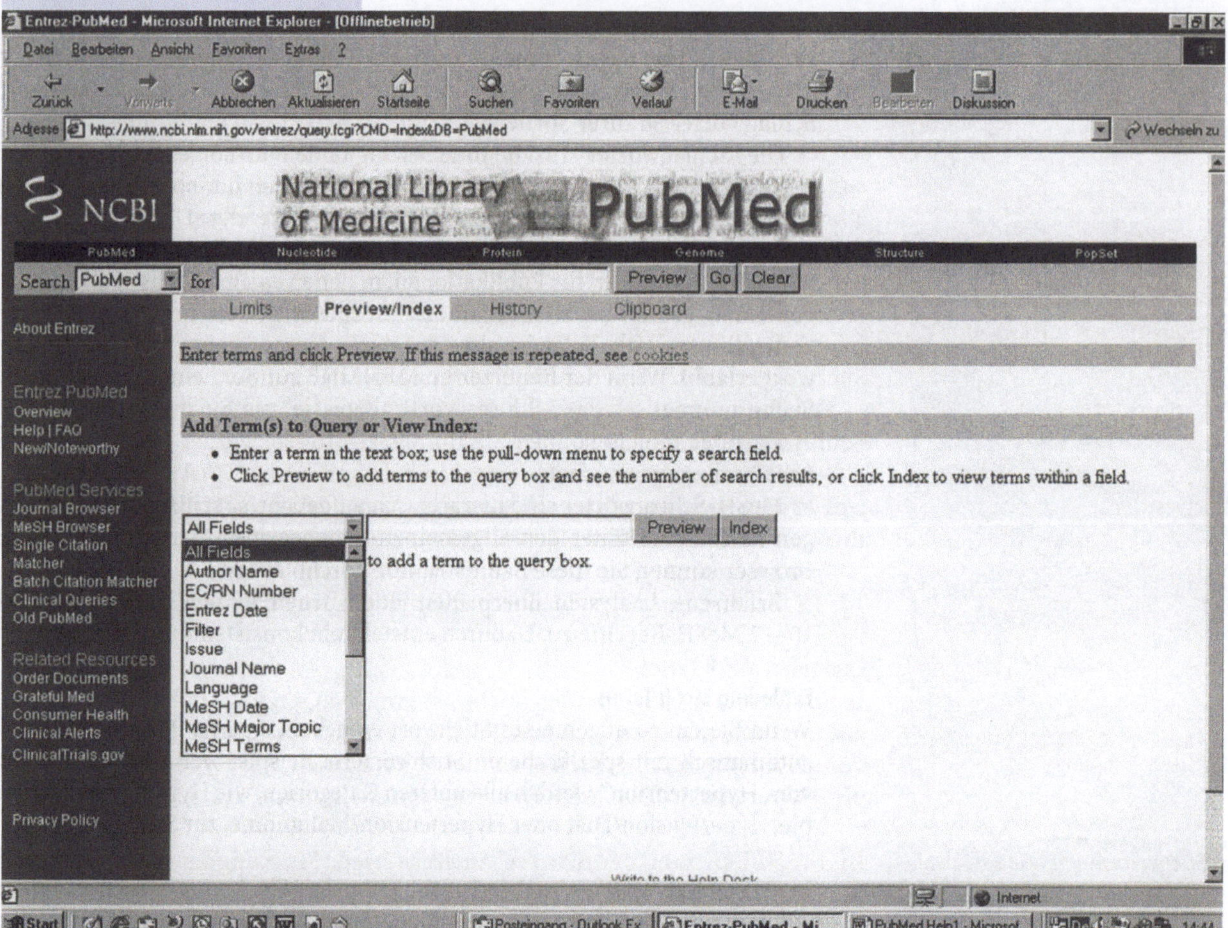

Abb. 7.3.
Suchkriterien

- MeSH Terms: MEDLINE-Veröffentlichungen enthalten eine Reihe von MeSH-Schlagwörtern für die Indizierung, die in Beziehung zum Thema der Publikation stehen. Auf diese Weise können Artikel gefunden werden, die im Titel nicht alle Schlagwörter enthalten, die auf den Artikel zutreffen könnten.
- MeSH Major Topic: Hiermit können Sie dazugehörige MeSH-Begriffe finden, die das Hauptthema der gesuchten Artikel erfassen.

▶ **BEISPIEL:** Um alle MeSH-Terms (indizierte Bezeichnungen: Schlagwörter für ein bestimmtes Thema) zu finden, selektieren Sie MeSH-Terms von dem All-Fields-Menü. Dann schreiben Sie den Suchbegriff „chickenpox“ in die Textzeile und klicken die Schaltfläche *Index* an. In dem Indexfenster können Sie sich jetzt nach unten bewegen und die MeSH-Begriffe „chickenpox vaccine“ markieren und durch einen Klick auf *AND* den Begriff „Chickenpox vaccine“ zu der eigentlichen Suchleiste oben einfügen (Abb. 7.4).

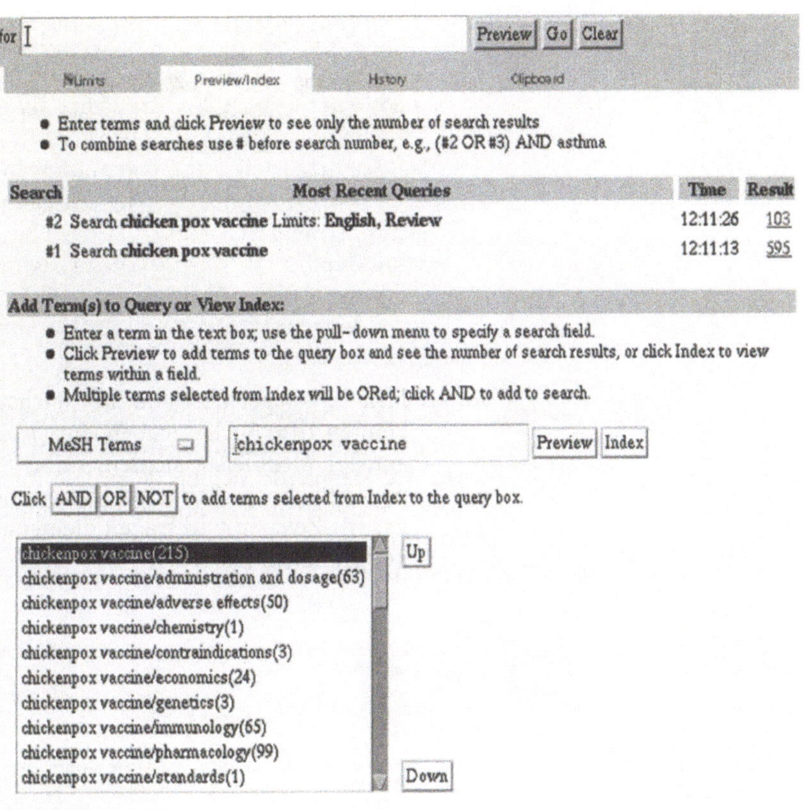

Abb. 7.4.
MeSH Terms Chickenpox

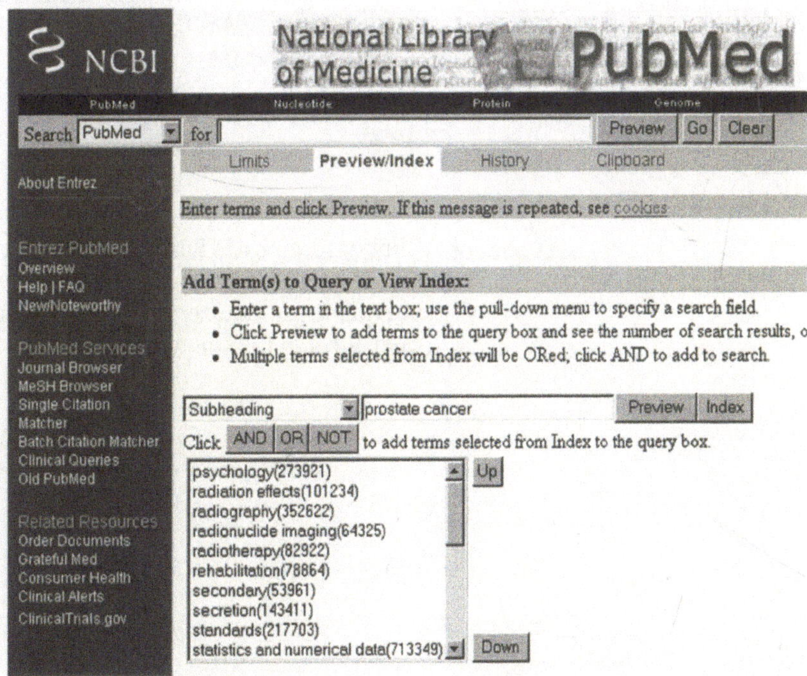

Abb. 7.5.
Subheadings von Prostatakrebs

- Publication Date: Veröffentlichungsdatum.
- Subheadings: Nebenschlagwörter im MeSH, die das Hauptschlagwort weiter spezifizieren können. Durch diese Begriffe werden medizinische Teilaspekte des Hauptschlagwortes herausgegriffen, beispielsweise wenn Sie das Schlüsselwort „prostate cancer" eingeben, werden die Nebenschlagwörter, wie „psychology", „radiotherapy" oder „rehabilitation" angezeigt (Abb. 7.5). Dadurch können Sie Ihre Suche auch inhaltlich einschränken.
- Publication Type: Studiendesign und Art des Artikels (Clinical Trial, Editorial Letter, Meta-Analysis, Practice Guideline, Randomized Controlled Trial, Review).

History

MEDLINE speichert alle Ihre Suchstrategien in dem Bereich „History". Sie können Ihre Sucheingaben durch einen Klick auf die *History*-Schaltfläche auf der Menüleiste sichten. Wenn Sie ihre vorhandenen Suchbegriffe mit neuen Suchbegriffen kombinieren möchten, setzen Sie vor die Suchnummer das (#)-Zeichen und tragen die neue Eingabe mit einer AND- oder OR-Verknüpfung ein (Abb. 7.6).

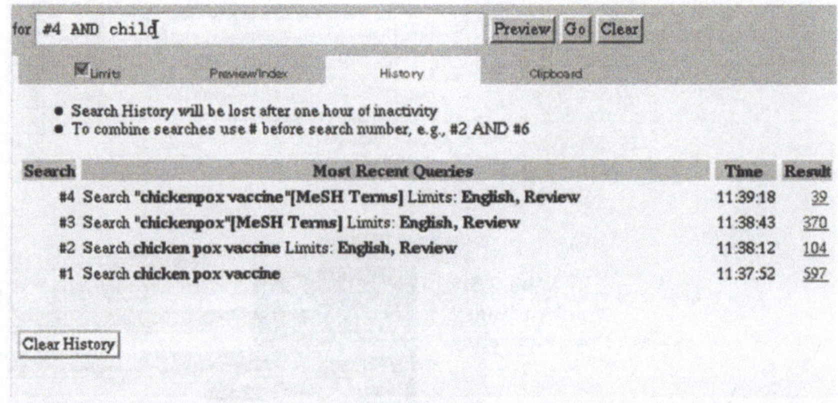

Abb. 7.6. History

Clipboard

Clipboard, eine Art Büroklammer, gibt Ihnen die Möglichkeit, bestimmte Artikel von einer Suche zu selektieren und zu speichern. Um einen Artikel zu übernehmen, markieren Sie das kleine Kästchen vor dem Artikel und klicken auf *Add to Clipboard* (Abb. 7.7).

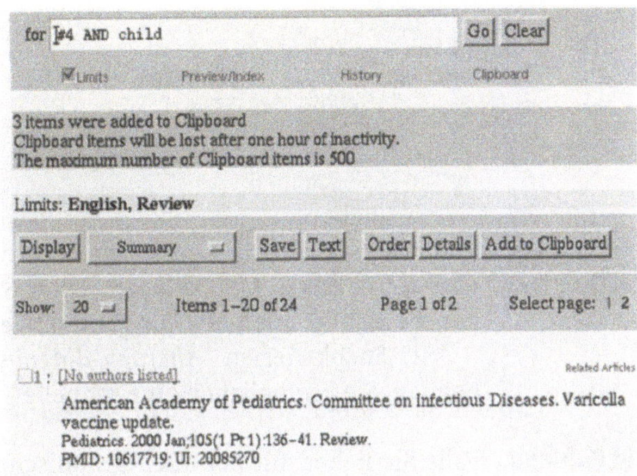
for #4 AND child Go Clear
Limits Preview/Index History Clipboard

3 items were added to Clipboard
Clipboard items will be lost after one hour of inactivity.
The maximum number of Clipboard items is 500

Limits: **English, Review**

Display Summary Save Text Order Details Add to Clipboard

Show: 20 Items 1-20 of 24 Page 1 of 2 Select page: 1 2

1 : [No authors listed] Related Articles
American Academy of Pediatrics. Committee on Infectious Diseases. Varicella vaccine update.
Pediatrics. 2000 Jan;105(1 Pt 1):136-41. Review.
PMID: 10617719; UI: 20085270

Abb. 7.7. Clipboard

7.3 Weitere Services

Weitere Services stehen unter dem Menüpunkt *PubMed Services* auf der linken Seite zur Verfügung (Abb. 7.8).

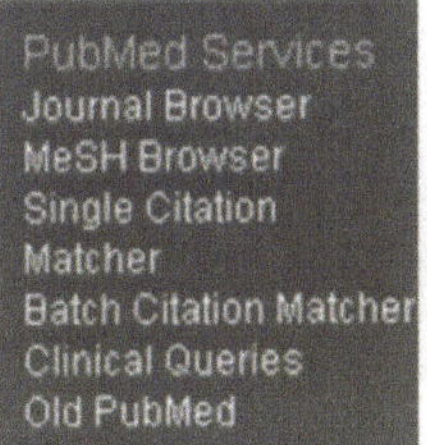

Abb. 7.8. Weitere Services

Journal Browser Verwenden Sie *Journal Browser*, um die Journaltitel, Titelabkürzungen oder die ISSN-Nummer zu suchen.

MeSH Browser MEDLINE-Veröffentlichungen enthalten eine Reihe von MeSH-Schlagwörtern für die Indizierung, die in Beziehung zum Thema der Publikation stehen. Auf diese Weise können Artikel gefunden werden, die im Titel nicht alle Schlagwörter enthalten, die auf den Artikel zutreffen könnten.

Start Geben Sie einen Begriff in das Eingabefeld und klicken Sie auf *Go*. Wenn das Schlagwort nicht in der Standardindexierung enthalten ist, werden die sinnesverwandten Schlagwörter angezeigt (z.B. für den Suchbegriff **Tumor** erhalten Sie den indexierten Begriff **Neoplasie**).

Die Schlagwörter werden in der MeSH-Baumstruktur angezeigt. Je spezifischer ein Suchwort, desto tiefer wird es in diese Struktur platziert, z.B. **Bursitis** (Detailed display).

- All MeSH Categories
- Diseases Category
- Musculoskeletal Diseases
- Joint Diseases
- **Bursitis**
- Periarthritis

Klinische Studien (Clinical Queries)

Zu diesem Suchmodus gelangen Sie, indem Sie auf den Hyperlink Clinical *Queries* im linken Menü klicken. Diese Spalte wendet sich vor allem an Kliniker, die sich für die Forschung interessieren.

Vier Suchkriterien – *therapy, diagnose, etiology* und *prognose* – sind vorhanden. Sie ermöglichen eine schnelle Suche nach relevanten Studien.

Old PubMed

Falls Sie lieber mit der alten graphischen Oberfläche von MEDLINE arbeiten, klicken Sie auf Old PubMed auf der linken Leiste.

7.4 Related Resources

Im unteren Teil der linken Menüleiste finden Sie den Bereich *Related Resources* (Abb. 7.9).

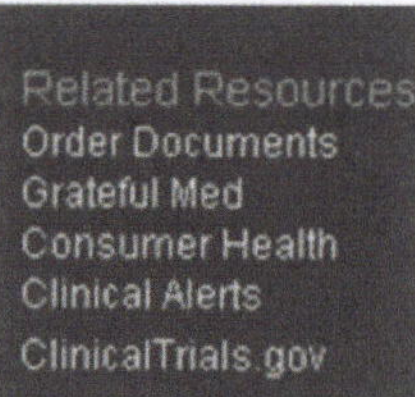

Abb. 7.9. Related Resources

Ordering

Sie können den ganzen Text (Full Text) durch die Option *Order Documents* (Loansome Doc) bestellen. Häufig jedoch haben Sie vom Artikel direkten Zugang zum Volltext. Am Anfang des Abstracts stehen Schaltflächen mit dem Namen des Journals. Durch Klicken auf den Journalnamen werden Sie zur Online-Ausgabe geführt. Manche Zeitschriften sind jedoch nur für Ihre Abonnenten frei zugänglich.

Grateful Med

Hier stehen neben MEDLINE weitere medizinische Datenbanken, wie AIDSLINE, zur Verfügung.

Consumer Health

Unter *Consumer Health* finden Sie in den Bereichen Wellness, Fitness und weiteren medizinischen Datenbanken eine breite Palette an medizinischen Informationen.

Clinical Alerts

Hier erhalten Sie dringende Warnmeldungen von den laufenden klinischen Studien.

Clinical Trials.gov

Diese Seite bietet Patienten, Angehörigen und Ärzten die Möglichkeit, laufende klinischen Studien zu bestimmten Krankheiten zu finden.

8 Old MEDLINE

Viele kennen noch die alte graphische Oberfläche von MEDLINE, die aber im Vergleich zur neuen Version weniger Möglichkeiten anbietet. Falls Sie jedoch lieber mit der alten Oberfläche arbeiten, können Sie sich nochmals die Arbeitsweise anschauen. Den Zugang zu Old MEDLINE bekommen Sie auf der Startseite von PubMed links unter der Rubrik *Old PubMed.*

- *http://www.ncbi.nlm.nih.gov/pubmedold*

8.1 Einfache Suche

Die Abb. 8.1 zeigt die Startseite von MEDLINE. Sie können die einfache Suche starten, indem Sie den gesuchten Artikel, Autor oder Journal in das Eingabefeld schreiben.

- Im Eingabefenster unterhalb des *Searchbuttons* kann man einen oder mehrere Suchbegriffe eingeben.
- Die Zahl der Dokumente, die pro Seite dargestellt werden sollen, können Sie hier festlegen.
- Autorennamen sollten in Form von „Dampf KH" (Karl Heinz Dampf) angegeben werden.
- Journaltitel können in voller Länge oder als gültige MEDLINE-Abkürzung eingegeben werden.

Bei MEDLINE können Sie Suchabfragen genau eingrenzen. Die wichtigsten Zeichen und Eingaberegeln sind:

- Leerzeichen zwischen mehreren Suchbegriffen gelten als „AND"-Verknüpfung; OR- und NOT-Verknüpfungen sind auch erlaubt.
- Am Ende jeden Wortes können Sie Platzhalter (*) anhängen, z.B. Mamma* liefert auch Artikel zu Mammakarzinom, Mammahypertrophie usw.
- Dokumente, in denen Suchbegriffe in bestimmter Reihenfolge vorkommen müssen, werden in Anführungszeichen eingegeben, z.B. „Papilla Vateri".

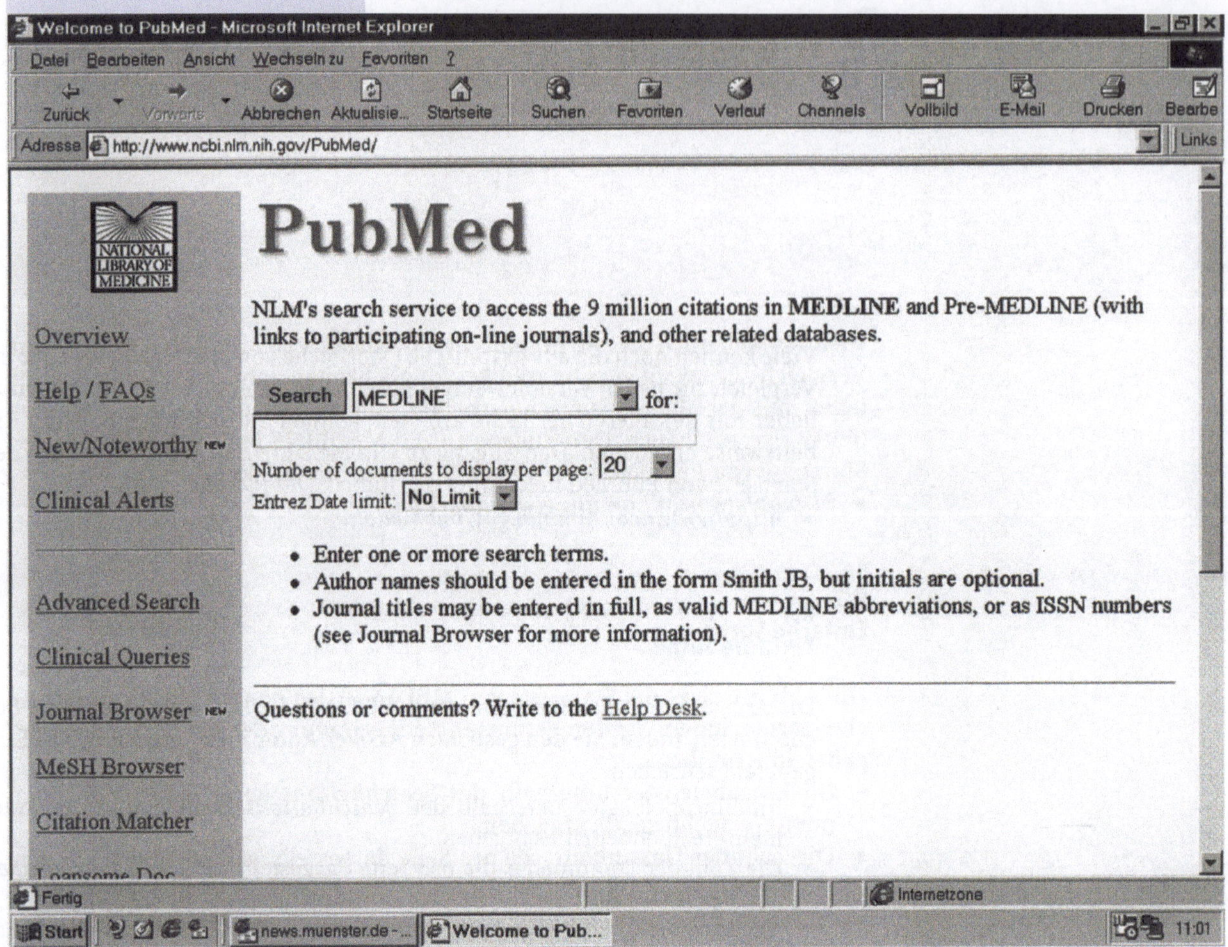

Abb. 8.1.
Einfache Suche

8.2 Fortgeschrittene Suche (Advanced Search)

Klicken Sie in der linken Leiste auf den Hyperlink *Advanced Search*. Hier können Sie bestimmte Suchkriterien vorgeben und detaillierter suchen. Die Eingabemodalitäten sind wie bei der einfachen Suche (Abb. 8.2).

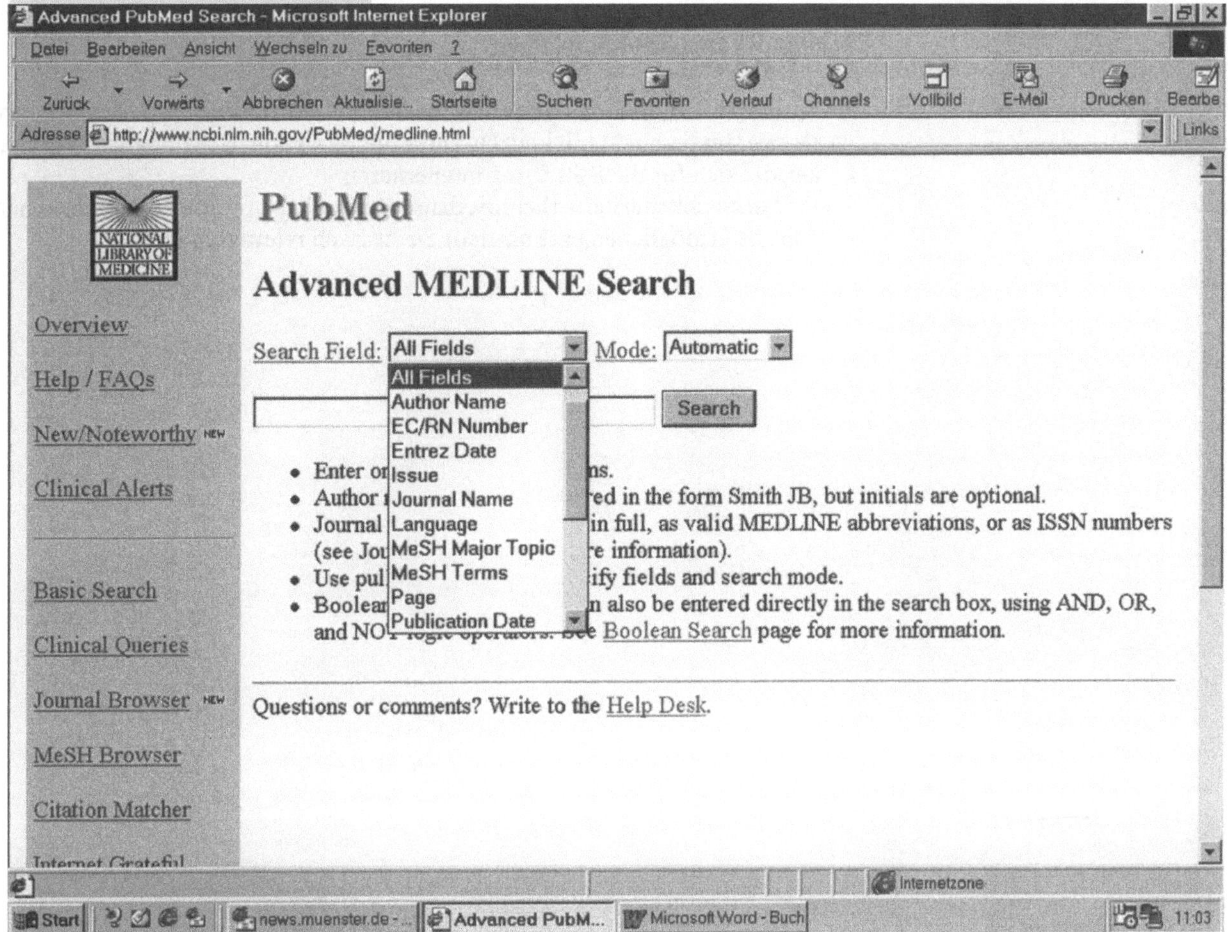

Abb. 8.2.
Advanced Search

8.3
Suchkriterien (Search Fields)

Im Pull-down-Menü sind alle wichtigen Suchkriterien, wie Autor, Zeitschrift, Publikationsdatum, Sprache usw. enthalten. So können Sie Ihre Suche eingrenzen.

▶ BEISPIEL: Es soll nach den Publikationen vom Autor Wolfgang Domschke gesucht werden.

- Klicken Sie auf das Menü *Search Field* und dort auf *Author Name.*
- Im Eingabefeld *Search* geben Sie „Domschke W“ein.
- Wenn das Suchergebnis erscheint, kann man über die Schaltfläche *Publication Data Limit* die Suche durch das Veröffentlichungsdatum zeitlich einschränken. Somit wird die Anzahl der Treffer reduziert.

8.4 Klinische Studien (Clinical Queries)

Zu diesem Suchmodus gelangen Sie, indem Sie auf den Hyperlink *Clinical Queries* im linken Menü klicken. Diese Spalte wendet sich vor allem an Kliniker, die sich für die Forschung interessieren.

Vier Suchkriterien – therapy, diagnose, etiology, prognose – sind vorhanden. Sie ermöglichen eine schnelle Suche nach relevanten Studien.

9 DIMDI

9.1 Allgemeines

DIMDI (Deutsches Institut für Medizinische Dokumentation und Information), http://www.dimdi.de

Das DIMDI ist ein Institut im Geschäftsbereich des Bundesministeriums für Gesundheit. Zum Aufgabengebiet gehört es, der fachlich interessierten Öffentlichkeit aktuelle Informationen aus dem gesamten Gebiet der Biowissenschaften zugänglich zu machen.

Das DIMDI erfasst ein breites Spektrum an Datenbanken von biowissenschaftlichen Disziplinen bis zu den Sozialwissenschaften und ermöglicht den Zugriff auf etwa 100 Datenbanken.

Im Internet bietet DIMDI für alle Interessierten entgeltfreien Zugriff („Free grips- WebSearch") auf wichtige medizinische Datenbanken, unter anderem MEDLINE, AIDSLINE, BIOETHICSLINE, HEALTHSTAR, TOXLINE, CANCERLIT, PSYNDEX, GEROLIT und MEDIKAT.

DIMDI ermöglicht bei der Recherche, die Titel der gefundenen Dokumente zu sichten, zu markieren und zu bestellen. Beim Zugang über einen Web-Browser können Sie die graphische Oberfläche des DIMDI „grips-WebSearch" oder die Browser-Version der „grips-Kommandosprache" bzw. der Benutzerführung „grips-Menü" nutzen.

9.2 Suche mit grips-WebSearch

- Nachdem Sie auf der Startseite von DIMDI (Abb. 9.1) auf *Datenbanken* geklickt haben, müssen Sie im nächsten Fenster die Option *Free grips-WebSearch* wählen.
- In dem Bereich *Free grips-WebSearch* suchen Sie die Datenbankkategorie aus und klicken auf die gewünschte Datenbank. Als erstes haben Sie die Option *Free MEDLINE and more.*
- Im nächsten Schritt müssen Sie die Datenbank wählen (Abb. 9.2).
- Grips-WebSearch bietet Ihnen die Suchoptionen „Basic", „Advanced" und „Expert", die Sie mit dem Button *Suchmodus* in der unteren Bildschirmhälfte umstellen können. Bei der Initialisierung wird der Advanced-Modus automatisch geöffnet. Sie können Ihre Suchergebnisse direkt am Bildschirm ansehen oder mithilfe von *Servicefunktionen* anfordern.

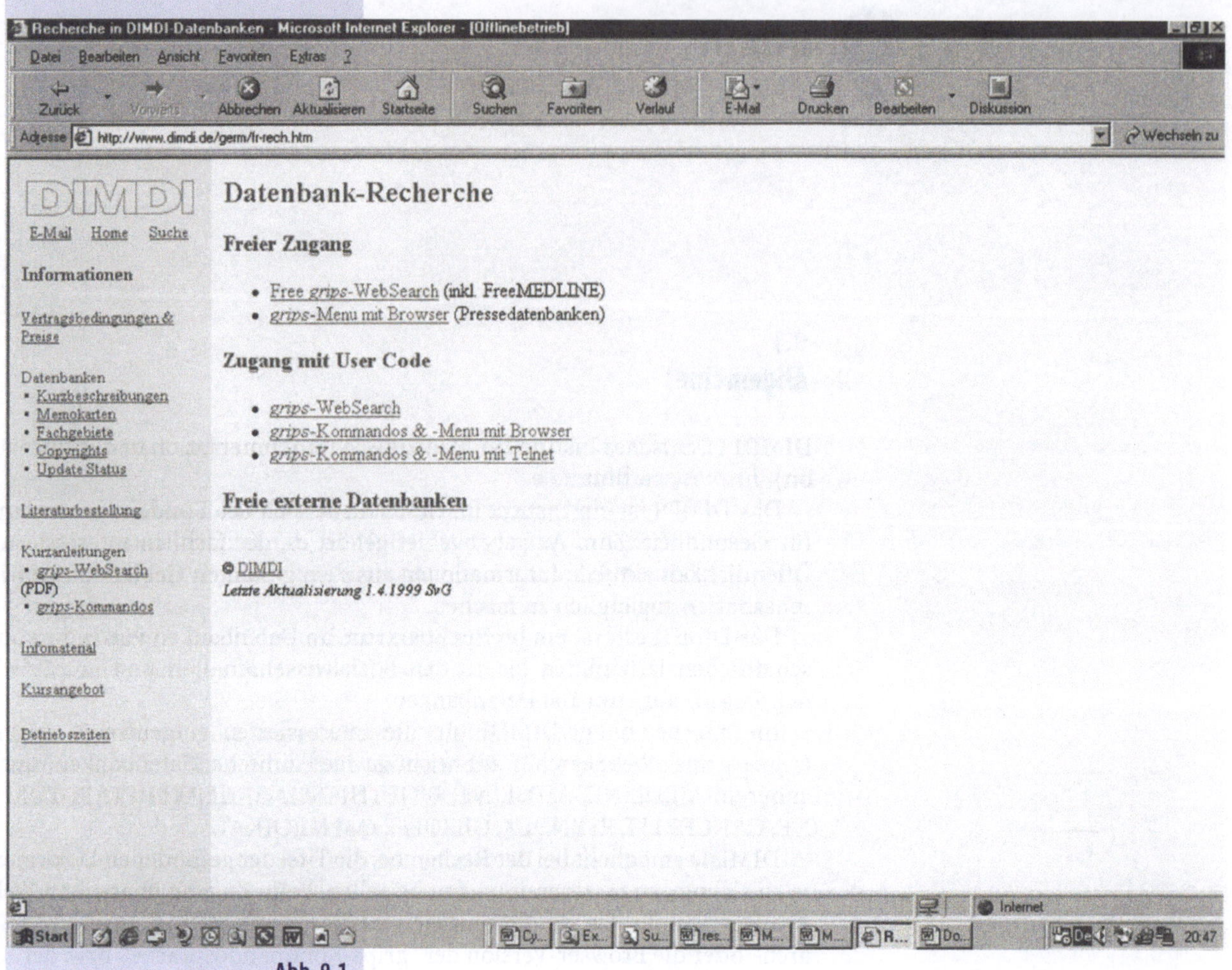

Abb. 9.1.
DIMDI-Startseite

Basic mode

- Sie formulieren die Suche in einem Suchschritt und können die Einschränkungen im Bereich *Textfelder* markieren (Abb. 9.3).
- Nach Klicken der Option *Suche starten* sehen Sie sofort die gefundenen Titel. Sie können bei der Durchsicht der Titel die gewünschten Titel markieren, indem Sie auf die kleinen Kästchen links neben der Artikelübersicht klicken. Anschließend müssen Sie rechts in der Titelleiste auf *Ausgabe für markierte Titel* klicken (Abb. 9.4).
- Sie sehen im nächsten Fenster sofort die markierten Titel. Bei der Durchsicht können Sie vor- und zurückblättern (Abb. 9.5).

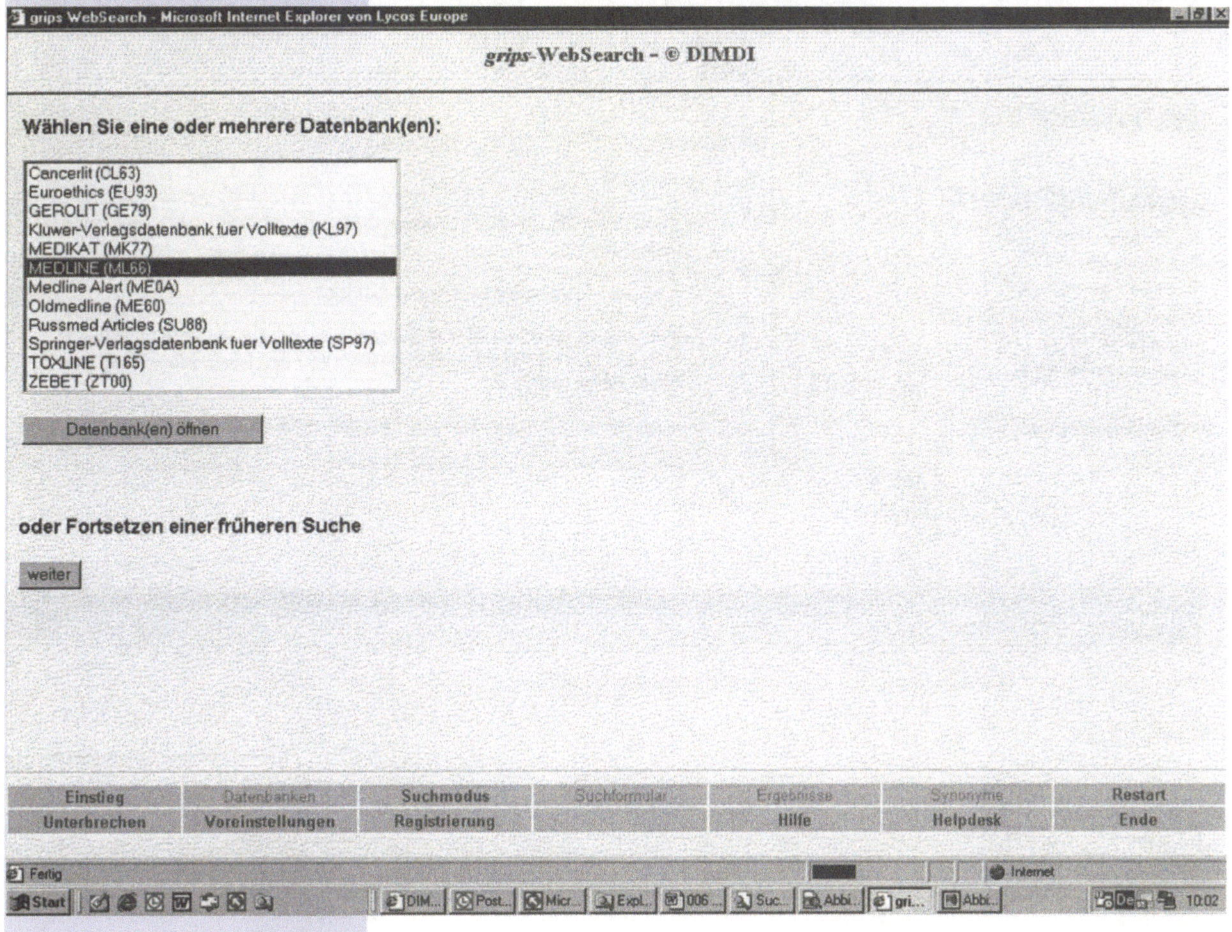

Abb. 9.2.
DIMDI-Datenbankauswahl

Abb. 9.3.
Basic mode

grips WebSearch - Microsoft Internet Explorer

grips-WebSearch - © DIMDI

Datenbank(en): MEDLINE (ME66)
Bitte beachten Sie die Copyright-Bestimmungen der ausgewählten Datenbank(en).

Suche nach: thrombosis | wie eingegeben | Textfelder

Tipps - Abkürzen mit ?: heart? - Wortmuster: birch pollen - Autor: wagner g

Einschränkung

Englisch Deutsch Französisch Spanisch Russisch Italienisch Japanisch

Erscheinungsjahr bis

Zurück zur Datenbankauswahl
Suchmodus ändern

Suche starten

grips WebSearch - Microsoft Internet Explorer
grips-WebSearch - © DIMDI
Allgemeine Optionen
Titelliste
alle Titel dieser Seite auswählen
Auswahl zurücksetzen
Ausgabe für markierte Titel
Dokumente ausgeben (max. 100)
Format: HTML
Felder: alle Felder
Servicefunktionen
weitere Titel
Bitte beachten Sie die Copyright-Bestimmungen der ausgewählten Datenbank(en).
Titel 1-10 von 67123
1 ND=20307235 Medline
Computational flow study of the continuous flow ventricular assist device, prototype number 3 blood pump.
2 ND=20307233 Medline
Fluid dynamics of a pediatric ventricular assist device.
3 ND=20313485 Medline
Stent en tronco coronario izquierdo protegido y no protegido: resultados y seguimiento a corto plazo.; (Stent in protected and non-protected left main coronary artery: results and short-term follow-up)
4 ND=20224915 Medline
Deep vein thrombosis during administration of HMG for ovarian stimulation.
5 ND=20324176 Medline

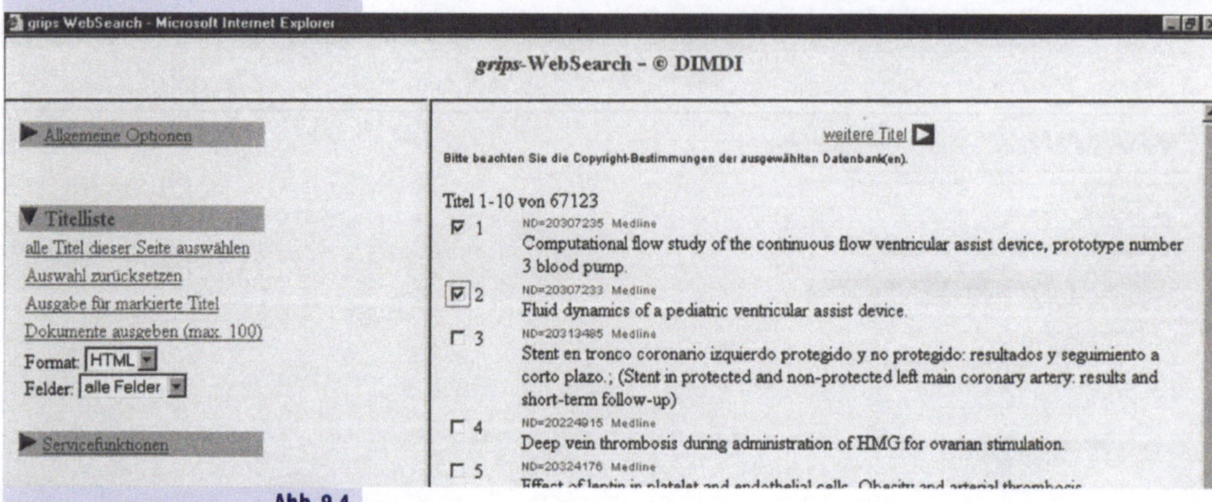

Abb. 9.4.
Markieren der Titel

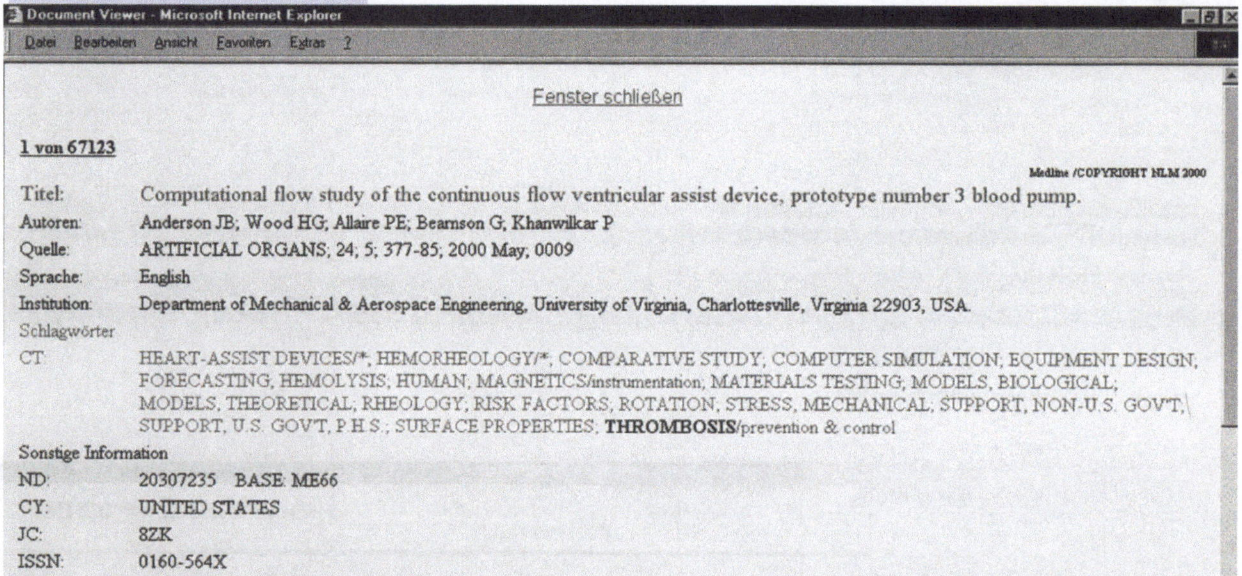

Document Viewer - Microsoft Internet Explorer
Datei Bearbeiten Ansicht Favoriten Extras ?
Fenster schließen
1 von 67123
Medline /COPYRIGHT NLM 2000
Titel: Computational flow study of the continuous flow ventricular assist device, prototype number 3 blood pump.
Autoren: Anderson JB; Wood HG; Allaire PE; Bearnson G; Khanwilkar P
Quelle: ARTIFICIAL ORGANS; 24; 5; 377-85; 2000 May; 0009
Sprache: English
Institution: Department of Mechanical & Aerospace Engineering, University of Virginia, Charlottesville, Virginia 22903, USA.
Schlagwörter
CT: HEART-ASSIST DEVICES/*; HEMORHEOLOGY/*; COMPARATIVE STUDY; COMPUTER SIMULATION; EQUIPMENT DESIGN; FORECASTING; HEMOLYSIS; HUMAN; MAGNETICS/instrumentation; MATERIALS TESTING; MODELS, BIOLOGICAL; MODELS, THEORETICAL; RHEOLOGY; RISK FACTORS; ROTATION; STRESS, MECHANICAL; SUPPORT, NON-U.S. GOV'T; SUPPORT, U.S. GOV'T, P.H.S.; SURFACE PROPERTIES; THROMBOSIS/prevention & control
Sonstige Information
ND: 20307235 BASE: ME66
CY: UNITED STATES
JC: 8ZK
ISSN: 0160-564X
CO: ARORD7
JP: 2
DT: JOURNAL ARTICLE
SU: M - Subset priority 1 or 2 journals
AS: Author
AB: A computational fluid dynamics study of blood flow in the continuous flow ventricular assist device, Prototype No. 3 (CFVAD3), which consists of a 4 blade shrouded impeller fully supported in magnetic bearings, was performed. This study focused on the regions within the pump where return flow occurs to the pump inlet, and where potentially damaging shear stresses and flow stagnation might occur: the impeller blade passages and the narrow gap clearance regions between the impeller-rotor and pump housing. Two separate geometry models define the spacing between the pump housing and the impeller's hub and shroud, and a third geometry model defines the pump's impeller and curved blades. The flow fields in these regions were calculated for various operating conditions of the pump. Pump performance curves were calculated, which compare well with experimentally obtained data. For all pump operating conditions, the flow rates within the gap regions were predicted to be toward the inlet of the
Start
20:53

Abb. 9.5.
Markierte Titelübersicht

Advanced Mode

Bei der Suchoption Advanced Mode formulieren Sie Ihre Suche in mehreren Schritten. Die Übersicht der Suchergebnisse zeigt Ihnen den Verlauf Ihrer Suche an. Sie können Suchschritte verknüpfen oder einen Suchschritt durch verschiedene Optionen einschränken.

- Wenn Sie relevante Schlagwörter zu Ihrem Suchthema finden wollen, rufen Sie die Option *EXTRACT* auf, die Ihnen nach einer Auswertung der Suche Schlagwörter zur Auswahl anbietet. Weitere Optionen sind die „*Statistische Auswertung*" der Suche und die bei einer Suche in mehreren Datenbanken unerlässliche Funktion „*Duplikate entfernen*". Wie im Basic Mode können Sie die gefundenen Dokumente am Bildschirm sichten.
- Die Abb. 9.6 zeigt das komfortable Suchformular mit vier Eingabefeldern. Sie können die Suchwörter direkt eingeben oder eine Auswahlliste durch A_Z anfordern. In unserem Beispiel sind in die Suchfelder der Autor (Koc F) und ein Stichwort im Textfeld (Thrombosis) eingegeben.
- Um die Übersicht der Suchergebnisse mit den Trefferzahlen der einzelnen Schritte anzuzeigen, verfahren Sie genauso wie bei Basic Mode (Abb. 9.7).

Abb. 9.6. Suchformular

grips WebSearch - Microsoft Internet Explorer

grips-WebSearch - © DIMDI

Suchformular

aktive Datenbank(en) s.u.

Geben Sie einen Begriff oder die Anfangsbuchstaben eines Begriffs ein.
Klicken Sie auf das Symbol am rechten Rand, um Suchbegriffe im ausgewählten Feld anzuzeigen.

Tipps: Abkürzen mit ?: heart?
Beachten Sie bitte: nicht alle Felder (z.B. CT) sind in allen Datenbanken vorhanden.

Suche nach:	KOC F	Autor (AU)	A_Z
AND	THROMBOSIS	Textfelder (FT)	A_Z
AND		Textfelder (FT)	A_Z
AND		Textfelder (FT)	A_Z

Einschränkung

Erscheinungsjahr ___ bis ___

Sprache

Englisch, Deutsch, Französisch, Spanisch, Russisch, Japanisch, Italienisch

Synonyme/Substanzen suchen
Suchschritte anzeigen
Zurück zur Datenbankauswahl
Suchmodus ändern

Suche starten | Reset

Expert Mode

In der Suchoption Expert Mode können Sie Ihre Kenntnisse der grips-Kommandosprache und der DIMDI-Datenbanken anwenden. Sie formulieren die Suche mithilfe des grips-Kommandos *FIND*.

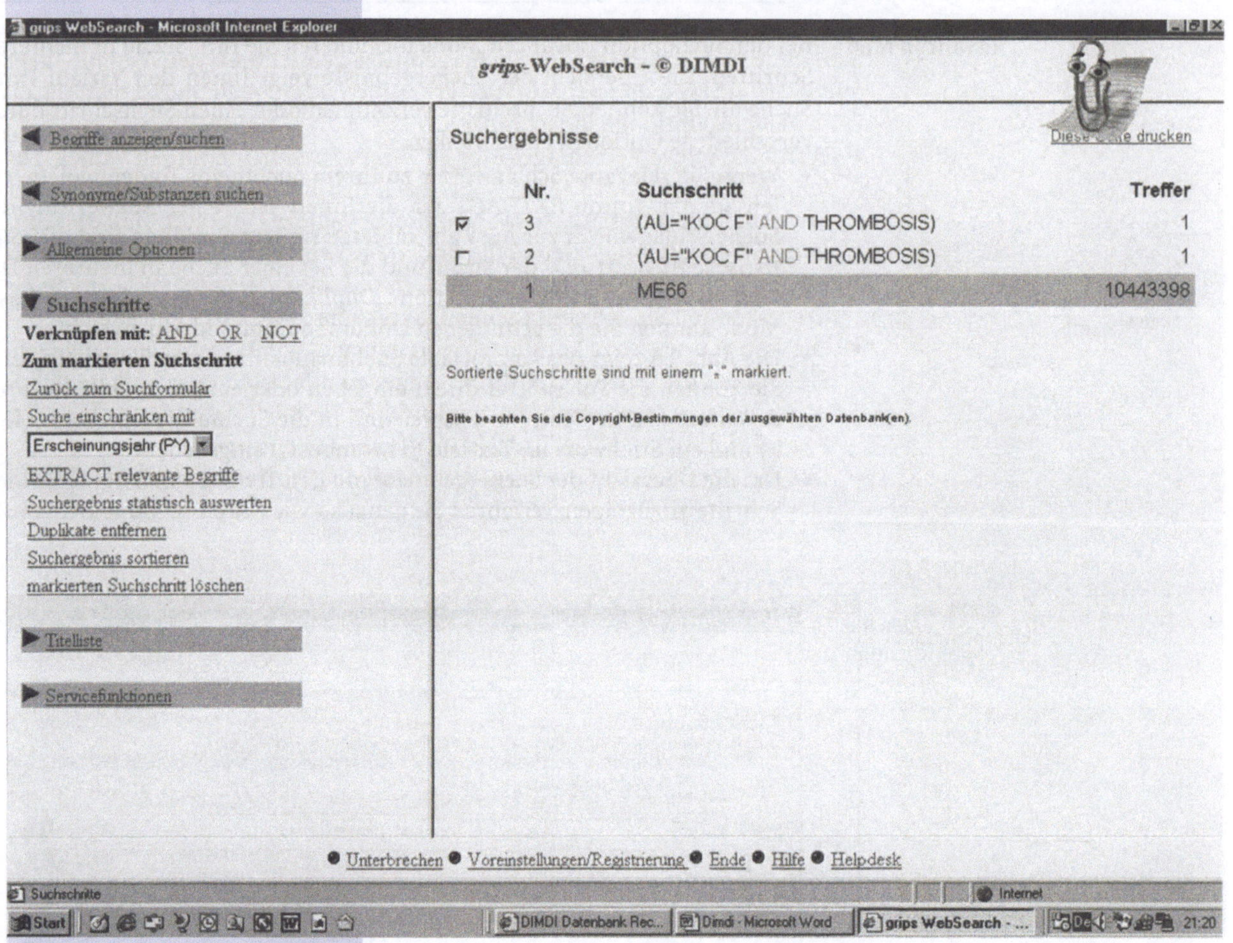

Abb. 9.7.
Übersicht der Suchergebnisse

9.3 Servicefunktionen

Sie können die Option *Servicefunktionen* nutzen, um die Suchergebnisse anzufordern. Das Menü für die Servicefunktionen können Sie bei der Suchergebnisübersichtsseite in der linken Menüleiste abrufen.

Dokumentenversand

Die Rechercheergebnisse werden an die angegebene E-Mail-Adresse gesandt. Diese Aufträge werden alle 2 Stunden prozessiert.

Dauerauftrag

Sie haben die Möglichkeit, für Ihre Suchanfrage einen Dauerauftrag einzurichten. Sie legen fest, in welchen Abständen Ihr Auftrag automatisch prozessiert werden soll. Die Suchergebnisse werden an Ihre E-Mail-Adresse gesandt. Daueraufträge bei DIMDI haben ein „Gedächtnis“, d.h. Duplikate aus früheren Prozessierungen werden eliminiert (Abb. 9.8).

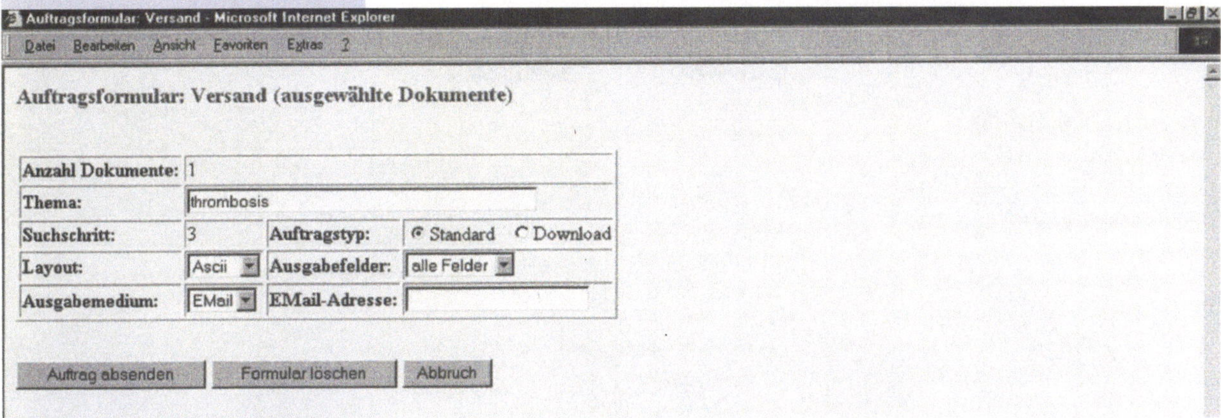

Abb. 9.8. Versand der ausgewählten Dokumente

Literaturbestellung

Wenn Sie den Volltext zu einem mit grips-WebSearch gefundenen Literaturhinweis benötigen, können Sie diesen bei verschiedenen Bibliotheken bestellen. Die bibliographischen Angaben werden aus der Datenbank entnommen, Sie tragen in einem Auftragsformular lediglich noch zusätzliche Angaben ein, wie z.B. den gewünschten Versandweg und die Liefer- und Rechnungsadresse. Am einfachsten ist es, wenn man als Versandweg *Subito* (http://www.subito-doc.de), den Bestelldienst der deutschen Bibliotheken, wählt.

10 Medizinische Datenbanken

Alle Medizindatenbanken, die hier aufgeführt werden, sind frei zugänglich. Da bereits MEDLINE und DIMDI in eigenen Kapiteln ausführlich behandelt wurden, werden in dieser Rubrik weitere medizinische Datenbanken vorgestellt:

- internationale Datenbanken,
- deutsche Datenbanken,
- Arzneimitteldatenbanken,
- Bilddatenbanken.

10.1 Internationale Datenbanken

MEDLINE

Auf die bekannte Medizindatenbank wird in einem eigenem Kapitel (s.Kap. 7) ausführlich eingegangen.

- http://www.ncbi.nlm.nih.gov/pubmed

MEDLINE Plus

Für „Health Professionals" und Patienten sind auf diesen Seiten katalogisiert weitere wichtige medizinische Recherchequellen und Datenbanken aufgeführt.

- http://www.nlm.nih.gov/medlineplus

NLM Health Information

Datenbanken der National Library of Medicine (NLM/ USA). Kostenfreier Zugang zu mehreren weiteren spezifischen Datenbanken der NLM: Von AIDSLINE bis TOXNET (chemische Kanzerogenese, Medikamentennebenwirkungen, Umweltverschmutzung und mehr).

- http://www.nlm.nih.gov/hinfo.html

NCCAM

Datenbank über die alternative Medizin vom National Center for Complementary and Alternative Medicine des NIH (National Institute of Health) in den USA.

- http://nccam.nih.gov

AAPSD

Alcohol and Alcohol Problems Science Database (ETOH), Datenbank mit Publikationen über Alkoholabhängigkeit.

- http://etoh.niaaa.nih.gov/basicex.htm

MEDICAL MATRIX

In einzelne Fachbereiche unterteilte,katalogisierte Datenbank von der NLM/USA. Umfassende Quelle für Ärzte, entwickelt von der U.S. National Library of Medicine.

- http://www.medmatrix.org/

BioMedNet, Biomedical Databases

- http://www.bmn.com

Personal Citation Index

ISI indexiert regelmäßig den Personal Citation Report. Sie können eine kostenlose Demo-CD anfordern. Ansonsten kostenpflichtiges Angebot.

- http://www.isinet.com/isi/products/rsg/products/pcr/index

Onkologie

Die Internetadressen zu laufenden nationalen und internationalen Studien mit Teilnahmemöglichkeiten finden Sie im Kap. 18.

CANCERLIT

Krebs-Literaturdatenbank des International Cancer Information Center am National Cancer Institute (NCI /USA). Die erste Wahl für onkologische Fragestellungen. Auswertung der Zeitschriften, Kongress-, Forschungs-, Regierungsberichte, Bücher und Dissertationen.

- http://cancernet.nci.nih.gov/cancerlit.html

ONCOLINK

Sehr ausführliche Informationen der University of Pennsylvania Cancer Center zu einzelnen Krebskrankheiten, deren Therapien und laufenden Studien.

- http://www.oncolink.com

PDQ

PDQ (Physician Data Query), eine umfangreiche Krebs-Datenbank vom National Cancer Institute (NCI), Bethesda/USA mit monatlichen krebsbezogenen Informationen und Therapieprotokollen von abgeschlossenen Studien. Außerdem zeigt PDQ Protokolle über momentan laufende klinische Versuche („active/ongoing clinical trials", meist in den USA), bei denen noch Patienten aufgenommen werden können, sowie die Adressen von US-amerikanischen Spezialisten und Institutionen aus dem Bereich der Onkologie (Abb. 10.1).

- http://www.meb.uni-bonn.de/cancernet

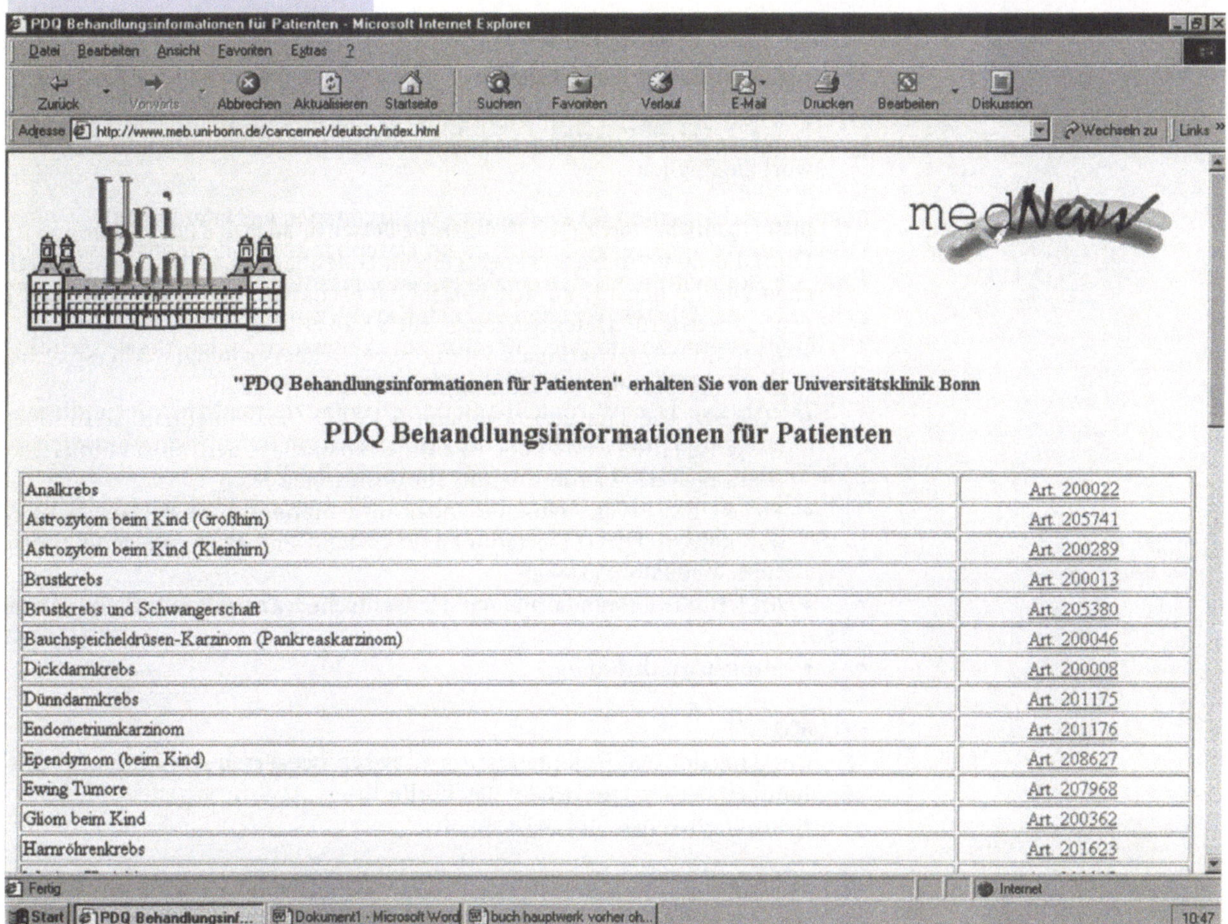

Abb. 10.1. Cancernet

10.2 Deutsche Datenbanken

Passwortservices

Bei vielen Websites über Medizin muss man die Angehörigkeit zu den Gesundheitsberufen nachweisen, um sich die Inhalte ansehen zu können. In diesem Bereich hat sich der Passwortservice etabliert. Ein Passwortservice funktioniert so: Angehörige von Gesundheitsberufen können sich unter Vorlage einer Kopie der Approbationsurkunde registrieren lassen. Sie bekommen dann eine Benutzerkennung und ein Passwort zugeteilt und können damit auf die Inhalte mehrerer Websites von Pharmaunternehmen, die dem Verbund angeschlossen sind, zugreifen.

Mit ihrem Passwortservice Doccheck (http://www.doccheck.de) für Pharma-Websites ist die Agentur Antwerpes & Partner unter Ärzten und Apothekern bekannt geworden. Genau das bieten jetzt außer Antwerpes zwei weitere Unternehmen der Pharmaindustrie an: Der Online-Dienst Multimedica will unter dem Namen Meds-in (http://www.meds-in.de) einen solchen kostenlosen Service starten. Der zweite Anbieter für einen Passwortservice ist der vor kurzem gestartete Medmasterkey der beiden Unternehmen Brandcom und Datapharm (http://www.medmasterkey.de).

Bisher sind Websites der Unternehmen Bayer Vital, Pfizer, Gödecke Parke Davis, Schwarz Pharma und Ribosepharm mit einem Medmasterkey-Passwort zugänglich.

DIMDI (Deutsches Institut für Medizinische Dokumentation und Information)

DIMDI erfasst ein breites Spektrum an Datenbanken von biowissenschaftlichen Disziplinen bis zu den Sozialwissenschaften und ermöglicht den Zugriff auf etwa 100 Datenbanken (s. auch Kap. 9), z.B.

- GEROLIT: Internationale Literatur zur Alterssoziologie, Alterspsychologie, Alterssozialpolitik, Demographie, Altersmedizin.
- SOMED: Die Literaturdatenbank SOMED (Sozialmedizin, Gesundheitswissenschaften und Public Health) ist Grundlage der Informationsdienstleistungen des Landesinstituts für Gesundheit NRW.
- PSYNDEX: Psychologischer Index und Bibliographie deutschsprachiger psychologischer Dissertationen, PSYNDEX enthält vorwiegend deutschsprachige Publikationen.
- MEDIKAT: Bestandskataloge der Deutschen Zentralbibliothek für Medizin.
- http://www.dimdi.de

HECLINET

Das Angebot der Dokumentation Krankenhauswesen des Instituts für Gesundheitswissenschaften an der TU Berlin.

- http://www.heclinet.tu-berlin.de

Roche-Lexikon

Das bekannte Roche-Lexikon der Medizin von Urban & Schwarzenberg.

- http://www.roche-lexikon.de

10.3 Arzneimitteldatenbanken

UB Braunschweig

Nach eigenen Angaben der Universitätsbibliothek Braunschweig die größte Sammlung neuerer pharmazeutischer Literatur in der Bundesrepublik. Als Service kostenlose Suchanfragen in verschiedenen pharmazeutischen CD-ROM-Datenbanken (Abb. 10.2).

- http://www.biblio.tu-bs.de/ssg

IFAP-Index

Eine Arzneimittel- und Informationsdatenbank für Ärzte. Online-Recherche nach Wirkstoffen, Indikation und Preisvergleich; Giftnotruf, Arzneimitteldatenbankaktualisierung und mehr.

- http://www.ifap-index.de

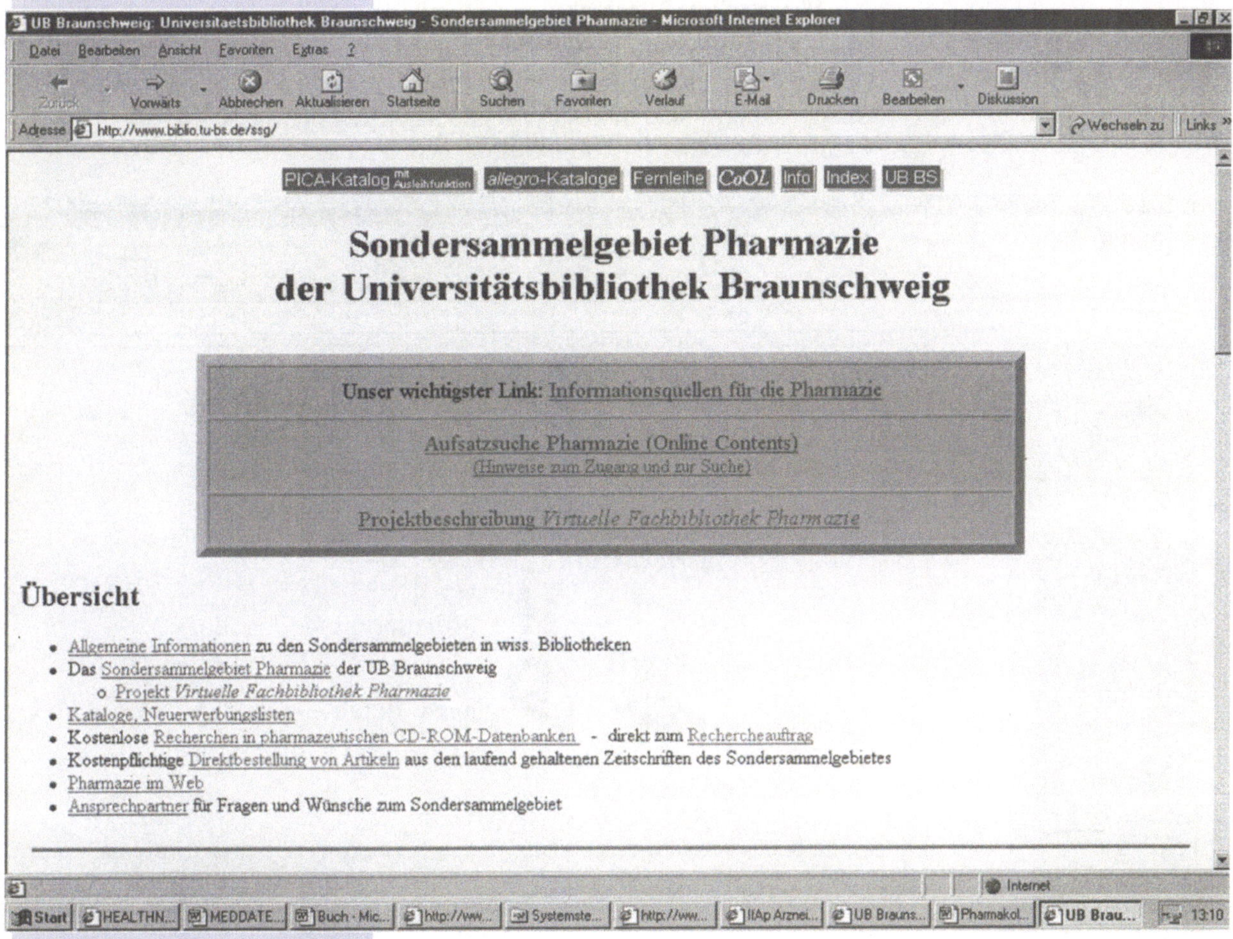

Abb. 10.2. Universitätsbibliothek Braunschweig

Rote Liste

Wer kennt die Rote-Liste nicht, das älteste und bekannteste Arzneimittelverzeichnis Deutschlands. Zugang nur für Ärzte und Apotheker. Aktuelle Arzneimittelinformationen; viele Links zur schnellen Suche. Im Gegensatz zur Buchausgabe ist ein alphabetisches Wirkstoff- und ein Hilfsstoffverzeichnis vorhanden.

- http://www.rote-liste.de

Gelbe Liste

Informationen über Arzneistoffe, Indikationen, neue Präparate. In der „Gelben Liste identa" können Sie als Zugehöriger der Fachkreise z.B. nach dem Namen einer kleinen, ovalen gelben Tablette suchen oder nach einem Hustenmittel in Drageeform. Und Sie können sich anschauen, wie ein bestimmtes Medikament aussieht – mehr als 3000 Kapseln, Dragees, Tabletten mit möglichst originalgetreuer Farbabbildung. Insgesamt sehr umfangreiches Angebot.

- http://www.gelbe-liste.de

Allergologische Datenbank

Eine kostenlose allergologische Datenbank des Allergie-Informations-Dienstes AID. Die Stoffe sind nach den Typen Arzneistoff, Nahrungsmittel, Gruppe, Rezept oder Symptom gegliedert (Abb. 10.3).

- http://www.allergie-infodienst.de

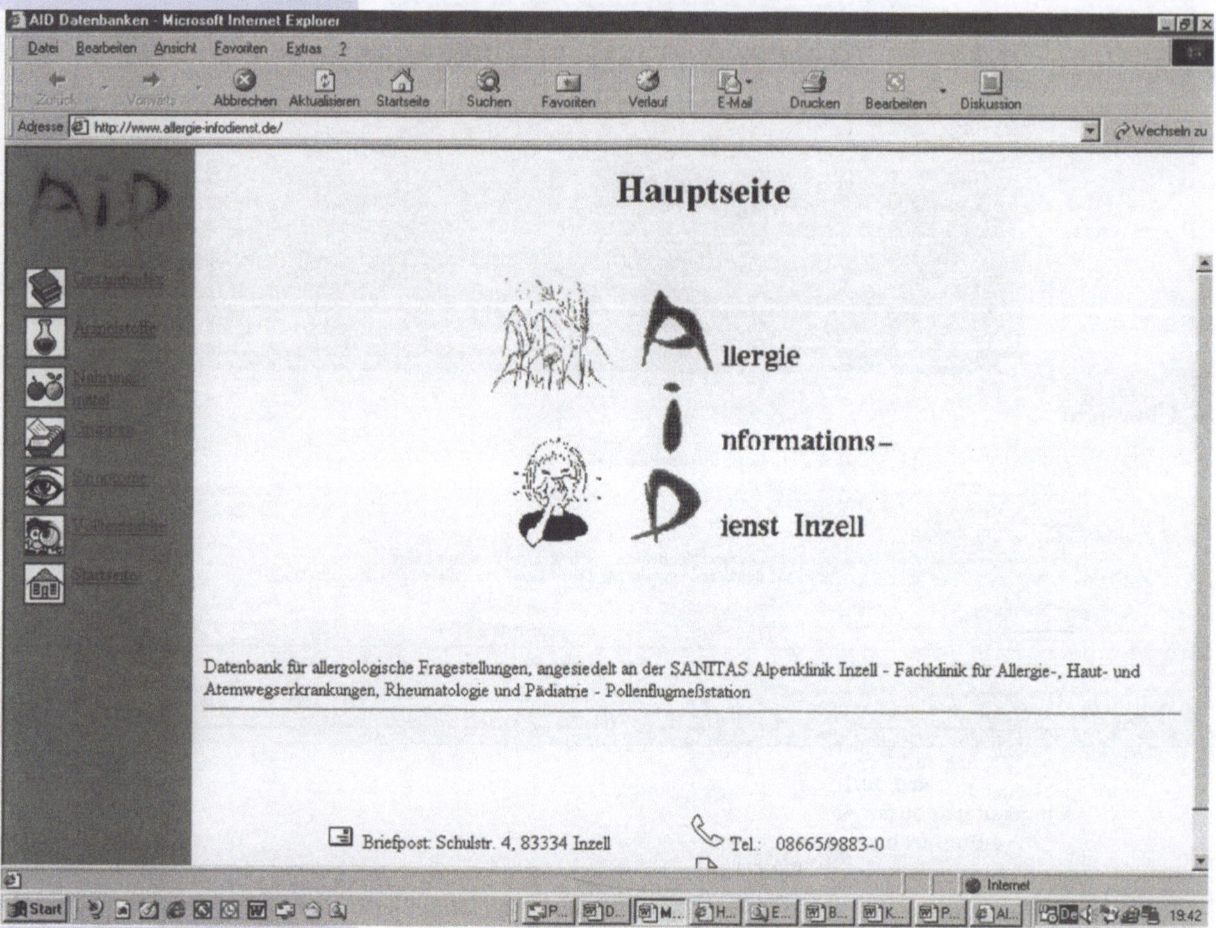

Abb. 10.3. Allergologische Datenbank

Papaonline

Arzneimittelrisikocheck vom Scholz-Verlag: Wenn Sie Ihre Arzneimittel und Krankheiten eingegeben haben, wird Ihnen anhand von Verkehrsampeln angezeigt, ob Wechselwirkungen, Kontraindikationen, wichtige kumulierende Nebenwirkungen, Allergien oder Doppeltherapien vorliegen.

- **http://www.papaonline.com**

Internet Drug Index

RxList ist eine kostenfreie Arzneimitteldatenbank. Das Angebot des Apothekers Neil Sandow bietet über mehr als 4000 Fertigarzneimittel und Arzneistoffmonographien. Zusätzlich verfügt die Datenbank über die Top-200-Listen der Arzneimittel in den USA. Die Suchfunktion der Website ermöglicht eine fehlertolerante Suche (englischsprachig).

- http://www.rxlist.com

TOXNET

Toxikologie-Datenbank vom NLM/USA.

- http://toxnet.nlm.nih.gov

10.4 Bilddatenbanken – Radiologie

HON Media Gallery

In der „HON Media Gallery" der Health On the Net Foundation können Sie kostenfrei indexiertes medizinisches Bildmaterial und Videosequenzen abrufen. Zum Bildmaterial können Hintergrundinformationen (englischsprachig) zu den Krankheiten abgerufen werden (Abb. 10.4).

- http://www.hon.ch/media/media.html

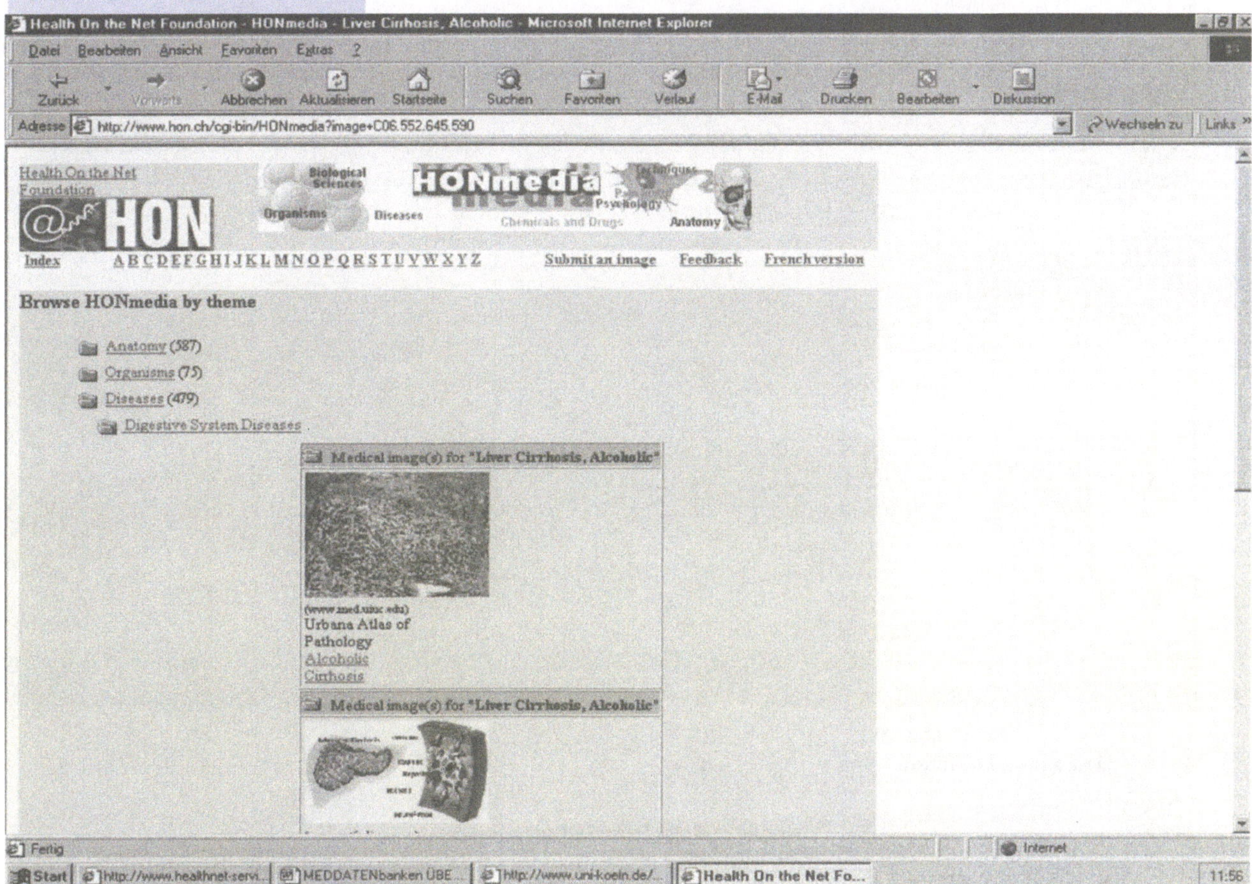

Abb. 10.4. HON (Health on the Net Foundation)

Internet Pathology Utah

Die frei zugängliche Datenbank „The Internet Pathology Laboratory for Medical Education" der University of Utah bietet ca. 1900 Abbildungen aus der Pathologie zur Weiterbildung.

- **http://www-medlib.med.utah.edu/webpath/webpath.html#menu**

Dermatology-Online-Atlas

Dermatologie-Datenbank der Universität Erlangen mit Referenzfotos (Abb. 10.5).

- http://www.dermis.net/bilddb/index_d.htm

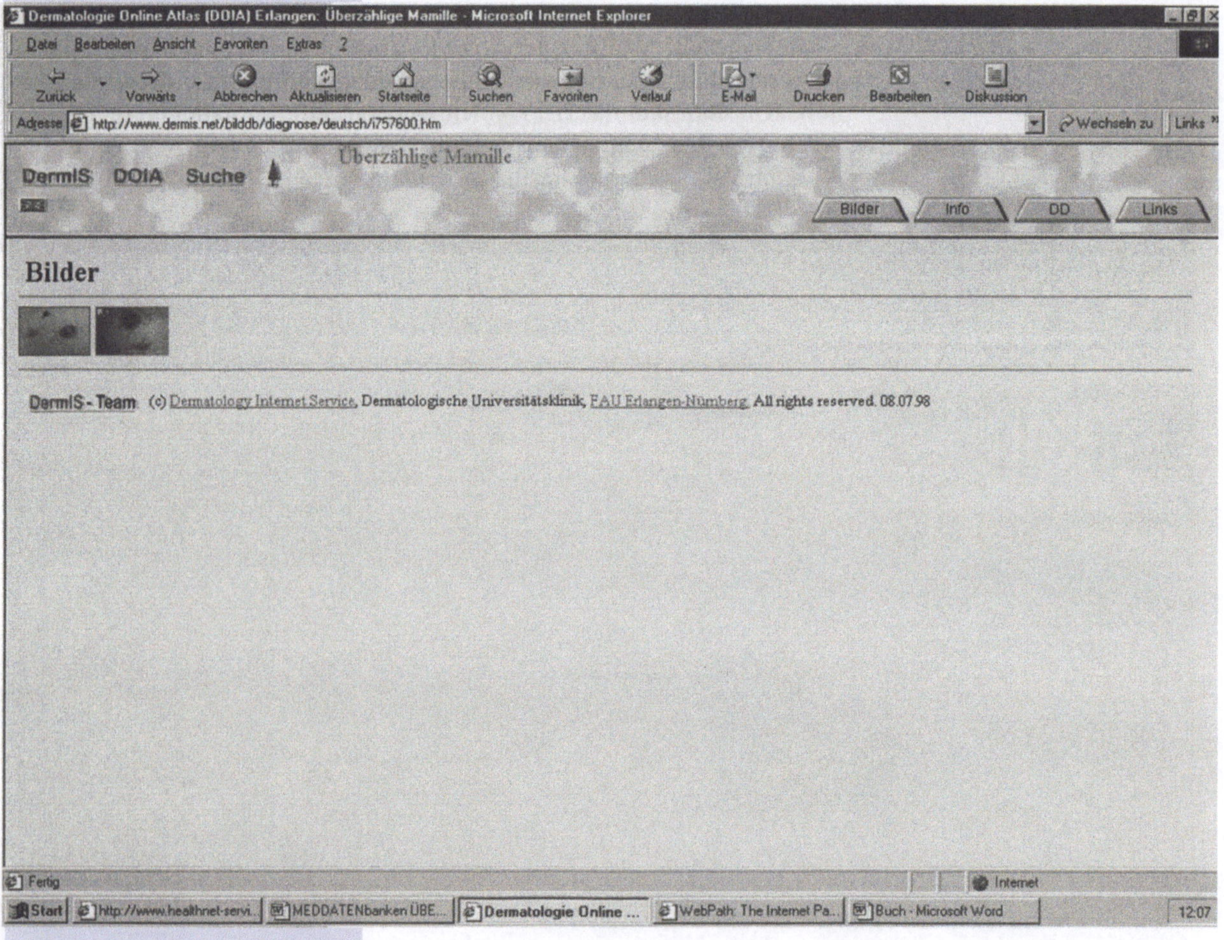

Abb. 10.5.
Datenbank Dermatologie

Virtuelle radiologische Fallsammlung

Sammlung der radiologischen Universitätsklinik, Homburg/Saar, in Zusammenarbeit mit dem American College of Radiology (Abb. 10.6).

- **http://radweb.med-rz.uni-saarland.de/static/en/index.htm**

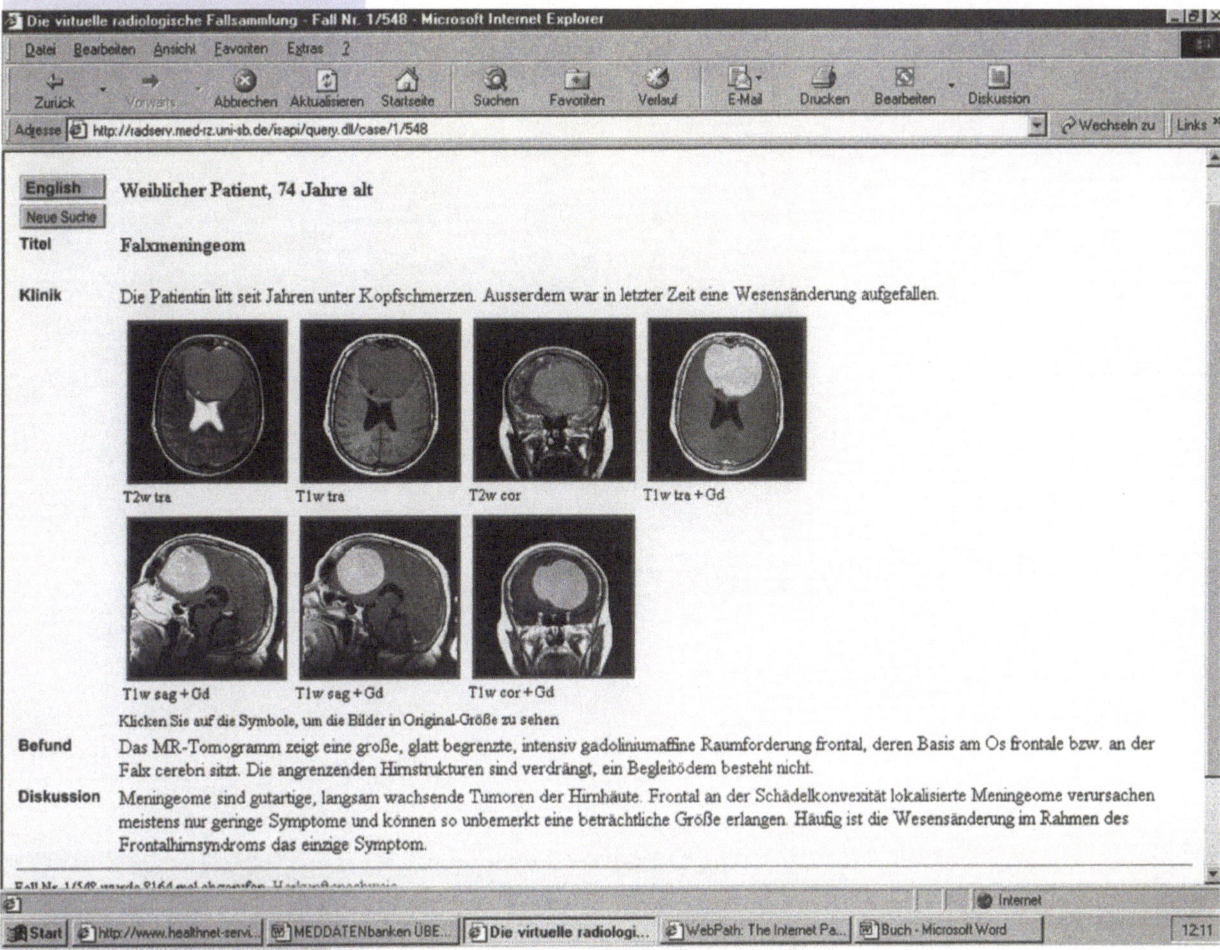

Abb. 10.6. Virtuelle radiologische Fallsammlung

Interaktiver Anatomieatlas

Umfangreiche 2-D- und 3-D-Ansichten, MRT-Scans und Computerrekonstruktionen. Zu jeder Abbildung ein Quiz zur Auffrischung Ihrer anatomischen Kenntnisse (englischsprachig).

- http://www9.biostr.washington.edu

Medizinisches Bildarchiv – Medilearn

Hier können Sie medizinisches Bildmaterial (Anatomie, Radiologie, Examensbilder etc.; zurzeit 500 Bilder) finden, vorhandenes Material beschriften und eigene Bilder veröffentlichen. Zugänglich nur für Fachkreise.

- http://www.medi-learn.de/bildarchiv/

11 Evidence-based-Medicine

11.1 Allgemeines

Die Evidence-based-Medicine (EBM) zielt darauf, den Ärzten im Dschungel der medizinischen Informationen eine Orientierung an die Hand zu geben.

Das medizinische Wissen verdoppelt sich alle 5 Jahre. Ein Allgemeinmediziner müsste durchschnittlich mindestens 20 Artikel pro Tag lesen, um sein Wissen einigermaßen aktuell zu halten. Das dadurch entstandene Überangebot an medizinischem Wissen führt eher zur Konfusion und es wird für den Arzt zunehmend schwieriger, wissenschaftlich relevante Daten zu finden und einen Überblick über den derzeitigen Wissensstand zu behalten. Folgende wichtige Faktoren erschweren den Umgang mit dem Wissen in der Medizin:

- das Wissensüberangebot,
- die traditionellen Weiterbildungsmaßnahmen können mit der Entwicklung nicht Schritt halten (Lehrbücher häufig veraltet),
- das Wissen wird aufgrund von Konfusion und Verzerrungen in der Praxis zu langsam umgesetzt (z.B. hat der Einsatz von ACE-Hemmern oder ASS bei Zustand nach Myokardinfarkt Jahre gedauert).

Auch die Tatsache, dass die Ärzte immer weniger Zeit für eine Literaturrecherche haben, erschwert den Transfer der wissenschaftlichen Erkenntnisse in die medizinische Praxis.

11.2 Metaanalysen

In den Neunzigerjahren erfreuten sich die Übersichtsarbeiten und Metaanalysen bei den Medizinern großer Beliebtheit. Die Metaanalysen untersuchen die über einem bestimmten Zeitraum zu einem bestimmten Thema erschienenen medizinischen Artikel und bilden sozusagen Mittelwerte der einzelnen Studienergebnisse und zeigen die Trends, die darin enthalten sind.

Die widersprüchlichen Ergebnisse von Metaanalysen und großen randomisierten Studien haben jedoch für Verwirrung gesorgt; inzwischen ist bekannt, dass die Metaanalysen zu Verzerrungen bei der Ergebnissen und zu einer systematischen Überschätzung von Therapieunterschieden führen. Die folgenden Faktoren spielen dabei eine Rolle:

- **Publikationsbias:** Tendenz von Wissenschaftlern und Zeitschriften, Studien, die die Wirksamkeit einer Therapie zeigen, schneller zu publizieren als die so genannten negativen Studien, die keinen Effektivitätsnachweis erbringen.
- **Sprachbias:** Die Sprache, in der eine Studie veröffentlicht wird, spielt eine wichtige Rolle. Englischsprachige Arbeiten werden eher in Übersichtsarbeiten berücksichtigt.
- **Studiengröße:** Kleine Studien weisen eher als großangelegte Studien methodische Fehler auf. Die Ergebnisse der Metaanalysen, die vorwiegend kleine Studien berücksichtigen, können somit vermehrt Verzerrungen zeigen.

11.3 Funktion der Evidence-based-Medicine

Die Evidence-based-Medicine hat sich genau das Ziel gesetzt, diese Lücke auszufüllen und den Ärzten wissenschaftlich abgesicherte praxisbezogene Erkenntnisse und Leitlinien zu bieten. Die EBM evaluiert systematisch die publizierte medizinische Literatur, um die tatsächliche Wirksamkeit von Therapien und Maßnahmen in der Medizin herauszufiltern. Durch eine Leitlinieneinführung mit geeigneten Methoden in die tägliche Arztpraxis kann eine Qualitätssicherung und damit eine Verbesserung der Patientenversorgung erreicht werden.

In den folgenden Bereichen kann die EBM verwendet werden:

- Diagnose,
- Therapie,
- Prävention,
- Prognose,
- Screening,
- Nebenwirkungen.

11.4 Erwartungen an die Evidence-based-Medicine

Die Ärzte wollen mithilfe der Evidence-based-Medicine den Patienten die bestmögliche Therapie und Diagnostik anbieten. Die Patienten erhoffen auf der anderen Seite, die Behandlung zu bekommen, die ihnen am besten hilft und am wenigsten schadet.

Der Gesetzgeber sieht in der EBM eine Möglichkeit, eine Ordnung in die Verfahren zur Zulassung medizinischer Untersuchungen und Medikamente zu bringen.

Die Krankenkassen hegen die Hoffnung, mit der EBM eine Verringerung von Unter-, Über- und Fehlversorgung, eine Vereinheitlichung der medizinischen Verfahren sowie vielleicht, als schönen Nebeneffekt, Einsparungen zu erreichen.

Zu guter Letzt erhoffen die ärztlichen Standesorganisationen, den Ärzten mit den evidenzbasierten Leitlinien Klarheit und praktische Hilfe bei den täglichen klinischen Entscheidungen zu einzelnen Krankheitsbildern zu geben.

Wichtige Fragen bei der **Evaluierung** der Studien:

- Einhaltung der methodischen Standards bei der Durchführung der Studie,
- Vorrang der Studienergebnisse mit harten Aussagen über die therapeutische Wirkung und den Nutzen für den Patienten vor der Ermittlung der Surrogatparameter (z.B. Änderungen der Laborwerte),
- Transparenz (ein- und ausgeschlossene Studien mit Begründung, Angabe der Informationsquellen, Suchstrategien).

11.5 Praktisches Vorgehen

Auch wenn sich mit systematischem Vorgehen die kritische Beurteilung von Validität und klinischer Relevanz erlernen lässt, ist es für die meisten Ärzte ein großer Aufwand, selbstständig die Studien auf ihre methodische Glaubwürdigkeit zu überprüfen. Daher sind die Leitlinien der EBM und deren praxisbezogene Sprache für die Ärzteschaft eine wichtige Hilfestellung, um in der täglichen Arbeit mit geringer Zeitaufwendung auf wissenschaftlich gesicherte und gut erfassbare Übersichtsarbeiten zurückzugreifen. Die Etablierung der EBM im Praxisalltag könnte einen wichtigen Beitrag in der Qualitätssicherung leisten.

Praxis der EBM

Fragestellung

Die Formulierung der klinischen Fragestellung, die das Problem durch Schlüsselwörter umschreibt, spielt bei der Suche eine sehr wichtige Rolle. Eine Suchanfrage verwendet die folgenden Komponenten: Population – Intervention – Ergebnis – Vergleichsintervention – Outcome (Tabelle 11.1).

Suche

Identifikation des besten verfügbaren nachgewiesenen Wissens, um die gestellte Frage mittels Hilfswerkzeugen (Datenbanken) zu beantworten.

Beurteilung

Prüfung der Evidenz der gefundenen Daten annhand epidemiologischer Kriterien (Methodik, Validität).

Anwendung

Kontrolle, ob das aufgefundene Wissen bei den eigenen Patienten anwendbar ist:

- Vergleichbarkeit des eigenen Patienten mit den Studienpatienten?
- Patientenpräferenzen?
- Aufwand im Alltag: Sind am Ort die medizinisch-technischen Möglichkeiten für die Umsetzung vorhanden?
- Höhe der Kosten?
- Kontraindikationen?
- Mögliche lokale Widerstände (andere Einstellung des Vorgesetzten)?

Tabelle 11.1. Fragestellung

Population	Intervention	Ergebnis	Vergleichsintervention
Erwachsene mit leichter Commotio cerebri	Um wie viel erhöht eine Computertomographie...	...die Treffsicherheit der Diagnose Hirnblutung	...verglichen mit Anamnese, körperlicher und neurologischer Untersuchung

Aktueller Stand

Ständige Evaluierung des bei der eigenen Arbeit verwendeten Wissens hinsichtlich des aktuellen Wissensstandes.

Wichtige Ergänzungen zur Beurteilung der Studien

- Randomisiert kontrollierte Studien (RCT/„randomised controlled trial") sind Goldstandard, s. Hierarchie der Evidenz (Tabelle 11.2).
- Der Vergleich einer Intervention gegen eine andere sollte, wenn möglich, im Endresultat zu einer klaren Aussage führen, z.B.: Im Vergleich zu Placebo senkt die Einnahme von 100 mg ASS bei Zustand nach Myokardinfarkt das Risiko kardiovaskulärer Ereignisse um 30%.
- Klinisch wichtige Ergebnisse sollten als Studienendpunkte definiert werden: Lebensqualität, Rehospitalisierung, Schmerzen, Funktionalität, Mortalität.
- Studien, die als Endergebnis nach Surrogatparametern (z.B. Laborwerte) fragen, sind aus der Sicht der Evidenz-based Medicine zweitrangig.
- Studien mit kleinen Patientenzahlen können zu statistischen Verzerrungen führen.

Graduierung der Evidenz

Bei den randomisierten kontrollierten Studien werden die Patienten verschiedenen Therapieformen nach dem Zufallsverfahren zugeteilt. Ziel ist die gleichmäßige Verteilung der Risikofaktoren der einzelnen Patienten auf die Behandlungs- und Kontrollgruppe. Aus der Sicht der Evidence-based-Medicine stellt dieses systematisch randomisierte Vorgehen den Goldstandard bei den klinischen Studien dar. Die Tabelle 11.2 zeigt die Graduierung der einzelnen Studientypen nach der EBM.

Tabelle 11.2. Grad der Evidenz

Grad der Evidenz	Typ der Evidenz
Level Ia	Mehrere randomisierte, kontrollierte Studien bzw. deren Metaanalyse
Level Ib	Einzelne randomisierte, kontrollierte Studie
Level IIa	Gut geplante nichtrandomisierte, kontrollierte Studie
Level IIb	Gut geplante experimentelle Studie
Level III	Gut geplante nichtexperimentelle Studie, Vergleichsstudie, Korrelations- oder Fall-Kontroll-Studie
Level IV	Nicht evidenzbasierte Expertenmeinung

Kritische Anmerkungen zu EBM-Reviews

Die Kritiker der EBM bemängeln die folgenden Punkte:

- Kochbuchmedizin, eine individuelle an die Bedürfnisse des Patienten orientierte Medizin ist nicht möglich.
- Die Studienpatienten, die sorgfältiger mit strikter Beachtung der Ein- und Ausschlusskriterien gewählt sind, sind mit den Patienten im klinischen Alltag nicht vergleichbar.
- Die Studien vergleichen bestimmte Interventionen gegen Placebo, in der Praxis ist Placebo bei Leidensdruck keine echte Alternative.
- EBM ist nur an den Universitäten einsetzbar, in der Praxis mangelt es an Zeit, um EBM umzusetzen.
- Die klinischen Fragestellungen, die von der EBM gestellt werden, sind für die Praxis irrelevant.
- Der Versuch von EBM, systematische Übersichten mehrerer Studien zu einer bestimmten Fragestellung zu liefern, ist nicht erfolgversprechend. Die Studien sind dafür zu unterschiedlich, sodass sie sich einem direkten Vergleich entziehen.
- Häufig werden bei Studien nicht alle Daten weitergegeben. Dadurch kommt es zu Verzerrungen bei der Qualität der RCT.

11.6 Recherchemöglichkeiten

Fast alle wichtigen Quellen sind englischsprachig, sodass Kenntnisse in Englisch bei der Recherche nach EBM-Leitlinien im Internet von großem Vorteil sind. Neben den internationalen Adressen habe ich die noch spärlichen Adressen in Deutschland hinzugefügt.

In der Regel bietet die Cochrane Library hervorragende Recherchemöglichkeiten. Für eine umfassende Erstrecherche genügt die Suche in der Cochrane Library. Falls Sie nach weiteren Quellen, vor allem im Internet, suchen wollen, gibt Ihnen die folgende Übersicht erste Anhaltspunkte, die im nachfolgenden Abschnitt näher erläutert werden.

EBM-Recherchequellen im Internet

Direkte EBM-Quellen im Internet

- Datenbanken:
  The Cochrane Library: http://www.cochrane.de
- Spezielle EBM-Suchmaschinen:
  Ceres: http://www.ceres.uwcm.ac.uk
- Publikationen von Sekundärliteratur:
  ACP Journal Club online:
  http://www.acponline.org/journals/acpjc/jcmenu.htm

Leitlinien in EBM-Qualität

- National Guideline Clearinghouse:
  http://www.guideline.gov/body_home.asp
- Ärztliche Zentralstelle für Qualitätssicherung (ÄZQ):
  http://www.leitlinien.de

Zeitschriftenartikel
- MEDLINE: http://www.ncbi.nlm.nih.gov/pubmed
- Free Medical Finder:http://www.freemedicaljournals.com

Online-Lehrbücher – Linksammlungen – Clinical Examination
- Harrisons-Online (kostenpflichtig): http://www.harrisonsonline.com
- Primary Care Leitlinienlinksammlung: http://medicine.ucsf.edu/resources/guidelines/
- Dynamed: http://www.dynamicmedical.com
- Clinical Examination: http://medicine.ucsf.edu/resources/guidelines/rational.html

Risikoberechnung
- Herz-, Schlaganfallrisiko: http://www.tkmed.de/tkrisk/tkrisk.html
- Cholesterin: http://www.cholesterin.de
- Diabetes NRW: http://www.uni-duesseldorf.de/diabetes-nrw/index.htm

Weitere Quellen in Deutschland
- AWMF http://www.uni-duesseldorf.de/www/awmf/ll/ll_index.htm
- Deutsches Cochrane Zentrum: http://www.cochrane.de/deutsch/index.html
- Deutsches Netzwerk Evidenzbasierte Medizin: http://www.ebm-netzwerk.de
- Medknowledge: http://www.medknowledge.de/ebm/evidenz_basierte_medizin.htm
- Evidence.de, Universität Witten/Herdecke: http://www.evidence.de
- Evimed, Schweiz (Swiss): http://www.evimed.ch
- DIMDI: http://www.dimdi.de
- Zentralbibliothek Medizin Köln: http://www.zbmed.de
- Tumorzentrum München: http://www.med.uni-muenchen.de/tzm/homepage.html
- Robert-Koch-Institut: http://www.rki.de

Diskussionforen
- Diskussionforenadressen: http://www.mailbase.ac.uk
- Google: http://www.google.de
- Yahoo: http://www.yahoo.de

Direkte EBM-Quellen im Internet

Datenbanken

Cochrane Library

Die Cochrane Library enthält u.a. systematische Übersichtsarbeiten (Reviews) zu verschiedenen medizinischen Fragestellungen. Erste Wahl bei der Recherche nach EBM-Wissen. Für ausführliche Informationen s. Abschnitt 11.7.

- Deutschlandadresse: http://www.cochrane.de/deutsch/index.html

Spezielle EBM-Suchmaschinen

Ceres

Ceres sucht in mehr als 26 EBM-Datenbanken gleichzeitig (Abb. 11 1).

- http://www.ceres.uwcm.ac.uk

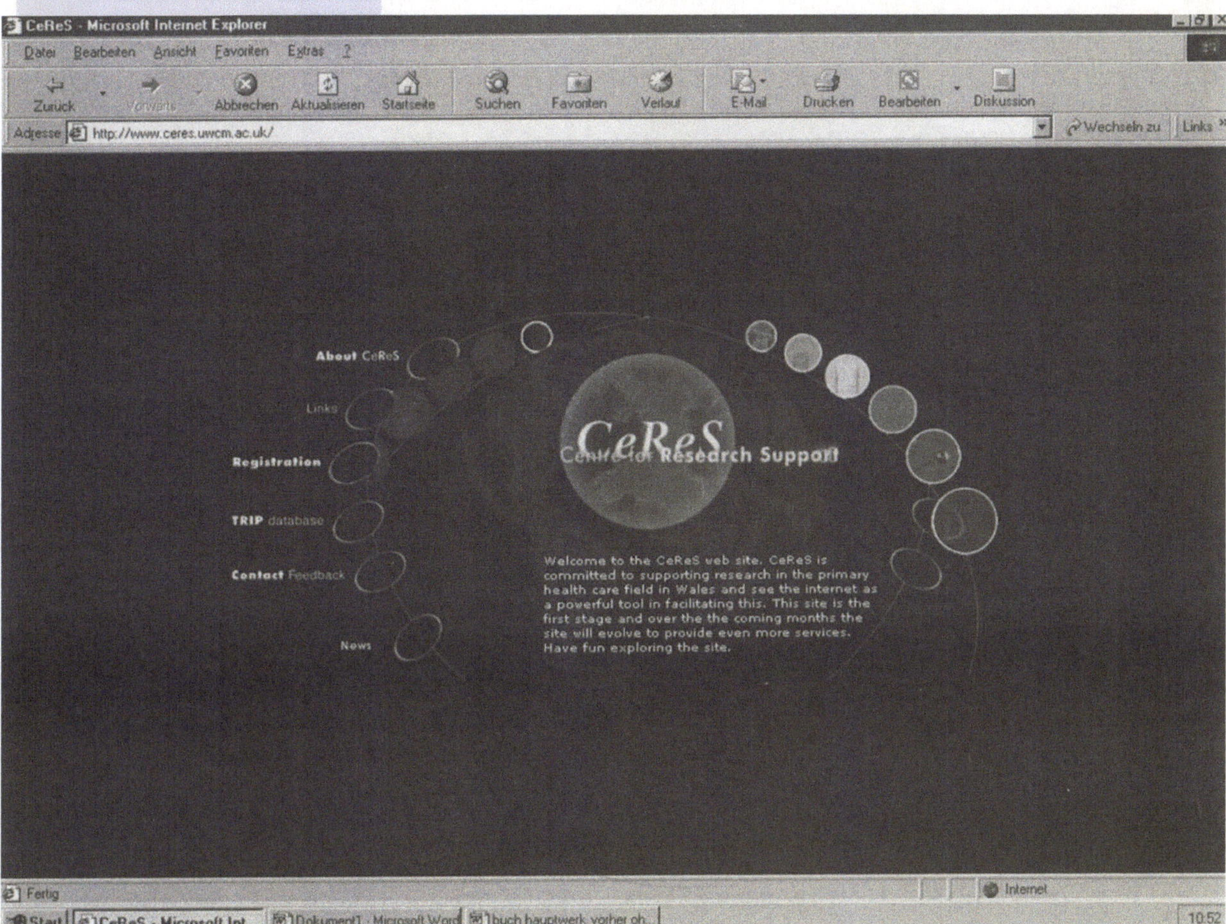

Abb. 11.1. Ceres-EBM-Suchmaschine

Publikationen von Sekundärliteratur

Primärliteratur wird nach EBM-Kriterien analysiert, selektiert und zusammengefasst. Die Primärliteratur leistet sozusagen die Vorarbeit. Die beiden folgenden Online-Literatur-Adressen sind empfehlenswert.

ACP Journal Club online

- http://www.acponline.org/journals/acpjc/jcmenu.htm

Bandolier NHS (Abb. 11.2)

- http://www.jr2.ox.ac.uk/bandolier/index.html

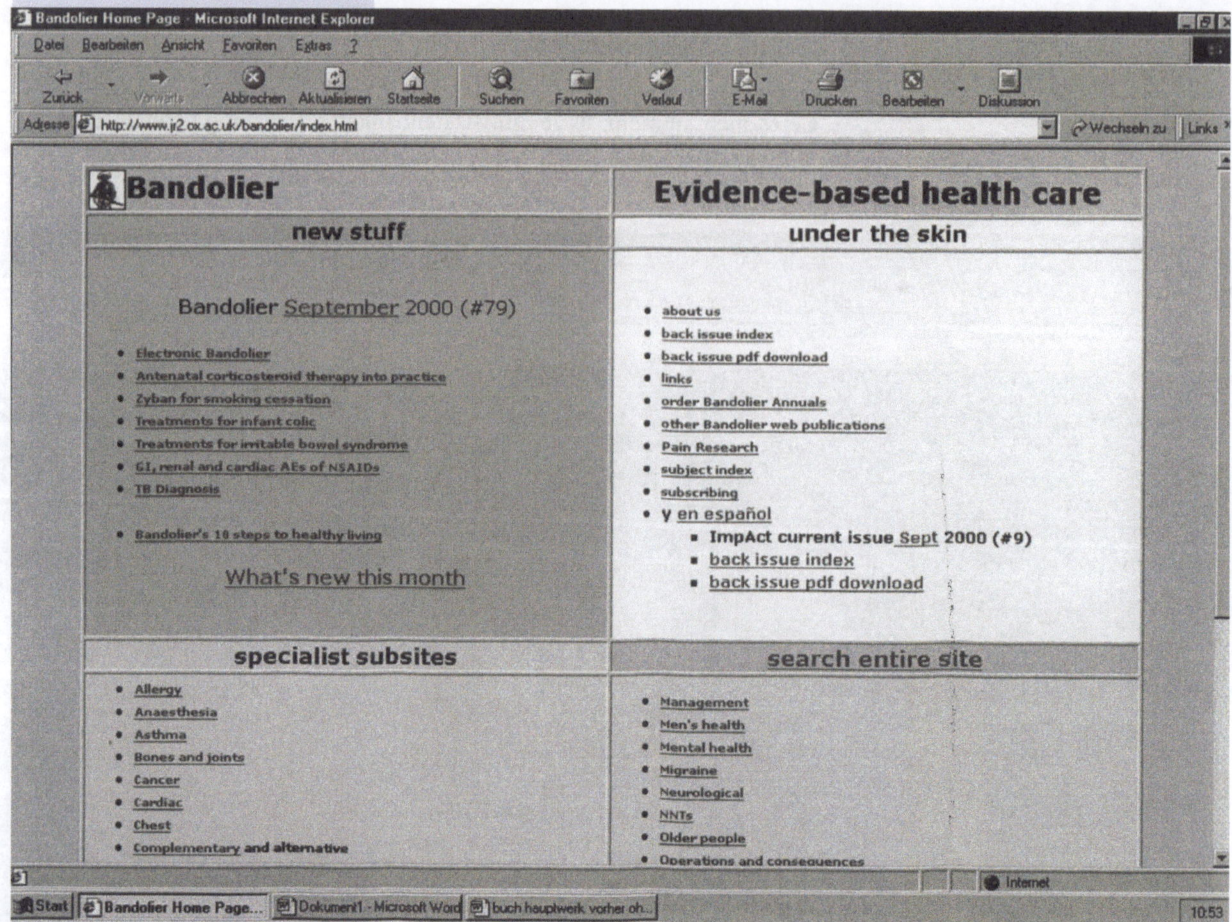

Abb. 11.2. Bandolier

Internationale Leitlinien

National Guideline Clearinghouse

Die bekannte EBM-Leitlinien-Datenbank aus den USA; übersichtlich gestaltet, gute Suchfunktion. Empfehlenswert (Abb. 11.3).

- http://www.guideline.gov/body_home.asp

Fachspezifische Leitlinien

NCI

Eine umfangreiche Krebs-Datenbank (Physician Data Query, PDQ) vom National Cancer Institute (NCI), Bethesda/USA mit monatlichen krebsbezogene Informationen und Therapieprotokollen von abgeschlossenen Studien. Außerdem zeigt PDQ Protokolle über momentan laufende klinische Versuche („active/ongoing clinical trials“, meist in den USA), bei denen noch Patienten aufgenommen werden können. Zugang zu den PDQ auch über die Universität Bonn in deutscher Sprache.

- http://www.meb.uni-bonn.de/cancernet

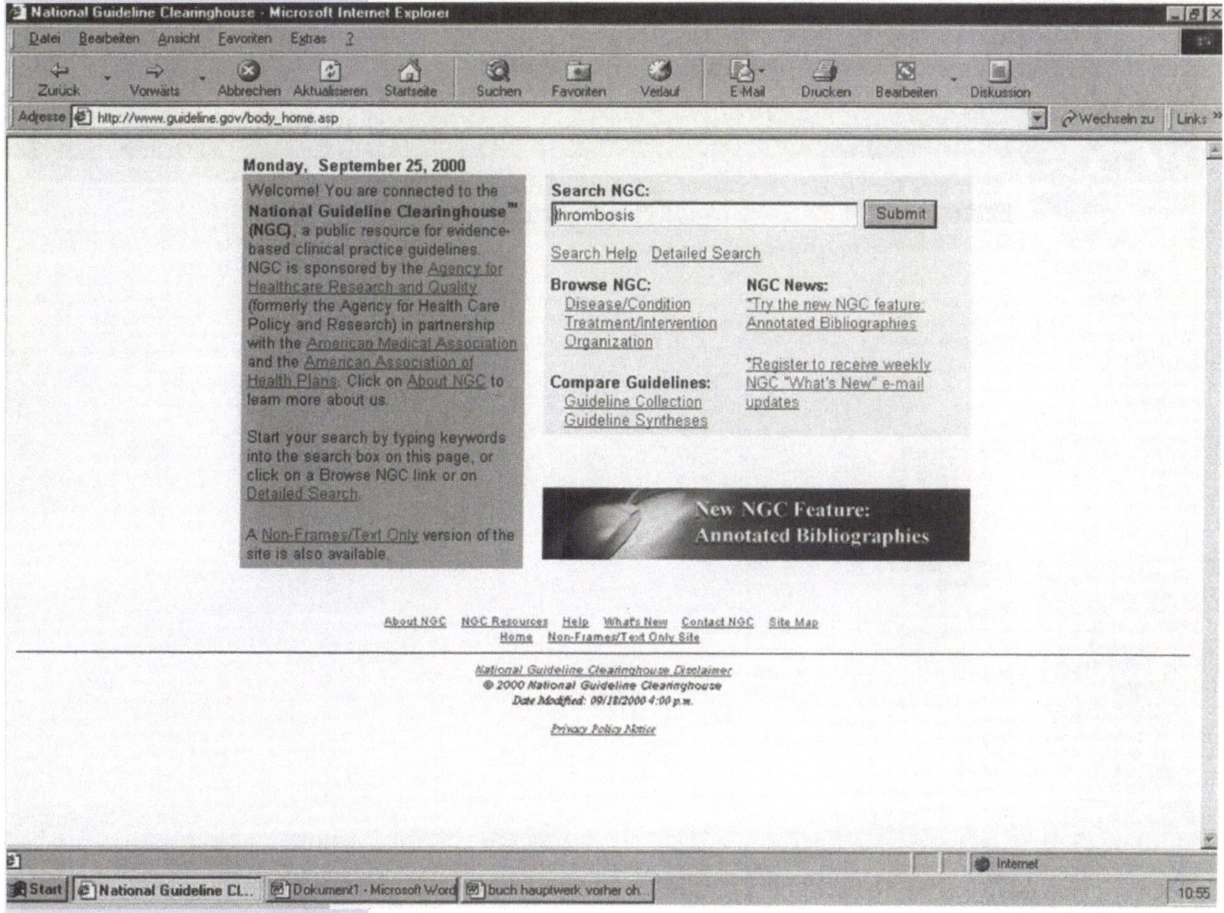

Abb. 11.3. National Guideline Clearinghouse

AHA

Die Leitlinien der American Heart Association und der American Stroke Association.

- http://www.americanheart.org

CDC

Die Seite wird von der US-Behörde Centers for Disease Control and Prevention, CDC, angeboten. Ausführliche Informationen und Leitlinien zu den wichtigen Infektionskrankheiten und Präventivmaßnahmen (Abb. 11.4).

- http://www.cdc.gov/health/diseases.htm

ATIS

Umfassende Informationen zur aktuellsten HIV-/Aids-Diagnostik und Therapieleitlinien.

- http://www.hivatis.org

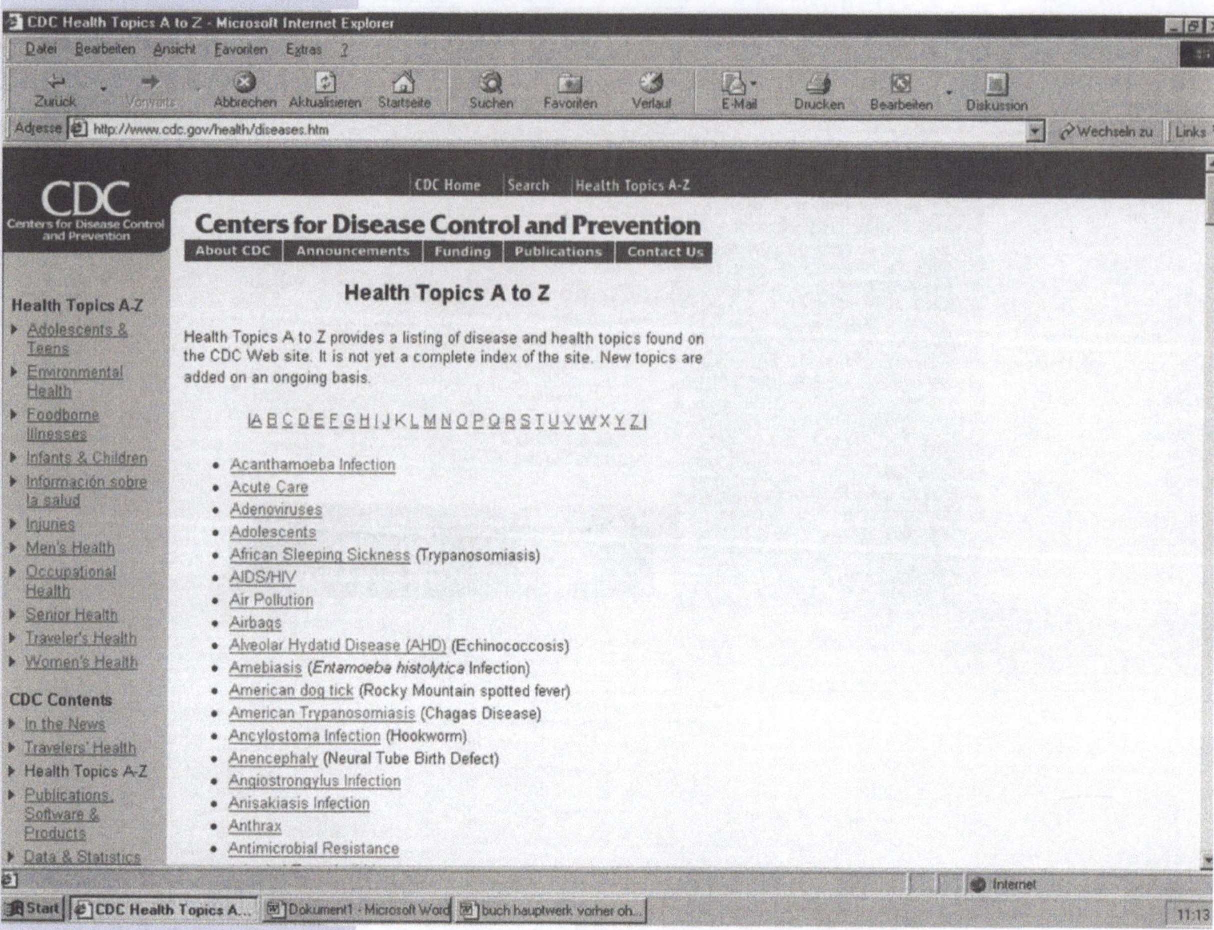

Abb. 11.4.
CDC (Centers for Disease Control and Prevention

Rehabilitation

Die Seite von Kessler Medical Rehabilitation Research and Education Corporation (KMRREC) fördert und informiert über evidenzbasierte Studien im Bereich der Rehabilitation.

- http://www.rehabtrials.org

Physiotherapie

Pedro: Suchmaschine für evidenzbasierte Studien, Informationen über Physiotherapie.

- http://ptwww.cchs.usyd.edu.au/pedro

Nationale Leitlinien

Ärztliche Zentralstelle für Qualitätssicherung (ÄZQ)

Zur Information und Fortbildung über deutsche und internationale Leitlinienprogramme entwickelte die Ärztliche Zentralstelle Qualitätssicherung den Online-Dienst Leitlinien-In-Fo. Unter Berücksichtigung von Vorbildern aus

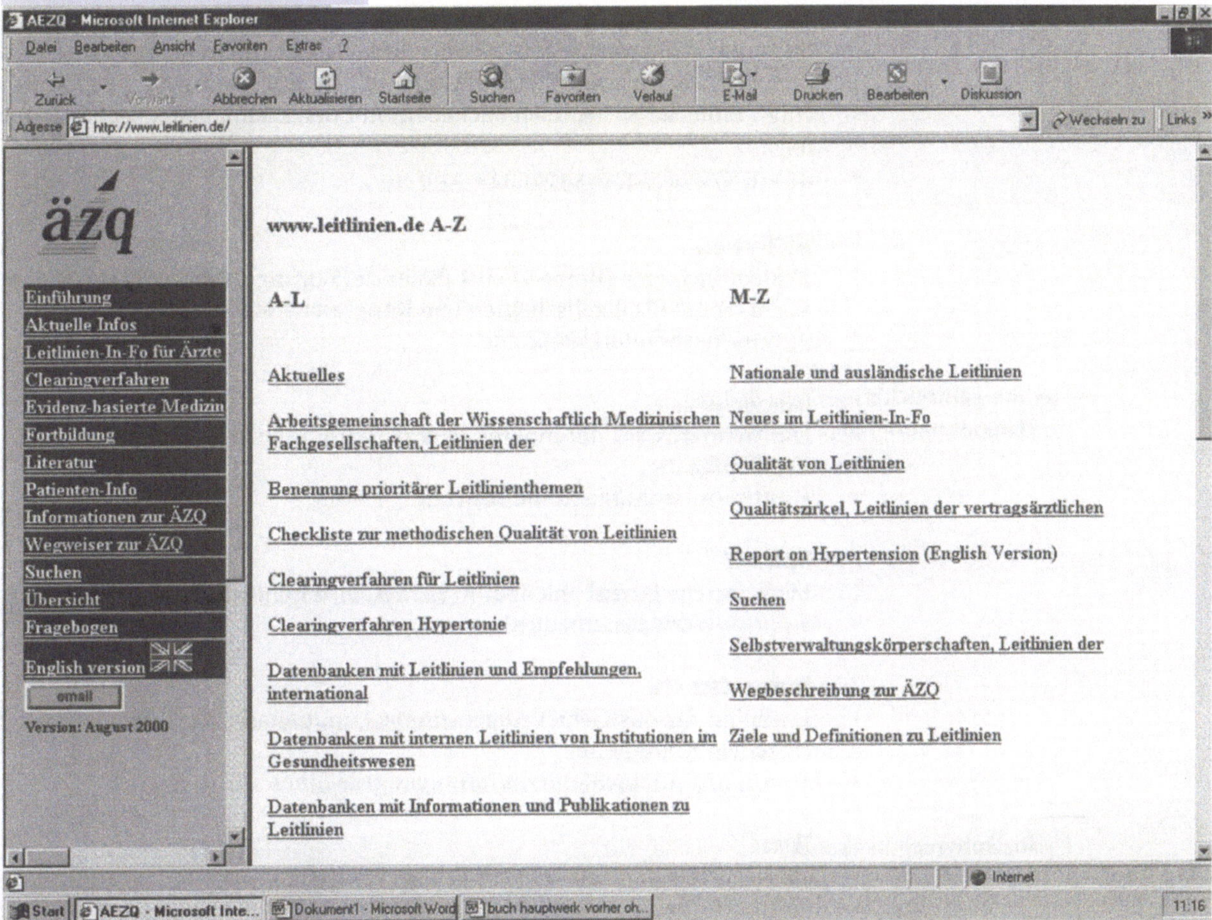

Abb. 11.5. Ärztliche Zentralstelle für Qualitätssicherung

Schottland und Kanada liegt der Schwerpunkt von Leitlinien-In-Fo auf Instrumenten zur kritischen Bewertung und Qualitätsförderung von Leitlinien. Neben einer umfassenden Hyperlinksammlung zu nationalen und internationalen Leitliniendatenbanken sind die Leitlinienberichte des Clearingverfahrens aufgeführt (Abb. 11.5).

- http://www.leitlinien.de

Zeitschriftenartikel

Für ausführliche Informationen s. Kap. 7 und Kap. 19.2.

MEDLINE

MEDLINE ist die von den Medizinern weltweit am meisten verwendete Datenbank der National Library of Medicine/USA (NLM). Die aufgefundenen Ergebnisse lassen sich noch weiter selektieren, wenn EBM-Kriterien verwendet werden. MEDLINE bietet beispielsweise die Selektionsmöglichkeit (Limits) nach randomisierten kontrollierten Studien. Die Zahl der Abstracts kann man noch weiter verkleinern, wenn man zusätzliche EBM-Qualitätskriterien verwendet: große Fallzahlen, Studienendpunkte (Lebensqualität, Rehospitalisierung oder Mortalität) oder langfristig angelegte Studien.

- http://www.ncbi.nlm.nih.gov/pubmed

Free Medical Finder

Suchhilfe nach vorwiegend medizinischen Zeitschriften, vorwiegend aus dem angelsächsischen Raum, im Internet mit freiem Zugang (englischsprachig). Einfache Suche nach Fachgebieten oder nach alphabetischer Reihenfolge.

- http://www.freemedicaljournals.com

Multimedica

Kostenpflichtiger Online-Dienst für Ärzte. Zugang zu zahlreichen medizinischen Online-Fachzeitschriften und Kongressberichten.

- http://www.multimedica.de

Online-Lehrbücher – Linksammlungen

Harrisons-Online

Das Standardwerk der inneren Medizin wird fast täglich aktualisiert. Kostenpflichtig.

- http://www.harrisonsonline.com

Dynamed

Medizinische Datenbank über Krankheiten, wird kontinuierlich aktualisiert.

- http://www.dynamicmedical.com

Primary Care CPG

Leitlinien für das Gebiet Allgemeinmedizin, umfassende Informationen zu einzelnen Krankheiten.

- http://medicine.ucsf.edu/resources/guidelines

Risikoberechnung

Tkmed

Individuelles Herzinfarkt- und Schlaganfallrisiko.

- http://www.tkmed.de/tkrisk/tkrisk.html

Med. Algorithmus Project

Rechenprogramme als Exceldatei zu unendlich vielen Risikokonstellationen zum Herunterladen.

- http://www.medal.org

Diabetes NRW

Risikotests zu Diabetes mellitus.

- http://www.uni-duesseldorf.de/diabetes-nrw/index.htm

Cholesterin

Der Taschenrechner bietet Ihnen eine Online-Umrechnung zwischen den wichtigsten Fettstoffwechselparametern. Zugang nur für Fachkreise.

- http://www.cholesterin.de

Weitere Quellen in Deutschland

Arbeitsgemeinschaft der Wissenschaftlichen Medizinischen Fachgesellschaften (AWMF)

In der AWMF sind derzeit 132 wissenschaftliche Fachgesellschaften aus allen Bereichen der Medizin zusammengeschlossen. Die AWMF vertritt Deutschland im Council for International Organizations of Medical Sciences CIOMS.

Informationsseiten zu Leitlinien bei einzelnen Krankheiten sowie Entwicklung von Leitlinien sind abrufbar.

- http://www.uni-duesseldorf.de/www/awmf/ll/ll_index.htm

Deutsches Cochrane Zentrum (German Cochrane Center)

Das Cochrane Zentrum am Institut für Medizinische Biometrie und Medizinische Informatik der Universität Freiburg betreut den deutschsprachigen Raum. Die deutschsprachigen Medizinzeitschriften werden vom Cochrane Zentrum Deutschland per Hand durchsucht, da sie häufig in MEDLINE nicht aufgenommen sind.

- http://www.cochrane.de/deutsch/index.html

Deutsches Netzwerk Evidenzbasierte Medizin (German EBM-Network)

Informationen über EBM, Vorstellung des Netzwerkes, Terminkalender, Kontaktadressen zu den Arbeitsgruppen, Arbeitsmateralien, Literatur zu EBM, Aktuelles und eine Linksammlung.

- http://www.ebm-netzwerk.de

Evidence.de, Universität Witten/Herdecke

Das Projekt „Wissensnetzwerk evidence" der medizinischen Fakultät Witten/Herdecke stellt evidenzbasierte Leitlinien praxisrelevant zu einzelnen Krankheiten zusammen. Zugriff auf die Leitlinien sind zurzeit passwortgeschützt nur für Fachkreise möglich. Darüber hinaus werden Patientenleitlinien kontinuierlich entwickelt.

- http://www.evidence.de

Evimed, Schweiz (Swiss)

Im Journalclub finden Sie kritische Beurteilungen relevanter Arbeiten aus verschiedenen Zeitschriften. Vorhanden ist ein Inhaltsverzeichnis, geordnet nach Fachgebieten, ein Glossar und ein Suchdienst.

- http://www.evimed.ch/

DIMDI

Deutsches Institut für Medizinische Dokumentation und Information mit einem breiten Spektrum an Datenbanken (s. Kap. 9).

- http://www.dimdi.de

Subito

Subito ist ein Bestelldienst der deutschen Bibliotheken. Sie können entweder direkt von den Verbundbibliotheken oder direkt von Subito suchen und bestellen. Neben dem Zugang für den registrierten Nutzer existiert auch ein Gastzugang. Es gibt verschiede Tarife für unterschiedliche Nutzergruppen und für die Art der Lieferung, per E-Mail oder per Post.

- http://www.subito-doc.de

Deutsche Zentralbibliothek für Medizin in Köln

Die zentrale Fachbibliothek für Medizin und Gesundheitswesen in der Bundesrepublik Deutschland, wichtige Zeitschriften in allen Weltsprachen,

Dissertationen sowie Bücher besonders in deutscher und englischer Sprache (s. Kap. 19).

- http://www.zbmed.de

Tumorzentrum München Krebsinfo

Sehr ausführliche Einführung in Krebserkrankungen mit Infos über Vorkommen, Histologie, Grading, Stadien und Nachsorge.

- http://www.krebsinfo.de

RKI (Robert-Koch-Institut, Berlin)

Umfassende Informationen über Impfempfehlungen, Infektionskrankheiten, inklusive Infektionsepidemiologie und Epidemiologie nichtübertragbarer Krankheiten.

- http://www.rki.de

Diskussionsforen

Das Internet ist ein Sammelbecken für viele Medizininformationen aller Arten und Qualitäten. Suchmaschinen sind die wichtigsten Werkzeuge bei der Informationssuche. Für ausführliche Informationen s. Kap. 3.

Bei den medizinischen Diskussionsforen können Sie mit Gleichgesinnten weltweit diskutieren und sich austauschen.

Mailbase

Bei Mailbase.uk finden Sie über 2000 verschiedene Diskussionsforen. Derzeit sind ca. 30 EBM-Diskussionforen unter der Rubrik Health zu finden.

- http://www.mailbase.ac.uk

Yahoo

Die bekannte Katalog-Suchmaschine.

- http://www.yahoo.de

Google.de

Mächtige internationale Abfrage-Suchmaschine.

- http://www.google.de

11.7 Cochrane Library

Wie bereits erwähnt, hat die Evidence-based-Medicine Leitlinien für die Ärzte entwickelt, um einen Überblick über den aktuellen Kenntnisstand im Medizinwissen zu behalten. Es stellt sich hier die Frage, welche Werkzeuge man bei der Recherche anwenden sollte, um zu bestimmten Fragestellungen ein unverzerrtes Gesamtbild der vorhandenen Forschungsergebnisse nach EBM zu erhalten. Hier bietet sich an erster Stelle die Cochrane Library an, die u.a. systematische Übersichtsarbeiten (Reviews) zu verschiedenen medizinischen Fragestellungen enthält.

Die Cochrane Library wird von der Cochrane Collaboration, einem weltweiten Netzwerk von ca. 5000 Experten unterschiedlicher Fachrichtungen, in der Gesundheitsversorgung unter großem Aufwand an Zeit und Fachwissen erstellt.

Ziele

Das Ziel der Cochrane Collaboration ist durch Evaluieren der publizierten medizinischen Literatur die tatsächliche Wirksamkeit von Therapien und Maßnahmen der Gesundheitsfürsorge herauszufinden. Die wissenschaftlichen Beiräte (Reviewgroups) im Rahmen der Cochrane Collaboration bewerten zu allen medizinischen Themen weltweit das vorhandene medizinische Wissen. Die auf diese Weise entstandenen systematischen Übersichtsarbeiten (Reviews) werden den klinisch und praktisch tätigen Ärzten mithilfe von elektronischen Medien zur Verfügung gestellt. Dabei werden die Inhalte regelmäßig aktualisiert und unter dem Gesichtspunkt der Qualitätssicherung ständig geprüft.

Die Datenbank des National Institute of Health, MEDLINE bildet dabei eine wesentliche Grundlage der Recherche.

Cochrane in Deutschland

Das Cochrane-Zentrum am Institut für Medizinische Biometrie und Medizinische Informatik der Universität Freiburg betreut den deutschsprachigen Raum. Die deutschsprachigen Medizinzeitschriften werden vom Cochrane Zentrum Deutschland per Hand durchsucht, da sie häufig in MEDLINE nicht aufgenommen sind.

Cochrane-Zentrum Deutschland

- http://www.cochrane.de/deutsch/index.html
  Abstracts of Reviews:
- http://www.cochrane.de/cochrane/revabstr/mainindex.htm

Endocrine and Metabolic Disorders Group

Die „Endocrine and Metabolic Disorders Group" hat ihren Sitz an der Universität Düsseldorf. Die Homepage ist im Entstehen.

- http://www.uni-duesseldorf.de/www/medfak/mdn

Universitätsklinikum Köln, lokale Cochrane-Initiative

- http://www.medizin.uni-koeln.de/zde/qualm/index2.html

CC

Die Arbeit der CC (Cochrane Collaboration) wird in der Cochrane Library dokumentiert (Abb. 11.6).

- http://www.cochrane.de/cc/cochrane/cdsr.htm

Komponenten der Cochrane Library

- Die Cochrane Database of Systematic Reviews (CDSR), mit vollständigen Reviews und Protokollen begonnener Übersichtsarbeiten (kostenloser Zugang zu den Abstracts der Reviews).
  http://www.cochrane.de/cc/cochrane/revabstr/mainindex.htm
- Die Database of Abstracts of Reviews of Effectiveness (DARE); diese Reviews von der Datenbank des Centre of Dissemination (CRD) in York, UK ergänzen die noch nicht vollständig abgedeckten Themenbereiche der CDSR.
  http://nhscrd.york.ac.uk/welcome.html
- Das Cochrane Controlled Trials Register (CCTR); diese Datenbank dient als umfassende Datenbasis für die Literaturrecherche zur Erstellung systematischer Reviews einer Datenbank über klinische Studien.

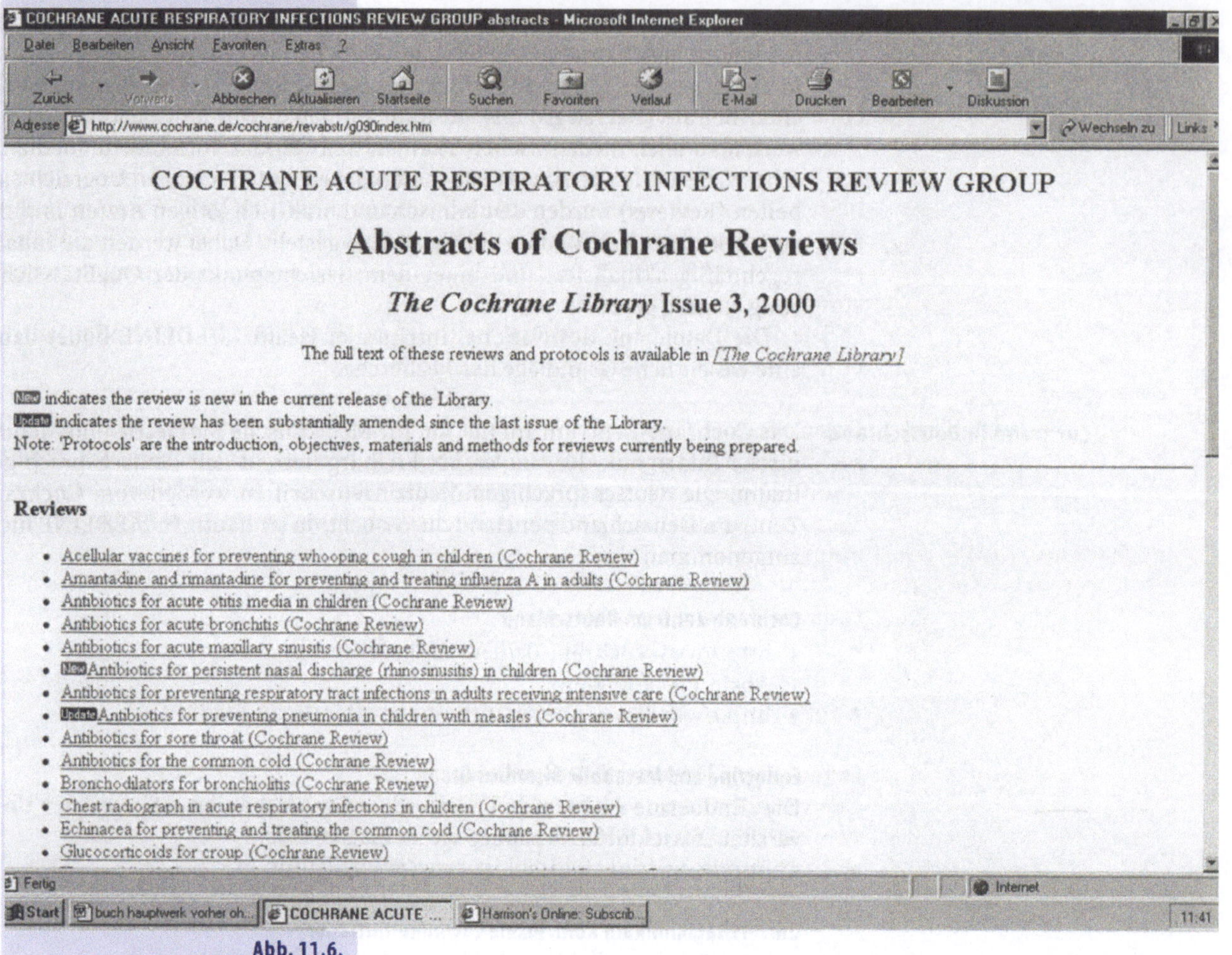

Abb. 11.6. Cochrane Library

- Die Cochrane Review Methodology Database mit Zitaten und Abstracts zu methodischen Fragen bei der Erstellung von Reviews (z.B. Statistik, Literatursuche).
- Informationen zur Cochrane Collaboration, Handbook.
- Health Technology Assessment Autoren, Abstracts.

Zugang zur Cochrane Library

Frei zugänglich im Internet sind die Abstracts der Reviews.
- http://www.cochrane.de/cc/cochrane/revabstr/mainindex.htm

Zukunft

Zurzeit werden nicht alle wichtigen Interventionen vom Cochrane-Zentrum, Universität Freiburg, als systematische Übersichtsarbeiten abgehandelt. Das Angebot wird jedoch kontinuierlich erweitert.

Die Suchfunktion der Cochrane Library bietet noch nicht die komfortable und spezifische Recherchemöglichkeiten der MEDLINE-Datenbank. An einer Optimierung der Suchfunktionen wird ebenfalls gearbeitet.

11.8 EBM und Statistik

Die Medizin verwendet immer häufiger mathematische Grundlagen, um statistisch signifikante Aussagen über Studienergebnisse zu treffen. So ist es wichtig, mit den Grundbegriffen der Statistik vertraut zu werden, um die Beurteilung der Studien nicht gänzlich den anderen zu überlassen. Auf der anderen Seite haben Mediziner bekanntlich immer weniger Zeit und es ist fast unmöglich für den praktizierenden Arzt, die Artikel, die er liest, auf statistische Aussagen oder auf Studiendesign hin zu prüfen und bewerten.

Im Folgenden werden einige wichtige Begriffe aus der Statistik kurz beschrieben und anschließend Internetadressen, die weiterführende Informationen für Mediziner zum Thema Statistik und EBM anbieten, aufgelistet.

Prävention – Abschätzung des kardiovaskulären Risikos

Die Angaben von Tabelle 11.3 beruhen auf den Daten der National Heart Foundation of New Zealand. Sie helfen, das absolute Risiko einer Person für ein kardiovaskuläres Ereignis in den nächsten fünf Jahren abzuschätzen.

National Heart Foundation of New Zealand

- http://www.nzgg.org.nz/library/gl_complete/bloodpressure/table1.cfm

NNT (Number needed to treat) bieten eine praktische Hilfestellung, die Wirksamkeit einer möglichen Therapie vorab mit den Patienten zu besprechen. Die potenziellen Nebenwirkungen einer Behandlung kann man in ähnlicher Weise mit NNH (Number needed to harm) beurteilen und gegen NNT aufrechnen.

Tkrisk, Herzinfarkt / Schlaganfall-Risiko-Test

- http://www.tkmed.de/tkrisk/tkrisk.html

Tabelle 11.3. Kardiovaskuläre Risikoabschätzung

Prognose 5-Jahres-Risiko für kardiovaskuläre Ereignisse		Therapieeffekt Verhinderte kardiovaskuläre Ereignisse pro 100 Therapien über 5 Jahre	NNT Die notwendige Zahl der zu Behandelnden über 5 Jahre, um ein kardiovaskuläres Ereignis zu verhindern
Tödlich	Nicht tödlich		
Sehr hoch	>30%	>10 pro 100	<10
	25–30%	9 pro 100	11
	20–25%	7,5 pro 100	13
Hoch	15–20%	6 pro 100	16
Mäßig	10–15%	4 pro 100	25
Gering	5–10%	2,5 pro 100	40
	2,5–5%	1,25 pro 100	80
	<2,5%	<0,8 pro 100	>120

Parameter für den Behandlungserfolg

Um die Wirksamkeit einer Therapie zu beurteilen, werden häufig Prozenangaben verwandt. Die folgenden Begriffe kommen oft vor:

- **Relative Risikoreduktion (RRR):**
  Relative Wirksamkeit einer Behandlung im Vergleich mit dem Standard.
- **Absolute Risikoreduktion (ARR):**
  Im Vergleich zur relativen Risikoreduktion ist die ARR viel bedeutsamer, weil damit auch erfasst werden kann, ob die Ergebnisse klinisch bedeutsam sind. Bei der ARR gilt eine 5%ige Risikosenkung bereits als klinisch bedeutsam, während eine Risikosenkung von 0,5% unbedeutend ist.
- **NNT (Number needed to treat):**
  Um den Ärzten den Umgang mit den statistischen Messgrößen zu erleichtern, wurde NNT eingeführt. NNT beinhaltet die notwendige Zahl der zu Behandelnden über 5 bzw. 10 Jahre, um eine Krankheit zu verhindern.

Statistische Signifikanz der Studienergebnisse

Konfidenzintervalll (CI)

Der Bereich, in dem der wahre Wert mit einer Wahrscheinlichkeit von 95% liegt (95%iges Konfidenzintervall). Je größer die Anzahl der Teilnehmer in einer Studie, desto genauer wird das Konfidenzintervall und desto geringer die Schwankungsbreite. Wenn einer der Werte des Konfidenzintervalles ein negatives Vorzeichen (- minus) trägt, bedeutet dies „statistisch nicht signifikant".

► BEISPIEL: In einer Studie über Antikoagulation bei Thromboembolierisiko nach tiefen Venenthrombosen wurden zwei Gruppen A und B gebildet. Ereignisse in der Gruppe A mit neuer Therapie waren um 8% (ARR 8%, 95% CI 6–10%) seltener als in Gruppe B mit Standardtherapie ($p<0{,}05$). Bei einer absoluten Risikoreduktion von 8% reicht das Konfidenzintervall von 6–10%. Wenn man die Patientenzahlen reduzieren würde, würde das Konfidenzintervall ebenfalls größer, z.B. –2% bis +18%. In diesem Fall überschreitet das Konfidenzintervall die Nulllinie. Das bedeutet, dass in mehr als 5% kein Unterschied zwischen den beiden Gruppen vorhanden ist. Dies wiederum wäre gleichbedeutend mit „statistisch nicht signifikant" (Anmerkung: Die Studie ist rein hypothetisch und dient lediglich als Beispiel. Die Zahlen stammen aus dem Glossar von http//www.Evimed.ch).

p-Wert

$p<0{,}05$ bedeutet, dass die Wahrscheinlichkeit kleiner als 5% ist, dass der gemessene Unterschied zwischen den zwei Vergleichsgruppen auf Zufall beruht. Ein Ergebnis von $p<0{,}05$ gilt als statistisch signifikant, während ein p-Wert von $p<0{,}01$ als statistisch hoch-signifikant angesehen wird. Im Gegensatz zum Konfidenzintervall trifft der p-Wert keine Aussage über die quantitativen Unterschiede.

Internetadressen (englisch)

Glossar EBM und Statistik

- http://www.evimed.ch/journalclub/glossar/glossar.asp

Statistics for the non-statistician, Trisha Greenhalgh

- http://www.bmj.com/archive/7104/7104ed.htm

EBM-Toolbox-Centre for Evidence-based-Medicine, NHS-UK
- http://cebm.jr2.ox.ac.uk/

How to Conduct a Meta-Analysis? Univ. of Pittsburgh-USA
- http://www.pitt.edu/~super1/lecture/lec1171/index.htm

Statistics-Fagan-Nomogramm,CMH
- http://www.cmh.edu/stats/prob.htm

The Medical Algorithms Project, Excel GUI & Palm Pilot Implementations
- http://www.medal.org

**Directory of randomisation software and services,
St George's Hospital Medical School, UK**
- http://www.sghms.ac.uk/depts/phs/guide/randser.htm

Statistical considerations for clinical trials and scientific experiments
- http://hedwig.mgh.harvard.edu/size.html

Java applets for power and sample size
- http://www.stat.uiowa.edu/~rlenth/power/

CDC – Epi Info
- http://www.cdc.gov/epiinfo/

12 Qualitätsmanagement

12.1 Qualitätsmanagement im Krankenhaus

Das Gesundheitswesen in Deutschland befindet sich in einem großen Strukturwandel. Seit neuestem müssen sich die Ärzte mit immer neuen Begriffen, wie Disease Management, Case Management oder auch Qualitätsmanagement, auseinandersetzen. Angesichts der sowieso knappen Arbeitszeit in den Kliniken bringen die gewaltigen Veränderungen zusätzlichen administrativen Aufwand mit sich, der vor allem kleine Krankenhäuser mit begrenzten Ressourcen an die Grenzen ihrer Leistungsfähigkeit zwingt.

Nach der Einführung der DRG (Diagnose Related Groups) in den USA sank die Krankenhausverweildauer drastisch. Dort wurden verstärkt Maßnahmen zur Qualitätssicherung entwickelt, um einer Verschlechterung der medizinischen Versorgung der Patienten unter DRG-Bedingungen entgegenzutreten.

Auch für Deutschland gilt, dass nach der Einführung des neuen Systems DRG ab 2003 ein viel größerer Aufwand für die Qualitätssicherung benötigt wird. Das DRG-System verfolgt ebenfalls das Ziel, durch standardisierte Erhebungen der Daten die Transparenz im Gesundheitswesen zu erhöhen, um damit die Leistungen der Krankenhäuser besser vergleichen (Benchmarking) zu können.

Die Erfahrung in Österreich zeigt, wenn es zu großen Qualitätsunterschieden zwischen den Kliniken kommt, werden die Patienten eher die überdurchschnittlich guten Kliniken in Anspruch nehmen.

Das folgende Kapitel wendet sich vor allem an Ärzte in kleinen Krankenhäusern und versucht zu zeigen, wie man das Internet, die unerschöpfliche Informationsquelle, im Sinne vom Qualitätsmanagement als Ersatz für fehlende Personal- und EDV-Strukturen in der Klinik verwenden kann.

Definition von Qualitätsmanagement (QM, „quality management")

„QM ist ein System, in dem alle Maßnahmen der Qualitätsplanung und -kontrolle, Qualitätssicherung und -verbesserung nach einer bestimmten Qualitätspolitik mit festgelegten Zielen und Verantwortlichkeiten in einem Kreisprozess zusammengeführt werden."

(Aus: http://www.aok.de/bundesverband/lexikon/q/q03.html, 15.01.2002)

Es wird dabei internes (QM-Maßnahmen innerhalb einer Klinik ohne externe Standards) und externes Qualitätsmanagement (Vergleich bestimmter Qualitätsmerkmale zwischen mehreren Kliniken) unterschieden.

Was sind Qualitätsmerkmale

Dabei wird zwischen den folgenden Formen unterschieden:

- Leistungsbezogene Qualitätsmessung: Versorgungsprozesse und ihre Ergebnisse.
- Unternehmensbezogene Qualitätsmessung: Qualität des Qualitätsmanagements.

Differenzierung der Qualität nach der Donabedian-Triade

- **Strukturqualität**: Rahmenbedingungen, wie personelle und materielle Ressourcen, der Kliniken. Für die Strukturqualität ist der Krankenhausträger verantwortlich. Beispiel: Aus- und Weiterbildung, sowie die Motivation der Mitarbeiter, Vorhandensein von Arbeitsmitteln und entsprechenden diagnostischen und therapeutischen Einrichtungen, wie Röntgen usw.
- **Prozessqualität**: Ärztliche, pflegerische und administrative Aktivitäten im Krankenhaus bei der Versorgung der Patienten, z.B die Qualität der diagnostischen und therapeutischen Maßnahmen, wie Sonographie, Endoskopie oder Operationen.
- **Ergebnisqualität**: Die Veränderungen am Gesundheitszustand des Patienten als Folge des medizinischen Behandlungsprozesses. Wichtig dabei ist die Zufriedenheit der Patienten mit der Behandlung, dessen Lebensqualität sowie die somatischen Ergebnisse, wie Komplikationsrate usw.

Q-M-A, Ärztliche Zentralstelle für Qualitätssicherung

- http://www.q-m-a.de/qm2_2_strproergqual.htm

Universität Hamburg

- http://www.uke.uni-hamburg.de/kliniken/psychiatrie/kernklinik/tzs/qualitaet.de.html

Richtlinie der Bundesärztekammer zur Qualitätssicherung ambulanter Operationen

- http://www.bundesaerztekammer.de/30/richtlinien/richtidx/ambul.html

Qualitätsindikatoren

Gerade die Recherche nach spezifischen Qualitätsindikatoren der einzelnen Fachbereiche in der Medizin gestaltet sich sehr schwierig. Diesbezüglich existiert in Deutschland zurzeit leider kein ausreichendes Material. Im Folgenden werden einzelne Beispiele und Internetadressen genannt.

- Qualitätsindikator für die Strukturqualität:
  - Möglichkeit einer Herzkatheteruntersuchung mit anschließender PTCA oder auch Bypass für 24 Stunden in einer kardiologischen Abteilung.
- Qualitätsindikatoren für dieProzessqualität:
  - Geringe Wartezeiten bei der Aufnahme,
  - Krankenakte von früheren Aufenthalten mit vollständigen Röntgenbefunden auffindbar.
- Qualitätsindikatoren für dieErgebnisqualität:

Man unterscheidet zwei Arten von Qualitätsindikatoren:

1. Prozentuierte Indikatoren: relative Häufigkeit des Auftretens der Qualitätsindikatoren im Vergleich zu Sollangaben, z.B. häufiger Pneumothorax nach Subklaviapunktion bei der Anlage eines zentralen Venenkatheters.
2. Rote-Flagge-Indikatoren: jedes Ereignis, das eine problematische Situation anzeigt (z.B. plötzlicher, unerwarteter Todesfall während einer geplanten Operation).

Talessin/Qualitätsmanagement

- http://www.talessin.de

Auflistung der Qualitätsindikatoren für Akutkrankenhäuser

- http://www.talessin.de/scripte/qm/messen_von_qualitaet.html#tracer

Qualitätsindikatoren für verschiedene Krankheiten, ZI-Köln

- http://www.zi-koeln.de/zik/themen/quali/indikat/

Leitlinien und Qualitätsindikatoren

- http://www.leitlinien.de/infoindikatlinks.htm

Glossar zu Qualitätsindikatoren im Internet

- http://www.leitlinien.de/infoindikatglossar.htm

Methoden des Qualitätsmanagements: Wie entwickele ich ein QM-System für ein kleines Krankenhaus?

Es gibt zahlreiche Methoden und Instrumente für das Qualitätsmanagement in dem Gesundheitswesen, die überwiegend von der Industrie entwickelt worden sind. Vor allem die japanische Industrie prägte die Entwicklung der Qualitätsmanagementsysteme.

Für die Problemanalyseinstrumente im Qualitätsmanagement kursieren klangvolle Namen wie „Seven Tools" (von K. Ishikawa) oder „Quality Engineering" usw. Eine Abhandlung aller Instrumente für Qualitätsmanagement würde den Rahmen dieses Kapitels sprengen. Daher werden im Folgenden vor allem die Methoden in Kurzform vorgestellt, die auch in einer kleinen Abteilung umgesetzt werden können.

Ziele

- Patientenzufriedenheit. Ähnlich wie die Kundenorientierung in der Industrie ist die Patientenzufriedenheit das wichtigste Ziel aller QM-Bestrebungen in einem Krankenhaus.
- Mitarbeiterzufriedenheit.
- Effektivitätssteigerung. Besonders wichtig nach der Einführung des DRG-Systems in Deutschland. Dabei spielen „Clinical Pathways", so genannte Behandlungspfade, zur Straffung des Behandlungsprozesses – ohne dabei die Qualität der Versorgung zu gefährden – eine wichtige Rolle.
- Aufdeckung von Problemfällen (z.B. häufige nosokomiale Infektionen oder überdurchschittliche Wundheilungsstörungen nach Operationen). Diesbezüglich herrschen in Deutschland immer noch Berührungsängste, weil viele Ärzte die Befürchtung haben, dass sie nach der Aufdeckung der Missstände selbst dafür verantwortlich gemacht werden können. Wün-

schenswert wäre eine ähnliche Einstellung, wie z.B. in Australien, wo die Entdeckung der Problemfälle auch als eine Chance zur Verbesserung der Versorgungsqualität angesehen wird und die Ursachen dafür in einem kollegialen System gemeinsam behoben werden.

Methoden zur Problemanalyse und -lösung

- http://www.medizinfo.com/quality/html/qztools.html

Vorgehen

1. Verantwortlicher für QM

Es ist unbedingt notwendig, einen Verantwortlichen für das Qualitätsmanagement auszuwählen und ihn von seinen Routineaufgaben teilweise zu entlasten.

2. Bildung von kleinen Arbeitsgruppen (Q-Zirkeln)

Kleine Arbeitsgruppen (Quality circles = Qualitätszirkel) haben sich als sehr erfolgreich bei der Problembearbeitung erwiesen. Die folgenden Merkmale, die aber auch stark variieren können, werden empfohlen:

- Gruppengröße zwischen 4 und 8 Personen,
- Vertreter aus den von den Problemen betroffenen Bereichen (Ärzte, Pflege, Verwaltung, EDV),
- Moderator,
- regelmäßige Treffen,
- Zugehörigkeit der Mitglieder zu der gleichen Hierarchieebene,
- Problemfälle sammeln und Lösungsvorschläge erarbeiten (ausgeschlossen sind Themen der Personalpolitik des Hauses oder der Gehaltsfragen),
- Kompetenzen zur Umsetzung der erarbeiteten Vorschläge nach Rücksprache mit der Krankenhausleitung.

Mehrere Q-Zirkel in einer Klinik können die Bildung einer so genannten **Steuerungsgruppe** notwendig machen. Die Steuerungsgruppe wird in der Regel von der Krankenhausleitung oder von einem Gremium mit Befugnis zur Umsetzung der bearbeiteten Vorschläge gebildet. Für die Zusammenarbeit zwischen der Steuerungsgruppe und den Q-Zirkeln sorgen ein **Koordinator** und die Moderatoren der Q-Zirkel.

KontinuierlicheVerbesserung im Krankenhaus durch Qualitätszirkel

- http://www.medizinfo.com/quality/html/qz.html

3. Standards aus der täglichen Versorgung und Wissenschaft erarbeiten (Leitlinien, evidenzbasierte Medizin, Fachgesellschaften)

Ein praktischer Weg wäre, die eigenen medizinischen Standards auf der Grundlage der Empfehlungen der AWMF, Arbeitsgemeinschaft der Wissenschaftlichen Medizinischen Fachgesellschaften (http://www.uni-duesseldorf.de/www/awmf/ll/ll_list.htm) zu erstellen und an die Erfordernisse und Möglichkeiten im eigenen Krankenhaus anzupassen. Folgende Punkte sind bei der Erstellung der eigenen Standards und Leitlinien wichtig:

- Einfache und verständliche Sprache mit Algorithmen und Abbildungen,
- Verfügbarkeit über PC im Intranet des Krankenhauses,
- Einbindung von Leitlinienentwicklung in die ärztliche Fortbildung.

4. Indikatoren für Struktur-, Prozess- und Ergebnisqualität erarbeiten
Beispiele s. oben im Abschnitt Qualitätsindikatoren.

5. Problemfälle in der eigenen Abteilung sammeln
Die Erstellung von Skizzen oder Diagrammen für die Routineabläufe wäre hilfreich, um die Schwächen zu erkennen.

6. Patientenumfragen durchführen
Wichtig dabei sind:
- eindeutige Formulierung konkrete Fragen mit vorgegebenen Antwortalternativen,
- Möglichkeit für Kommentare,
- unterschiedliche Fragen für verschiedene Patientengruppen (Kinder, Onkologie, Psychiatrie usw.),
- zeitlich begrenzte Befragung für einen Teilbereich des Krankenhauses (in der Regel effektiver als allgemeine und auf Dauer angelegte Umfragen),
- nach Möglichkeit Verteilen der Umfragebögen vor dem Entlassungsdatum, damit die Patienten in Ruhe die Bögen ausfüllen können,
- Bekanntgabe der Umfrageergebnisse an die Mitarbeiter der betroffenen Abteilung.

7. Mitarbeiterumfragen organisieren
Zur Messung der Mitarbeiterzufriedenheit ist es sinnvoll, gelegentlich Mitarbeiterumfragen zu organisieren.

Weitere Instrumente: Benchmarking, Audits, Zertifizierungen

Es existieren interne und externe Qualitätsmaßnahmen, wobei die beiden Richtungen sich nicht gegenseitig ausschließen, sondern auch ergänzen können.

Benchmarking

Vergleich bestimmter Qualitätsmerkmale zwischen mehreren Kliniken. Die meisten Erfahrungen mit Benchmarking stammen aus den USA, wo die Ergebnisse häufig öffentlich bekannt gegeben werden und die Einrichtungen mit einer guter Platzierung damit werben, um Ihre Wettbewerbsfähigkeit zu verbessern.

Benchmarking kann einerseits zur Transparenz der Leistungen der Kliniken beitragen, andererseits den Kliniken helfen, eigene Schwächen im Vergleich zu anderen festzustellen und zu beseitigen. Benchmarking ist in der Regel sehr aufwendig und es ist nicht immer möglich, die vergleichenden Ergebnisse im eigenen Krankenhaus umzusetzen. In Deutschland wurde die Methode bisher vor allem in operativen Fächern verwendet.

Medizinische Audits (Medical Audits)

Audit ist von dem lateinischen Wort audire abgeleitet und das bedeutet „hören". Der Begriff wird im medizinischen Sinne als eine kritische Hinterfragung, Analyse der Patientenakten und Untersuchungsbefunde anhand bestimmter Qualitätskriterien verwendet. Die Audits verfolgen das Ziel, Fehler zu entdecken und daraus zu lernen.

DIN-Norm-Definition des Audits bei der Qualitätssicherung: „Beurteilung der Wirksamkeit des Qualitätssicherungssystems oder seiner Elemente."

Es wird zwischen internen und externen Audits unterschieden:

- Internes Audit
  Eine kleine Gruppe aus Fachärzten einer Klinik untersucht in regelmäßigen Abständen nach dem Zufallsprinzip eine Anzahl von Patientenakten und Befunden hinsichtlich verschiedener Kriterien: Überprüfung der vorgenommenen Diagnosen und Therapien, Vollständigkeit der Dokumentation, Liegezeiten usw. Eine Anonymität der Daten des behandelnden Arztes wird empfohlen. Die Ergebnisse sollen in Kurzform in den Besprechungen geschildert werden.
- Externes Audit
  Überprüfung des internen Audits durch eine externe Organisation auf seine Vollständigkeit hinsichtlich bestimmter Qualitätsmerkmale. Deutschland befindet sich zurzeit am Anfang der Einführung der medizinischen Audits. Viele offenen Fragen, wie Häufigkeit der Audits, Konsequenzen aus den erhobenen Daten oder Zertifizierung, werden kontrovers diskutiert.
- Audit-Zertifizierung
  Die Zertifizierung eines Audits als Qualitätssicherungssystem in einem Krankenhaus (**Systemaudit**) erfordert die Überprüfung durch externe Organisationen oder Behörden. Das Systemaudit lehnt sich in Deutschland an der Normenreihe ISO 9000 bis 9004 an. Die Einführung eines Qualitätsmanagementsystems für Krankenhäuser wird auf der Grundlage der DIN EN ISO-Norm 9004 empfohlen. Externe Audits können ein wichtiger Bestandteil der Zertifizierungsverfahren für Qualitätsmanagementsysteme sein.

Audit und Zertifizierung

- http://www.talessin.de/scripte/qm/audit.html
- http://www.medizinfo.com/quality/html/basics7.html

Bewertungsverfahren, Krankenhauszertifizierungen

Es gibt eine Vielzahl von Modellen, die in Deutschland angewandt werden. Die bekanntesten sind Zertifizierungen nach der DIN EN ISO-Norm, das EFQM-Modell und das KTQ-Modell von der Deutschen Krankenhausgesellschaft (DKG). Alle drei haben gemeinsam, dass bei der Dokumentation der Krankenhausabläufe Handbücher verwendet werden. Es hat sich gezeigt, dass durch die Dokumentation der Prozesse die Mängel in Erscheinung treten und dadurch die Arbeit in einzelnen Bereichen optimiert werden kann. Neben vielen positiven Aspekten bedeutet die Einführung eines QM-Systems in der Klinik einen großen personellen und finanziellen Aufwand. Und es existiert in Deutschland zurzeit Unklarheit bezüglich der weiteren Entwicklung in diesem Bereich; die Teilnahme am Zertifizierungsverfahren in Deutschland ist zum jetzigen Zeitpunkt freiwillig.

Erfahrungen in den USA haben ergeben, dass Qualitätsmanagementsysteme, die auf strikter Kontrolle und Strafaktionen beruhen, zwar viel Daten produzieren, aber den Aufwand dafür kaum lohnen. Heute werden eher Anreize für die Implementierung von QM-Systemen in den Krankenhäusern geschaffen. Die Zertifizierungen sind in der Regel zeitlich begrenzt und müssen zur Optimierung des Verbesserungsprozesses zu einem festgesetzten Zeitpunkt erneuert werden. Viele Krankenversicherungen sowie Managed Care Organisationen fordern in den USA von den Krankenhäusern den Aufbau eines QM-Systems für eine Zusammenarbeit.

Kommerzieller Zertifizierer (mit Beispielen)
- http://www.geocities.com/~ollenschlaeger/zert.html

DIN EN ISO Zertifizierung

Die DIN-Zertifizierung anhand eines QM-Handbuches nach ISO 9000 stellt lediglich eine Bescheinigung dar, dass in der jeweiligen Klinik die geforderten Normen erfüllt sind. Im Gegensatz zu EFQM bewertet sie nicht die Gesamtqualität der angebotenen Leistungen. Zertifizierungen werden von akkredierten Einrichtungen durchgeführt.

DIN, Deutsches Institut für Normung
- http://www.din.de

ISO, International Organization for Standardization
- http://www.iso.ch

EFQM, Selbstbewertungsverfahren nach dem Modell der EFQM (European Foundation of Quality Management)

Die Bewertung beim EFQM findet ebenfalls mit Hilfe eines Handbuches statt. Die so genannten „Assessoren“ entscheiden anhand der erstellten Handbücher über die Gesamtqualität der Krankenhausleistungen. In diesem Zusammenhang spielt die Auszeichnung der EFQM der „EQA, European Quality Award“ eine wichtige Rolle.

EFQM, European Foundation of Quality Management
- http://www.efqm.org

KTQ, Kooperation für Transparenz und Qualität im Krankenhaus

Das Zertifizierungskonzept von der DKG orrentiert sich an internationalen Vorbildern, zu denen im Wesentlichen folgende zählen: Joint Commission on Accreditation of Healthcare Organisations (USA), Canadian Council on Health Services Accreditation (Kanada) sowie Australian Council on Healthcare Standards (Australien). Eine Selbstbewertung des Krankenhauses bereitet die Zertifizierung vor. Wenn das Krankenhaus an der Zertifizierung teilnimmt, werden die Ergebnisse der Selbstbewertung von „Visitoren" fremdbewertet. Unabhängige Organisationen sollen die Zertifizierung durchführen. Die vergebenen Zertifikate sind zeitlich begrenzt und müssen zu einem festgesetzten Zeitpunkt (nach drei bis fünf Jahren) erneut beantragt werden. Das KTQ-Manual kann bei der KTQ-Internetadresse unter Publikationen gegen eine Schutzgebühr bestellt werden.

Kooperation für Transparenz und Qualität im Krankenhaus
- http://www.ktq.de

Joint Commission on Accreditation of Healthcare Organisations (USA)
- http://www.jcaho.org

Canadian Council on Health Services Accreditation (Kanada)
- http://www.cchsa.ca

Australian Council on Healthcare Standards (Australien)
- http://www.achs.org.au/open/home.htm

Krankenhäuser Qualitätsmanagement-Qualitätssicherung
- http://www.medknowledge.de/krankenhaus/krankenhaus_qualitaetsmanagement.htm

12.2 Qualitätsmanagement in der Arztpraxis

Die Einführung eines Qualitätsmanagementsystems in der Arztpraxis wurde von der Gesundheitsministerkonferenz der Länder 1999 beschlossen. Die folgenden zwei Stufen sind auch für Arztpraxen vorgesehen:
1. Alle Einrichtungen dokumentieren bis zum 01. 01. 2003 in jährlichen Qualitätsberichten die Qualität ihrer Leistungen und veröffentlichen diese in geeigneter Form.
2. Alle Einrichtungen führen bis zum 01. 01. 2005 ein orientiertes Qualitätsmanagement an dem Stand der Wissenschaft und Technik ein.

Die international anerkannte Zertifizierung nach DIN EN ISO 9001 ff.1 beinhaltet folgende Elemente:
- Erstellung eines Handbuches zur schriftlichen Dokumentation der Abläufe in der Praxis, um die Schwächen bei den Prozessabläufen zu erkennen und zu verbessern.
- Ernennung eines QM-Beauftragten in der Praxis (z.B. eine Arzthelferin).
- Durchführung eines internen Audits: Überprüfung der Diagnosen und vorgenommenen Therapien, Vollständigkeit der Dokumentation, Wartezeiten usw. wird empfohlen. Die Ergebnisse sollen mit dem Praxisteam diskutiert werden.
- Bestellung eines externen Überprüfers (Zertifizierer).

- Bei Erfüllung der ISO-Kriterien wird die Zertifizierungsurkunde für eine zeitlich begrenzte Dauer ausgestellt.

Die wichtigsten Zertifikate zur Qualitätssicherung und die Kosten:
- http://www.aerzteblatt.de/v4/archiv/artikel.asp?id=29002

Internetadressen: Qualitätsmanagement für Arztpraxis:

Ärztliche Zentralstelle Qualitätssicherung (ÄZQ)
- http://www.aezq.de

Arbeitsgemeinschaft zur Förderung der Qualitätssicherung in der Medizin (AQS)
- http://www.aqs.de

Zentralinstitut für die kassenärztliche Versorgung in der Bundesrepublik Deutschland, ZI-Köln
- http://www.zi-koeln.de/zik/themen/quali/index.html

Qualitätszirkel Medizin
- http://qualitaetszirkel-medizin.de/html/links.php?op=mostpopular

Qualitätsmanagement in der Arztpraxis
- http://www.medknowledge.de/qualitaetsmanagement/qualitaetssicherung_medizin.htm

13 Disease Management

13.1 Disease Management und Case Management

Das deutsche Gesundheitswesen befindet sich in einem anhaltenden Strukturwandel. Mit dem neuen Begriff Disease Management werden wir alle im Verlauf der Zeit vertraut werden, wie es auch mit den Begriffen Qualitätssicherung, DRG, Praxisnetz und vielen anderen der Fall war. Durch die neue Reform des Risikostrukturausgleichs (RSA) soll die Mitgliedschaft der chronisch Kranken für die Krankenkassen ab 2002 wieder attraktiv werden. Die Aufnahme der Patienten mit chronischen Krankheiten in die Disease-Management-Programme seitens der Krankenversicherungen ist die Voraussetzung für die finanzielle Unterstützung durch RSA. Eine besondere Bedeutung kommt in diesem Zusammenhang der Evidence-based-Medicine zu, die durch die Kostenträger angewandt wird, um im Bereich des Disease Management die Wirksamkeit von Behandlungsverfahren zu überprüfen.

Disease Management bedeutet eher die allgemeinen wissenschaftlich abgesicherten Leitlinien für die Steuerung der Behandlung, im Unterschied dazu beinhaltet der Begriff Case Management die Steuerung des konkreten Falles.

Igke, Institut für Gesundheitsökonomie und klinische Epidemiologie der Universität Köln
Unter anderem ist das umfangreiche RSA-Gutachten (5,75 MB) hier online zugänglich.

- http://www.medizin.uni-koeln.de/kai/igmg/

Managed Care und Disease Management, Schweiz, Medpoint.ch
In den USA ist Disease Management in vielen Fällen ein Teil der Managed Care. Komponenten von Managed Care werden hier anhand einer Folienpräsentation vorgestellt.

- http://www.medpoint.ch/other/atag/tsld001.htm

Medicaid, Disease Management and Health Outcomes
Auf der Webseite werden die entsprechenden Disease-Management-Programme der US-Medicaid und deren praktische Umsetzung vorgestellt (englischsprachig).

- http://www.dmnow.org

Case-Management für Asthma Bronchiale, Demenz und Diabetes mellitus, BDA

- http://www.ifap-index.de/bda-manuale

Disease Management und Krankheiten

- http://www.medknowledge.de/qualitaetsmanagement\disease_management.htm

13.2 Managed Care

Nach den langjährigen Erfahrungen mit den DRG zur Bremsung der Kostenexplosion im Gesundheitswesen gehen die Versicherungen in den USA von einer Vergütung nach Fallpauschalen zu dem weiterreichenden System des „Managed Care" über. In Deutschland existieren schon jetzt erste Anzeichen für eine spätere Umsetzung einer integrierten Gesundheitsversorgung im Sinne von Managed Care.

Was ist neu?

Das Versicherungsrisiko wird von den Krankenversicherungen zu den Krankenhäusern verlagert. Im System „Managed Care" überweisen die Krankenkassen für jeden Versicherten einen monatlichen Fixbetrag (so genannte „Capitation"), dabei spielt es keine Rolle, ob die Patienten gesund oder krank sind. Gleichzeitig müssen die Krankenhäuser als Vertragspartner die Versorgung der Versicherten garantieren. Die Versicherten wiederum verzichten auf das Recht der freien Arztwahl und binden sich örtlich an die Health-Care-Provider (Krankenhäuser, Praxisnetze, Ärzte usw.) als Vertragspartner ihrer Versicherung.

Die Kostenträger, die in der Regel private Versicherungsgesellschaften sind, werden als Health Maintenance Organizations (HMO) oder Managed Care Organizations (MCO) bezeichnet.

Den Patienten wird der volle Versicherungsschutz nur dann garantiert, wenn sie sich im Netzwerk ihrer HMO behandeln lassen. Für elektive Leistungen, die außerhalb des Netzwerkes von einem anderen Health-Care-Provider vollbracht wurden, übernimmt die HMO die Kosten nur teilweise oder gar nicht. Bei Notfällen muss die Klinik oder Notaufnahme außerhalb des Netzwerkes die Genehmigung zur Behandlung und dadurch eine Zahlungsgarantie von den 24-stündigen Hotlines der HMO einholen. Ansonsten besteht die Gefahr, dass die HMO die Krankenhausrechnung nach erfolgter Behandlung nicht zurückerstatten. Im Gegenzug zahlen die Versicherten weniger für ihre Mitgliedschaft.

Dabei geht es um eine integrierte Patientenversorgung, bei der ambulante und stationäre Versorgung stark miteinander verzahnt werden.

Qualitätssicherung bei Managed Care

Das Disease und Case Management und die Evidence-based-Medicine sind Bestandteile der Managed-Care-Programme. Um die Qualität der Gesundheitsversorgung weiterhin für weite Teile der Bevölkerung auch unter Managed-Care-Bedingungen aufrechtzuerhalten, wurden verstärkt Therapieleitlinien angewandt. Auch für Patienten sind verständliche, vereinfachte Leitlinien auf EBM-Basis entwickelt und über elektronische Medien zugänglich gemacht worden.

Managed-Care-Ansatzpunkte zur Kostenreduktion:

- **Verlagerung der Operationen in den ambulanten Bereich,**
- **Verstärkung der teilstationären Versorgung durch Belegärzte,**
- **Krankenhaus als Gesundheitszentrum im Rahmen der integrativen Versorgung mit Praxisnetzen, Psychologen, Physiotherapeuten und Pflege- und Reha-Einrichtungen,**
- **Einbindung der Krankenhausambulanzen in die prä- und poststationäre Patientenversorgung,**
- **Reduktion der durchschnittlichen stationären Verweildauer,**
- **Zweitmeinung vor Krankenhausaufnahme,**
- **Zweitmeinung vor Operationen und vor invasiver Diagnostik,**
- **Zugangsbeschränkungen zum Spezialisten und zur Notaufnahme,**
- **rechtzeitige Verlegung vom Krankenhaus in die geeigneten Reha- und Pflegeeinrichtungen,**
- **Verweildauerreduktion durch festgelegte Behandlungspfade (Case Management),**
- **Einsatz von Telemedizin und Teleradiologie zur Kosteneinsparung (keine doppelten Röntgenbilder, Telekonsile),**
- **verstärkter Einsatz von EDV bei der Krankenhausdokumentation zur Effizienzsteigerung.**

Folgen

Verweildauer. Die Managed-Care-Programme führten zu einer weiteren Reduzierung der Krankenhausverweildauer mit zum Teil sehr frühen Entlassungen der Patienten aus den Kliniken.

Integrative Versorgung. Managed Care hat die Integration der ambulanten und stationären Einrichtungen beschleunigt, so dass die Patienten aus einer Hand versorgt werden. Die Zusammenarbeit der medizinischen und nichtmedizinischen Spezialisten (Ärzte, Psychologen, Physiotherapeuten, Pfleger und Ernährungswissenschaftler) wurde verbessert.

Zunahme der ambulanten Behandlungen. Verlagerung von stationären zu ambulanten operativen Behandlungen.

Fokussierung auf Prävention, Rehabilitation und Senkung der Risikofaktoren. Mehr Investitionen für die Gesundheitsvorsorge auch seitens der Leistungserbringer wurden getätigt, weil unter Managed-Care-Bedingungen langfristig nur mit gesunden Versicherten wirtschaftlich profitabel gearbeitet werden kann.

Versicherungsangebote. Die Krankenkassen bieten inzwischen mehr Modelle mit Zusatztarifen und Eigenbeteiligung an.

Wettbewerb. Durch Offenlegung der Daten der Krankenhäuser (Fallzahlen, Spezialisierung usw.) wurde die Konkurrenz unter den Kliniken verschärft.

Kosten. Durch die Umstellung auf Managed Care stiegen die Verwaltungskosten in den entsprechenden US-Zentren auf 20–30% des Gesamtbudgets an. Langfristig werden jedoch erhebliche Kosteneinsparungen erwartet.

Auf der anderen Seite traten finanzielle Härten auf, da die Patienten und Ärzte ihre Rechte gegenüber der HMO nach der jetzigen Rechtslage extrem schwierig durchsetzen können. Die HMO ist nicht verpflichtet, für die Behandlungsfehler zu haften, die durch die Verweigerung der Kostenübernahme entstanden ist.

Internetadressen

Verschiedene Managed-Care-Modelle in den USA
- http://www.mednet.de/daten/usareise.htm

MEDLINE Plus Managed Care recent research Articles
- http://www.nlm.nih.gov/medlineplus/managedcare.html

Medscape Managed Care Overview
- http://managedcare.medscape.com/home/topics/managedcare/managedcare.html

Managed Care Magazine
- http://www.managedcaremag.com

Managed Care und Disease Management Folienpräsentation Schweiz, Medpoint.ch
- http://www.medpoint.ch/other/atag/tsld001.htm

14 Diagnose Related Groups im Internet

14.1 DRG im Internet

Mydrg, Foren

Lebhaftes Diskussionsforum für Diagnose Related Groups (DRG). Informationen und wichtige Links zum AEP-Verfahren (standardisiertes Verfahren zur Prüfung der Notwendigkeit von Krankenhausbehandlungen seitens des Medizinischen Dienstes der Krankenkassen).

- http://www.mydrg.de

G-DRG, Website der Selbstverwaltung

Aktuelle Informationen über DRG, Zu- und Abschläge, allgemeine und spezifische Kodierrichtlinien für die DRG, Kalkulationshandbuch und mehr.

- http://www.g-drg.de

DKG, aktuelle Berichte über DRG und Vergütungssysteme

Auf der Website „Krankenhausfinanzierung" der Deutschen Krankenhausgesellschaft (DGK) finden Sie die aktuellen Berichte über die DRG, wie die neuen Entgelte, Fallpauschalen und die Umstellung auf die neue Version der ICD-10.

- http://www.dkgev.de/1_fin.htm

DRG online

Umfassende Informationen über die DRG: News, Forum, DRG-Zeitplan, Hintergründe, DRG-Ländersysteme und mehr.

- http://www.drgonline.de

Forum zur DRG-Adaption in Deutschland

Forum des Wissenschaftlichen Instituts der AOK (WIdO).

- http://www.wido.de/Krankenhaus/drg/DRGAdaption/index.html

ICD-10 und OPS

DIMDI: ICD-10 Homepage

Reichhaltiges Info-Angebot zur ICD-Klassifizierung. Unter anderem ist die Rubrik „Häufige Fragen" (FAQ) sehr interessant.

- http://www.dimdi.de/germ/klassi/icd10/fr-icd10.htm

Medizininformatik Universität München

Das Institut für Medizinische Informationsverarbeitung der Ludwig-Maximilians-Universität München bietet Suchmöglichkeiten mit komfortablen Suchmasken zu den aktuellen und alten Versionen der ICD-10, OPS-Versionen, Fallpauschale und Sonderentgelten.

- http://icd.web.med.uni-muenchen.de

Quellen, Kodiersoftware

Dr. Josef Ingenerf vom Institut für Medizinische Informatik der Medizinischen Universität Lübeck liefert auf seiner Website „Med. Terminology“ Informationen zu den Hauptquellen für die Klassifikationen, weitere Quellen für verschiedene Fachrichtungen, Kodiersoftware und weiterführende Links.

- http://www.medinf.mu-luebeck.de/~ingenerf/terminology/term-icd-national.html

Klassifikationen für die Arztpraxis, ZI-Köln

Unter anderem die häufigsten 50 ICD-Diagnosen für Fachgruppen.

- http://www.zi-koeln.de/zik/themen/klass/index.html

DRG-Übersicht

- http://www.medknowledge.de/qualitaetsmanagement/drg_diagnosis_related_groups.htm

14.2 Grouper

DrGrouper, Web Edition

Der Webgrouper von der Stabstelle Medizincontrolling/DRG-Research-Group der Universität Münster auf der Grundlage des australischen Groupers „DrGroup“ von Visasys (http://www.visasys.com.au) berücksichtigt alle ICD- bzw. OPS-Kodes. Ein PKKS-Rechner zur Ermittlung der Patientenschweregradstufe ist ebenfalls vorhanden.

- http://drg.uni-muenster.de/de/webgroup/m.webgroup.php4

3 M-online-Grouping

Auf der Website von „dr. ruffing it gmbh“ und des Deutschen Ärzte-Verlages GmbH können Sie mit einem Grouper von 3 M für alle Fachgebiete arbeiten.

- http://www.gr-drg.de/groupm.htm

ID Diacos

Die Grouper-Software der Firma ID Diacos (Gesellschaft für Information und Dokumentation im Gesundheitswesen) in Berlin kann als Demo-Version für begrenzte Zeit bestellt und im Krankenhaus ausprobiert werden. Eine Online-Grouping-Funktion ist auf der Homepage nach der Registrierung auch vorhanden.

- http://www.id-berlin-online.de

KODIP-DRG-Scout

Kodip ist ein bekannter Anbieter für DRG-Grouper. Auf der Homepage ist eine Web-Kodierung mit Thesaurus ebenfalls möglich.

- http://www.kodip.de

Quellen, Kodiersoftware

Dr. Josef Ingenerf vom Institut für Medizinische Informatik der Medizinischen Universität Lübeck liefert auf seiner Website „Med. Terminology" Informationen zu Hauptquellen für die Klassifikationen, weitere Quellen für verschiedene Fachrichtungen, Kodiersoftware und weiterführende Links.

- http://www.medinf.mu-luebeck.de/~ingenerf/terminology/term-icd-national.html

14.3 DRG-Einführung am Krankenhaus ohne KIS

Die DRG-Einführung in einer Klinik steht und fällt mit der bestehenden Datenverarbeitung. Ein Krankenhaus-Information-System (KIS) kann die Prozesse für die DRG-Dokumentation zwischen den Stationen, der Krankenverwaltung und den Kassen erheblich erleichtern.

Allerdings sind nicht alle Krankenhäuser in Deutschland mit KIS ausgerüstet. Die Integration eines KIS im laufenden Betrieb einer Klinik kann unter Umständen sehr lange dauern.

Das Internet bietet auch für Krankenhäuser ohne KIS Möglichkeiten, die die teilweise noch fehlende EDV-Strukturen zeitweise ersetzen können. Das beste Beispiel dafür sind die bereits erwähnten Online-Grouper.

Papierbasierte und elektronische Dokumentation für DRG

DrGrouper – medizinische Basisdokumentation, Medizincontrolling der Universität Münster

Am Universitätsklinikum Münster wurde ein Formular zur papierbasierten Zwischendokumentation entwickelt. Darüber hinaus gibt es als Zwischenlösung bis zur Online-Dokumentation ein Access-Programm, das die Unterstützung zur Dokumentation im Computer anbietet. Diese kann man unter der direkten Einbindung eines Diagnosen- bzw. Prozedurenthesaurus vornehmen und das Formular dann ausdrucken. Das Programm enthält auch Schnittstellen zu ID-Diacos und Visasys.

- http://drg.uni-muenster.de/de/webgroup/drgroupge/m.drgroupge.php

Vorbereitung zur Einführung des DRG-Abrechnungssystems an einem Krankenhaus der Regelversorgung

In diesem Bericht der chirurgischen Abteilung von dem Städtischen Krankenhaus Dresden-Neustadt wird die DRG-Einführung auf der Grundlage einer papierbasierten Dokumentation ohne KIS geschildert. Dafür wird ein Schnelltrennsatzformular gemäß §301 SGBV verwendet, das von Beginn des stationären Aufenthaltes an die Patienten bei allen diagnostischen und therapeutischen Maßnahmen begleitet. Damit wird die Grundforderung, Diagnosen und Therapien dort zu kodieren und zu erfassen, wo sie „entstehen", realisiert. Eine zusammenfassende Dokumentation der für die DRG relevanten Daten für die Patientenverwaltung erfolgt bei Entlassung des Patienten durch die Ärzte der jeweiligen Station unter Aufsicht des Stationsarztes. Parallel werden alle Behandlungsdaten der entlassenen Patienten in einer separaten Datenbank erfasst, um zeitnahe statistische Auswertungen vornehmen zu können. Dafür wird eine im Internet erhältliche Datenbank mit PKKS-Funktion (http://www.access-med.de) verwendet.

- http://www.slaek.de/aebl/2001/06/pdf/0601_275.pdf

Clinical Pathways–Behandlungspfade

Clinical Pathways geben den Vorgang für die Diagnose und Therapie häufiger Krankheiten vor. Da in den Ländern mit DRG-System die durchschnittliche Krankenhausverweildauer gesenkt wurde, sind Clinical Pathways entwickelt worden, um auf der einen Seite die Qualität der Versorgung weiterhin zu gewährleisten und auf der anderen Seite den Behandlungsprozess zu straffen.

Es wird davon ausgegangen, dass ca. zwei Drittel aller Krankenhausleistungen für Aufnahme, Behandlung und Entlassung standardisierbar sind. Dadurch wird die Abbildung der Kosten für bestimmte Krankheiten möglich.

Clinical Pathways können anhand der Daten über häufige DRG und der Verweildauer pro DRG in der eigenen Abteilung auch an die eigene Bedürfnisse angepasst werden.

Erste Schritte bei der Einführung der Clinical Pathways (Voelker et al. 2001)

- Feststellung der zehn häufigsten und teuersten Diagnosen,
- Darstellung der aktuellen Abläufe und Prozesse bei der Aufnahme, Behandlung und Entlassung der Patienten,
- Aufdeckung von Fehlern und Schwächen mit Auswirkungen auf die Krankenhausverweildauer und Kosten bei dem jetzigen Zustand,
- Bildung einer Arbeitsgruppe mit Vertretern aus den betroffenen Bereichen (Ärzte, Pflege, Funktionsabteilung),
- Erarbeitung von Behandlungspfaden,
- regelmäßige Treffen mit Überprüfung und Anpassung der Behandlungspfade,
- Integration der Behandlungspfade in den Fortbildungen der Klinik.

Internetadressen

Behandlungspfade als Basis für Qualitätsmanagement und Kostenermittlung

Einführung von Prof. Conen aus der Schweiz in das Thema anhand von Folien.

- http://www.medpoint.ch/other/conen_referat.pdf

MIPP, Schweiz

Die Spitäler im Schweizer Kanton Aarau bieten modellintegrierte Patientenpfade. Leider werden auf der Webseite wenig Infos zum Thema gegeben, stattdessen wird auf das Dienstleistungspaket hingewiesen.

- http://www.mipp.ch

CIAP, Clinical Information Access Programm, Australien

- http://www.clininfo.health.nsw.gov.au

15 Fachgebiete

15.1 Second Opinion Expertenrat

Aufgrund der unendlichen Fülle und Kompexität der Medizin, kann es sehr hilfreich sein, bei schwierigen Fragestellungen Experten- oder Kollegenrat (Second Opinion) einzuholen.

Multimedica

Bei dem kostenpflichtigen Online-Dienst für Ärzte werden im Forum „Expertenrat" einzelne Fachbereiche von Spezialisten betreut. Sie können Ihre Fragen an den Experten stellen und bekommen in der Regel in 2-7 Tagen eine Antwort. Mitunter können auch lebhafte Diskussionen entstehen. Das zweite Forum „Kollegenrat" von Multimedica wird nicht von Experten begleitet, hier können Sie mit anderen ärztlichen Kollegen Erfahrungen austauschen.

- http://www.multimedica.de

Medknowledge – Zweitmeinung

Bei Medknowledge werden Expertenforen für verschiedene Fachgebiete – von Arneimittel-Info-Dienst, Augenheilkundeforum, Diabetes, erektile Dysfunktion, Hämostaseologie, Infektiologie bis Psychiatrie – aufgelistet. Die meisten gezeigten Expertenforen sind kostenfrei und nur für Fachkreise zugänglich.

- http://www.medknowledge.de/zweitmeinung/zweitmeinung_medizin.htm

Mailbase Diskussionsforen weltweit

Bei Mailbase.uk finden Sie über 2000 verschiedene Diskussionsforen. Die medizinischen Foren sind unter der Rubrik Health zu finden.

- http://www.mailbase.ac.uk

15.2 Allergologie

DAAB

Deutscher Allergie- und Asthmabund. Ein Expertenteam beantwortet Fragen und gibt außerdem Asthmaschulungen und ausführliche Informationen.

- http://www.daab.de

Allergie-Infodienst

Die Datenbank für allergologische Fragestellungen mit Stoffbeschreibungen der einzelnen Allergene.

- http://www.allergie-infodienst.de

Klinik und Poliklinik für Dermatologie und Allergologie der Universität München

Beantwortung der Fragen zu Hauterkrankungen und Allergien von Experten, Informationen über Fortbildungsveranstaltungen und Kongresse der Klinik.

- http://www.derma-allergie.med.tu-muenchen.de

EBM Asthmaguidelines von BMJ

- http://www.bmj.com/asthma/ast01.htm

Bencard

Viele Informationen um das Thema Allergie, separater Zugang für Fachkreise.

- http://www.bencard.de

15.3 Allgemeinmedizin

Forum für Allgemein- und innere Medizin

- http://www.medizin-forum.de/frames/frallgem.htm

BDA

Der Berufsverband deutscher Allgemeinmediziner (BDA) informiert Patienten, Mitglieder und Interessierte. Zugang zu der Fachzeitschrift „Hausarzt".

- http://www.hausarzt-bda.de

Universität Heidelberg, Sektion Allgemeinmedizin

- http://www.rzuser.uni-heidelberg.de/~cn6

15.4 Anästhesiologie und Notfallmedizin

Anästhesiologie & Intensivmedizin

„Anästhesiologie & Intensivmedizin" ist die offizielle Zeitschrift des BDA (Berufsverband Deutscher Anästhesisten) und der DAAF (Deutsche Akademie für Anästhesiologische Fortbildung).

- http://www.blackwell.de/ai.htm

DGAI

Deutsche Gesellschaft für Anästhesiologie und Intensivmedizin.

- http://www.mcn-nuernberg.de/dgai/index.htm

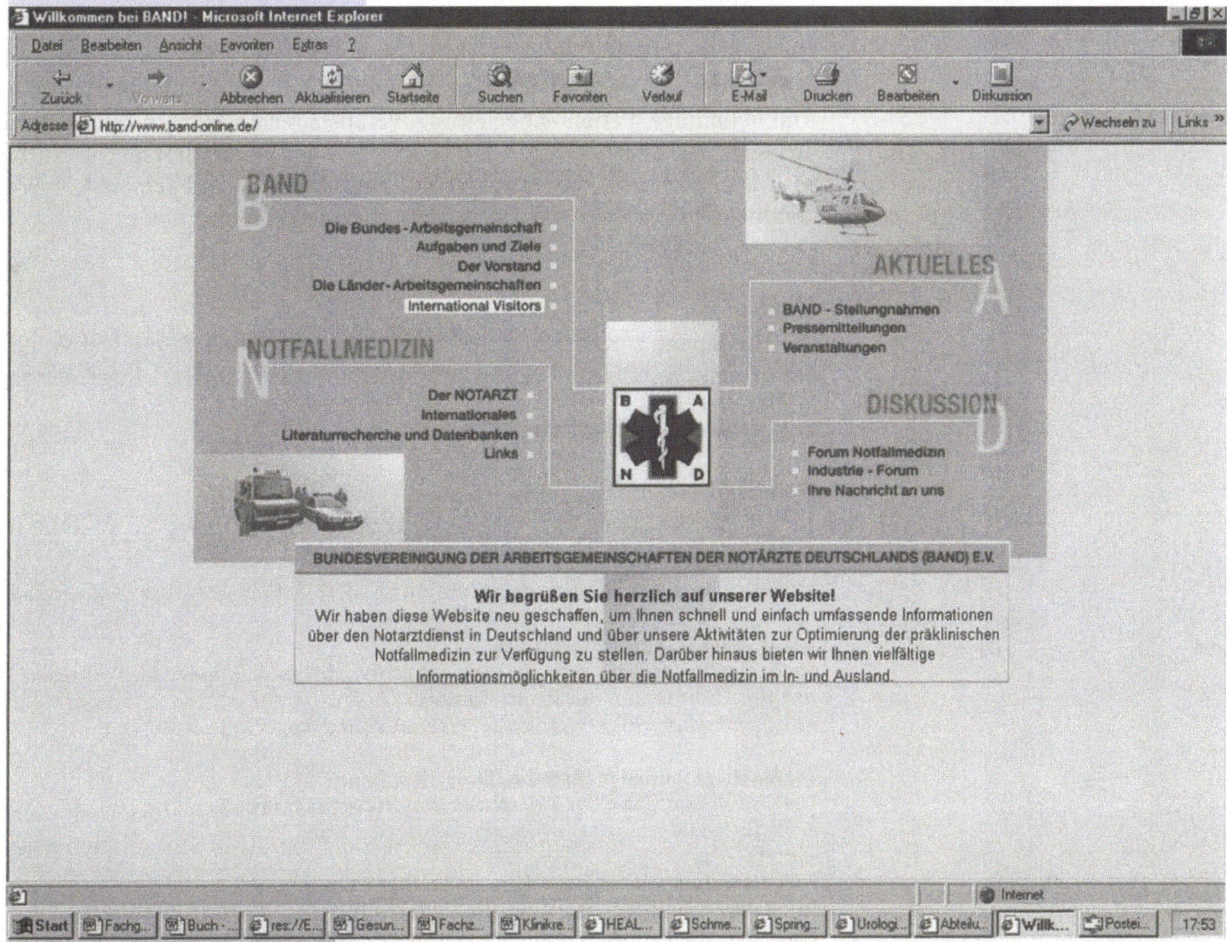

Abb. 15.1. BAND

BAND e.V.

Die Bundesvereinigung der Arbeitsgemeinschaften der Notärzte Deutschlands. Informationen über den Notarztdienst in Deutschland, fachspezifische Linksammlung, Diskussionsforum, Adressen, Termine (Abb. 15.1).

- http://www.band-online.de

Notfälle im Notarzt- und Rettungswagen, ANR

Arbeitskreis für Notfallmedizin der Ludwig-Maximilian-Universität München erläutert ausführlich die Symptome und Behandlung der Notfälle: Online-Notfallkurse, Notfall-EKG, Intubation bei HWS-Verletzungen, Leitlinien für Schlaganfallmanagement, instabile Angina pectoris und mehr.

- http://www.anr.de/anr_online/anrhome.html

Virtuelles Museum der Anästhesie, Bergmannsheil-Universität Bochum

Eine Online-Dokumentation über die Geschichte der Anästhesie, von Ätherflaschen bis Narkosegeräte und Masken.

- http://www.anaesthesia.de/museum

Notarztbörse

Die Notarztbörse vermittelt qualifizierte Ärzte für Veranstaltungen und Aufgaben aller Art: Notarztvertretung, Betreuung von Großveranstaltungen, Ambulanzflüge, Patientenbegleitung. Veranstalter und Organisationen melden sich per Internet, Fax oder Telefon bei der Notarztbörse. Die Anfrage wird umgehend an die entsprechend qualifizierten und regional in Frage kommenden Ärzte aus der Notarztbörse weitergegeben.

- http://www.notarzt-boerse.de

Der Notarzt

Die Homepage zur Fachzeitschrift, Herausgabe von der Bundesvereinigung der Arbeitsgemeinschaft Notärzte Deutschlands e.V. (BAND). Informationen und Abstracts.

- http://www.notarzt-boerse.de

Der Notarzt

Die Homepage zur Fachzeitschrift, Herausgabe von der Bundesvereinigung der Arbeitsgemeinschaft Notärzte Deutschlands e.V. (BAND). Informationen und Abstracts.

- http://www.thieme.de/notarzt

Intensivmedizin und Notfallmedizin

Fachzeitschrift vom Springer-Verlag. Archiv, Abstracts, Zugang zu Volltexten nur für Abonnenten der Print-Version.

- http://link.springer.de/link/service/journals/00390/index.htm

The American Journal for Anesthesiology

Die Online-Ausgabe der Zeitschrift (englischsprachig).

- http://www.amjanesthesiology.com/index.htm

Patienteninformationen zu Narkose, Universität Bonn

Infos über Vollnarkose oder Regionalanästhesie, Bluttransfusionen, Zeit nach der Operation, ambulante Narkosen, postoperative Schmerztherapie, Ablauf einer Narkose in Bildern.

- http://www.meb.uni-bonn.de/institute/kliansint/patient/patient.htm

Verschiedene Aspekte bei der Narkose, Universität München

Neben allgemeinen Informationen zur Narkose werden über spezifische Themen, wie Anästhesie in der Geburtshilfe, Kinderanästhesie oder Angst und Narkose informiert.

- http://www.anaesth.med.tu-muenchen.de/patinfo.html

15.5 Arbeits- und Sozialmedizin

DGAUM online

Die Deutsche Gesellschaft für Arbeitsmedizin und Umweltmedizin e. V. (DGAUM) informiert über ihre Struktur, Aufgaben und Arbeit. Darüber hinaus finden Sie eine Liste der arbeitsmedizinischen Institute und Akademien an deutschen Hochschulen sowie die Leitlinien der Arbeitsmedizin (in Zusammenarbeit mit der AWMF erstellt), einen Kongresskalender und aktuelle Mitteilungen und Links. Die Gesellschaft wurde 1962 gegründet. Ihr gehören heute ca. 1000 auf dem Gebiet der Arbeitsmedizin und Umweltmedizin tätige

Ärztinnen und Ärzte an. Die DGAUM arbeitet auf wissenschaftlicher Basis eng mit dem Verband Deutscher Betriebs- und Werksärzte e.V. – Berufsverband Deutscher Arbeitsmediziner – zusammen.

- http://www-dgaum.med.uni-rostock.de/index.html

Hauptverband der gewerblichen Berufsgenossenschaften (HVBG)
Der HVBG bietet auf seinen Seiten eine ausführliche Linkliste über Themen im Bereich der Arbeitsmedizin.

- http://www.hvbg.de

BKK: Arbeit und Gesundheit
Die Abteilung Gesundheit des BKK-Bundesverbandes informiert über Konzepte, Verfahren und Instrumente zur Prävention arbeitsbedingter Gesundheitsgefahren und zur betrieblichen Gesundheitsförderung.

- http://www.bkk.de/gesundheit/arbeit_und_gesundheit

KarLA, Katalog repräsentativer Lärm- und Vibrationsdaten am Arbeitsplatz
Die neue Online-Datenbank vom Brandenburger Landesinstitut für Arbeitsschutz und Arbeitsmedizin (LIAA) in Potsdam enthält einen Katalog von Lärm- und Vibrationsdaten und stellt Immissions- und Emissionswerte zur Verfügung.

- http://www.liaa.de

Monitorarbeitsplatz

Die Augen tragen bei der Arbeit am Monitor die Hauptverantwortung, die allerdings zur Belastung wird, wenn nicht für die jeweils optimalen Sehbedingungen gesorgt wird. Das gilt besonders für die Arbeit am Bildschirm.

Universitätsaugenklinik Gießen
Die Universitätsaugenklinik Gießen berät, wie der ideale Bildschirmarbeitsplatz aussieht, und was man selbst verbessern kann, z.B. durch ganz einfache Verbesserungen der Lichtverhältnisse. Außerdem bietet die Augenklinik einen **Selbsttest** zur groben Überprüfung Ihrer Sehschärfe, den Sie vor Ihrem Monitor durchführen können (Abb. 15.2).

- http://www.med.uni-giessen.de/infoweb/institut/index.html

EU-Bildschirmarbeitsverordnung
Die Größe des Monitors muss der auszuführenden Arbeit angepasst sein. Für Textverarbeitung sollte er mindestens eine Diagonale von 15 Zoll, besser 17 Zoll haben. Für andere Tätigkeiten (besonders im Graphik-, CAD- und DTP-Bereich) ist ein größerer Monitor notwendig. Das Bild darf auf dem Monitor nicht flimmern. Empfohlen wird deshalb eine Bildwiederholfrequenz von mehr als 85 Hertz, vorgeschrieben sind 73 Hertz.

- http://www.animabit.de/comptips/BildscharbV.htm

Ergonomie

Wenn Sie sich mit Ergonomie, dem richtigen Stuhl und der richtigen Haltung beim Sitzen usw. beschäftigen, bieten **Ergo online** und **Ergonomie Netzwerk** ausführliche Informationen.

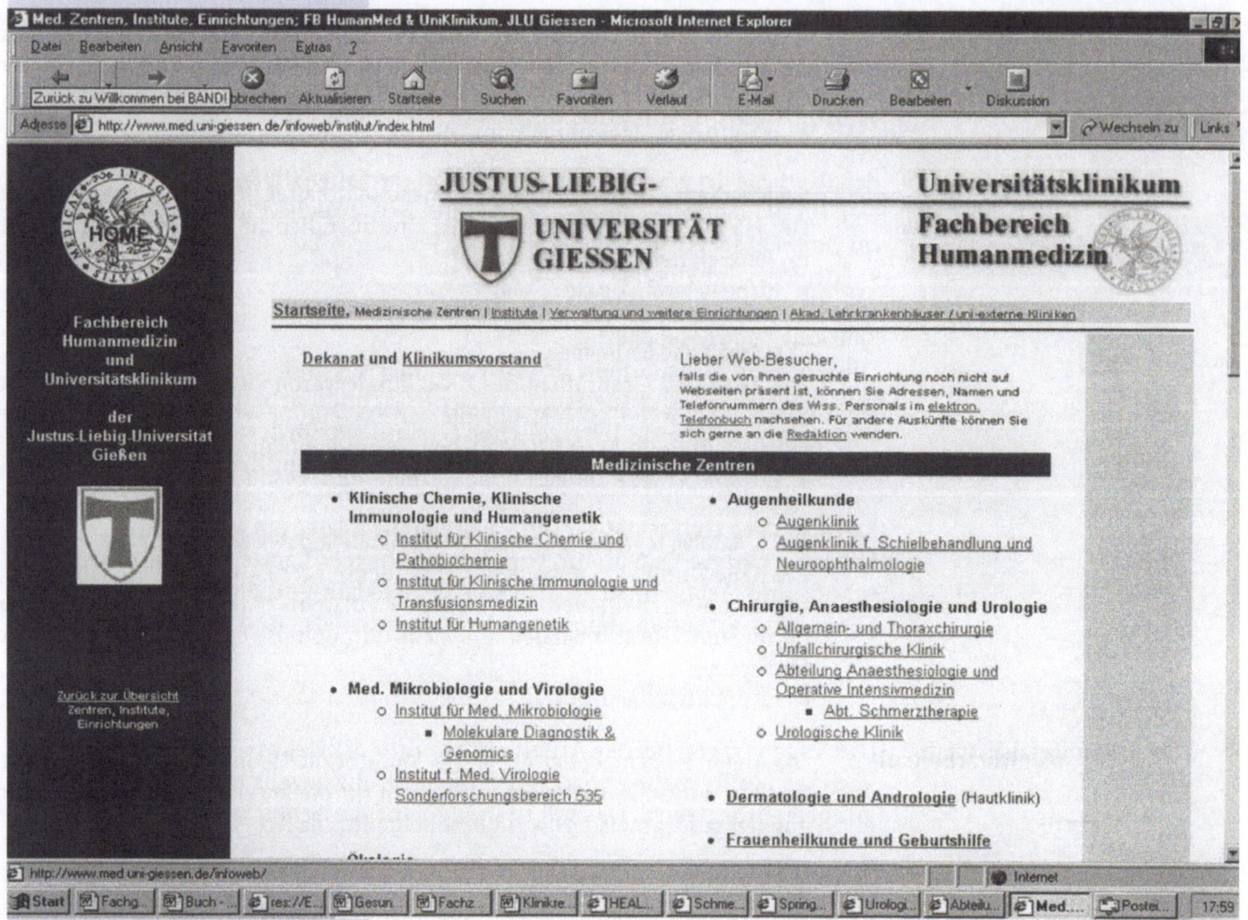

Abb. 15.2. Universitäts-Augenklinik Gießen

Ergo online
Schwerpunkt Bildschirmarbeitsplatz.
- http://www.sozialnetz-hessen.de/ergo-online

Ergonomie Netzwerk
Neueste Forschungsergebnisse.
- http://www.ergonetz.de

Arbeitschutz online NRW
- http://www.komnet.nrw.de

15.6 Augenheilkunde

Universitätsaugenklinik Gießen

Man kann die Gießener nicht hoch genug loben, ihre Seite bietet fast alles zum Thema Augenheilkunde, einschließlich einen Sehtest.

- http://www.med.uni-giessen.de/augen

Online Journal of Ophthalmology

Sehr reichhaltiges Angebot: Nachrichten, Diskussionsforen, Kongresstermine, Online-Fortbildung und mehr. In deutscher und in englischer Sprache abrufbar.

- http://www.onjoph.com

Uniklinik Mainz

Augenarzt- und Augenkliniksuche, Bilddatenbanken, Patienteninformationen, Linksammlung. Insgesamt sehr empfehlenswert.

- http://www.uni-mainz.de/fb/medizin/augenklinik/o_links/index.html

Berufsverband der Augenärzte

Der Berufsverband der Augenärzte Deutschlands e.V. informiert Sie hier über Wissenswertes und Interessantes rund um das Auge. Externe Links.

- http://www.augeninfo.de

Deutsche Ophthalmologische Gesellschaft

Neben zahlreichen Informationen für den Fachbereich Informationen zu einzelnen Krankheitsbildern.

- http://www.dog.org/patient.html

Augenspezial, life2see

Das Portal für die Augenheilkunde mit Infos zu Augenkrankheiten, Sehen, Kontaktlinsen, Untersuchungen, Operationen und mehr. Patientenforen ergänzen das Angebot.

- http://augenspezial.de

Augenheilkunde im Internet, Universität Graz

Informationen über augenärztliche Notfälle – z.B. Verätzungen, akute Sehverschlechterung, Doppelbilder bis akute Lidveränderungen, sowie über Untersuchungsmethoden, Tests und Therapie.

- http://www.kfunigraz.ac.at/augwww/ahk_site/ahk_index.html

Ophthalmologische Nachrichten

Erfahrungesaustausch, aktuelle Nachrichten, Links, Adressen und Termine. Suchmaschine für den Fachbereich Augenheilkunde.

- http://www.ool.de

15.7 Chirurgie

Zentrum für Herzchirurgie Erlangen-Nürnberg
Links zu den deutschen und internationalen Herzzentren.
- http://www.herzchirurgie.med.uni-erlangen.de/navigation/w10a_de.htm

Berufsverband der deutschen Chirurgen (BDC)
Einige der Rubriken, in denen Sie Wissenswertes erwartet: Last News, Termine, Marktplatz, Zettelkasten, Offizielles, EMB & GOÄ, Allgemeines. Ein besonderes Feature ist die Assistententauschbörse: „Assistententausch – Gewinn für alle“: Der BDC bietet damit allen interessierten Kolleginnen und Kollegen die Möglichkeit, durch befristeten Stellentausch ihre Facharztweiterbildung zu vervollständigen. Ideal ist dieser Service natürlich für Kollegen an Krankenhäusern der Grund- und Regelversorgung mit begrenzter Weiterbildungsbefugnis. Hier fehlt nicht selten die Weiterbildungsmöglichkeit ganzer Schwerpunkte. Aber auch Kollegen an großen Häusern können von einem befristeten Stellentausch profitieren, zum Beispiel zum Sammeln klinischer und operativer Erfahrungen in einer ungeteilten chirurgischen Abteilung. In anderen europäischen Ländern (z.B. Schweiz) ist die Arbeit an einem „kleinen Haus“ integraler Bestandteil der Facharztausbildung.
- http://www.bdc.de

Operationen A-Z, DieOP.de
Informationen als Text, Graphiken und OP-Videos. Diskussionsforen für verschiedene chirurgische Fachrichtungen ergänzen das Webangebot.
- http://www.dieop.de

Bauchchirurgie
Patienteninformationen zu einzelnen Krankheiten und chirurgische Therapiemöglichkeiten.
- http://www.medizin.fu-berlin.de/chi/patinfo/bauchchirurgie.htm

Deutsche Gesellschaft für Wundbehandlung
Informationen über die Gesellschaft sowie Zugang zur „Zeitschrift für Wundbehandlung“. Die Mitglieder des Fachbeirates können per E-Mail konsultiert werden, Termine und Aktuelles runden das Ganze ab.
- http://www.dgfw.de

Klinikmanual Chirurgie
Das Klinikmanual Chirurgie der TU München ist einfach gegliedert und bietet Informationen vor allem über die viszerale und endokrine Chirurgie.
- http://nt1.chir.med.tu-muenchen.de/manual/index.htm

15.8 Plastisch-ästhetische Chirurgie

Vereinigung der Deutschen Plastischen Chirurgen und Deutsche Gesellschaft für plastisch-ästhetische Chirurgie
Verschiedene Bereiche für rekonstruktive Chirurgie, Handchirurgie, ästhetische Chirurgie und Verbrennungschirurgie. Arzt- und Kliniksuche, Informationen über folgende Maßnahmen und deren Kosten: Liposuktion (Absaugen überschüssiger Fettzellen), Demolipektomie (Straffung von Bauch, Oberschenkel oder Oberarm), Brustverkleinerung und Bruststraffung, Brustvergrößerung, Facelifting, Lidplastik (Korrektur der Ober- und Unterlider), Ohrplastik (Korrektur abstehender Ohren), Rhinoplastik (Korrektur der Nasenform).

- http://www.plastische-chirurgie.de

Deutsche Gesellschaft für Plastische und Wiederherstellungschirurgie (DGPW)
Mit Kongresskalender, Informationen, Journal der DGPW, Datenbank zur Spezialistensuche.

- http://www.dgpw.de

Verschiedene Therapieformen, Yavivo
Von Bauchdeckenstraffung, Brustoperation bis Haartransplantation und Nasenkorrektur.

- http://www.yavivo.de/verfahren/pac/index.html

Plastische- und Wiederherstellungschirurgie, Klinikum rechts der Isar München
Informationen zu folgenden Themen: Fettabsaugung und Brustvergrößerung. Auskünfte zum Replantationsdienst.

- http://www.plastchir.med.tu-muenchen.de

Universitätsklinik für Plastische Chirurgie, Hand- und Verbrennungschirurgie RWTH Aachen
Infos über die dort angebotenen Operationen.

- http://www.rwth-aachen.de/vc

Medführer Ästhetische und Plastische Chirurgie für Deutschland und Österreich

- http://www.schoenheits-kliniken.de

Cosmetic Surgery Center Mayo Clinic, Procedures and Surgical Options

- http://www.mayo.edu/mcs/medical_specialties/cosmetic_surgery_center/procedures_and_surgical_options

15.9 Dermatologie

Dermatologie-Online-Atlas
Dermatologiedatenbank mit Referenzfotos der Universität Erlangen.

- http://www.dermis.net/bilddb/index_d.htm

Dermatologie.de

Der Online-Dienst ist die geschlossene Informationsplattform für Dermatologen und bietet neben Nachrichten, aktuellen Kongressberichten, dem Quiz und einem Nutzerforum auch die aktuellen Inhalte der Zeitschriften „Der Deutsche Dermatologe“ und „hautnah dermatologie“. Dermatologie von A-Z informiert aus der Praxis für die Praxis über Diagnostik und Therapie – von Akne bis Zoster. Bei der Rubrik Berufsverband gibt es Informationen über Berufs- und Honorarpolitik, Praxismarketing und Auskünfte des Berufverbandes der Deutschen Dermatologen sowie seiner Landesverbände.

- http://www.multimedica.de/public/fachportal/derma/index.html

Dermatologische Nachrichten

Online-Dienst für Dermatologen: Informationen, Artikel, Kongresse, Links und Adressen über das Fachgebiet. Suchmaschine zur Recherche der dermatologischen Begriffe.

- http://www.derma-online.de

Dermatologische Onkologie

Die Seiten der Arbeitsgemeinschaft Dermatologische Onkologie (ADO) geben sehr detaillierte Informationen zur Therapie verschiedener dermatologischer Krebsformen.

- http://www.dkfz-heidelberg.de/ado

Berufsverband Dermatologen

- http://www.derminform.de

15.10 Endokrinologie

Netzwerk Endokrinologie und Stoffwechsel – Ein Projekt der Universität Erlangen-Nürnberg

Vielfältige Links, Ressourcen und Kontaktmöglichkeiten – zu Arbeitskreisen, praktizierenden Endokrinologen und Selbsthilfeorganisationen. Außerdem Patienteninformationen und der ICD-10 für Endokrinologie, Stoffwechsel und Ernährung (Abb. 15.3).

- http://www.uni-erlangen.de/med1/04_forschung/endokrinologie.html

Andrologie-Kompendium

Ein Praxishandbuch des Arbeitskreises Andrologie der Deutschen Gesellschaft für Urologie (AKA).

- http://www.med.uni-giessen.de/aka/andro

Deutsche Gesellschaft für Endokrinologie

- http://www.endokrinologie.net

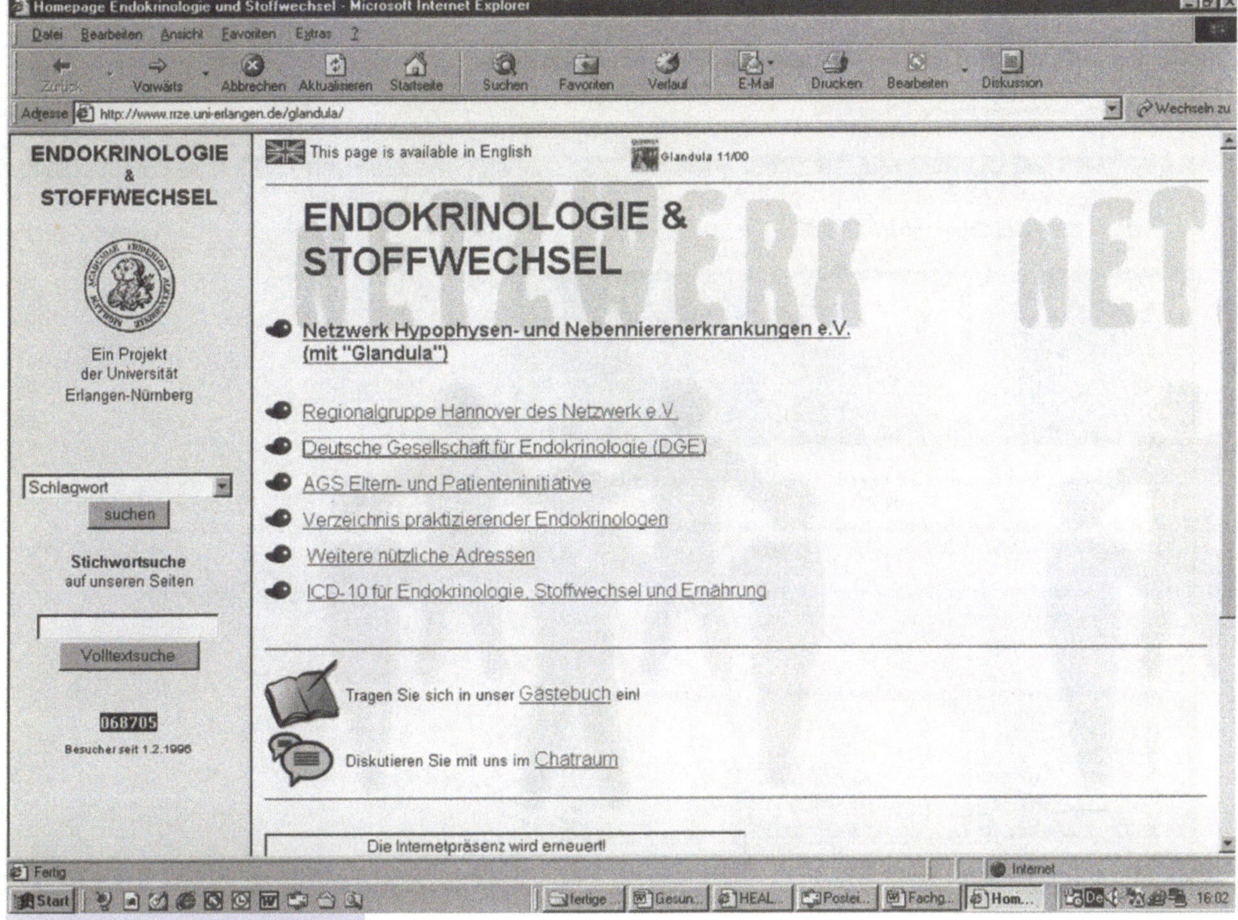

Abb. 15.3. Netzwerk Endokrinologie

15.11 Gastroenterologie

Leitlinien

Leitlinien der Deutschen Gesellschaft für Verdauungs- und Stoffwechselkrankheiten

- http://www.uni-duesseldorf.de/www/awmf/ll/ll_iverd.htm

Medizinische Hochschule Hannover

Abteilung Gastroenterologie und Hepatologie, umfangreiche Linksammlung über Gastroenterologie.

- http://www.mh-hannover.de/institut/gastro/gastro.htm

DCCV e.V. online

Deutsche Morbus-Crohn- und Colitis-ulcerosa-Vereinigung für Menschen, die an Morbus Crohn oder Colitis ulcerosa erkrankt sind.

- http://www.dccv.de/home/home.htm

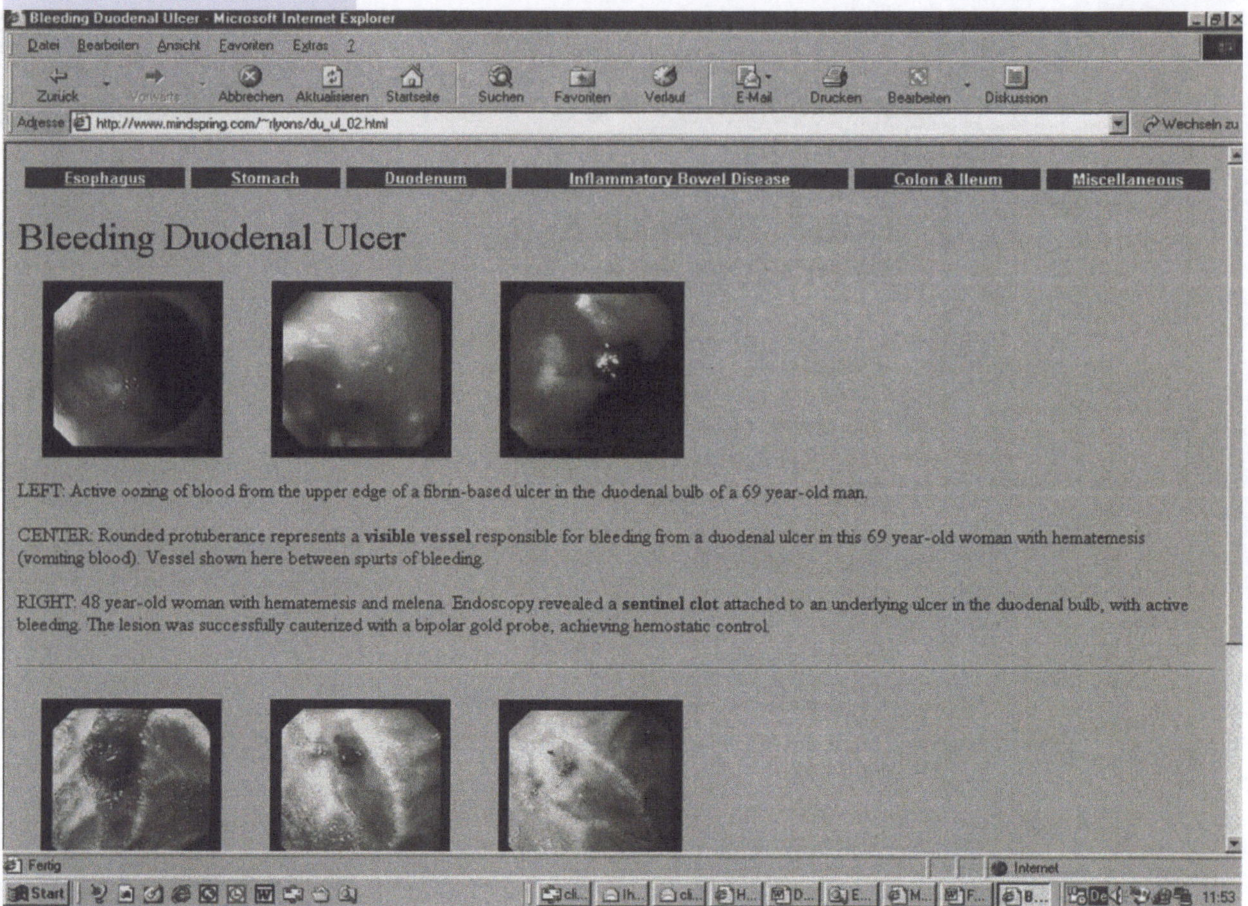

Abb. 15.4.
Bildatlas Endoskopie

Spezifische Krankheitsbilder des Magen-Darm-Traktes

Der Gesundheitsserver von Knoll informiert über spezifische Krankheitsbilder – von Fehlbildungen des Magens bis hin zu Anal- und Rektumprolaps.

- http://www.gesundheits-web.de/magen-darm2/9-1-6-0-0-0.htm

Dysphagie online

Informationen und Ansprechpartner für Ärzte und Patienten mit Schluckbeschwerden.

- http://www.dysphagiaonline.com

Gastro Trainer

Ein Angebot der Medical Tribune aus der Schweiz. Gastro Trainer ist ein interaktives Fortbildungsmodul zur Gastrologie. Zurzeit gibt es die Themen „Refluxkrankheit" und „Helicobacter pylori" .

- http://www.medical-tribune.ch/gastro/index3.html

Endoskopischer Bildatlas
Englischsprachiger, gastroenterologischer Endoskopieatlas, nach den Abschnitten des Verdauungstraktes geordnet (Abb. 15.4).

- http://www.mindspring.com/~dmmmd/atlas_1.html

Gastroenterology
Das offizielle Publikationsorgan der American Gastroenterological Association (englischsprachig).

- http://www.gastrojournal.org

15.12 Gynäkologie

gyn.de
Sehr ausführliche Linkliste, Informationen zum Fachgebiet Gynäkologie/Frauenheilkunde, Diskussionsforen, eine Börse für medizinische Geräte und Praxiseinrichtungen.

- http://www.gyn.de

Mammakarzinom
Diese Website von Novartis für geschlossene Fachkreise bietet Informationen zu Diagnostik, Therapie und neuen Entwicklungen im Bereich Mammakarzinom und Unterstützung bei einem ganzheitlichen Disease Management.

- http://www.mammakarzinom.de

Gynäkologische Nachrichten online
Artikel, Links, Termine und Adressen zum Fachgebiet Gynäkologie.

- http://www.gyn.net

Arbeitsgemeinschaft gynäkologische und geburtshilfliche Endoskopie e.V.
Die endoskopischen Untersuchungsmethoden Laparoskopie und Hysteroskopie werden mit Abbildungen vorgestellt.

- http://www.agendoskopie.de/info.html

Beratungsstelle für Schwangerschaftsfragen und Familienplanung

- http://www.schwanger.telebus.de

Schwangerschaft und Geburt
Hier finden Sie alle wichtigen Informationen über Schwangerschaft und Geburt (Abb. 15.5).

- http://www.medicine-worldwide.de/sexualitaet_fortpflanzung/geburt/index.html

Berufsverband der Frauenärzte e.V
Linksammlung über Gynäkologie, Informationen über Aktivitäten.

- http://www.bvf.de

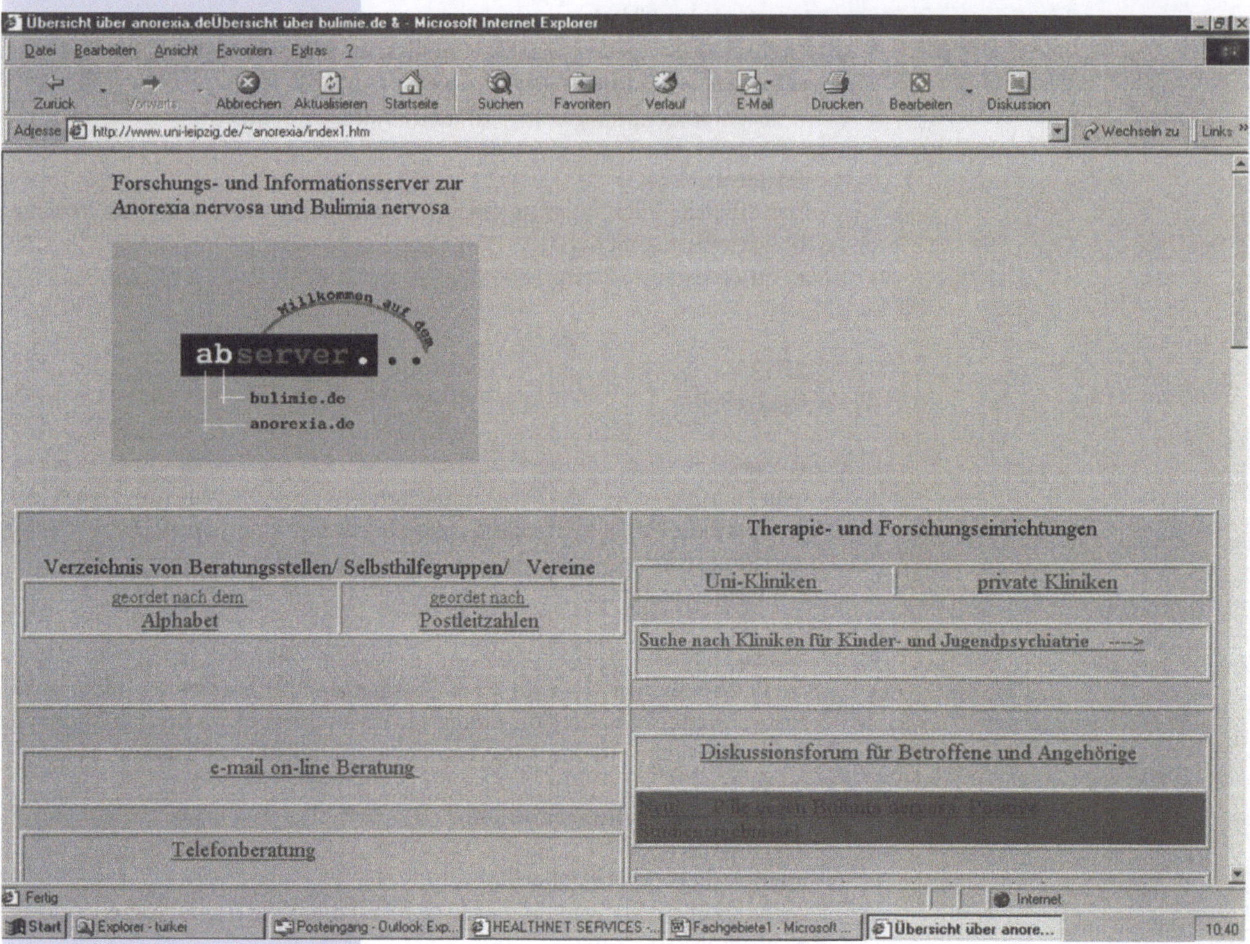

Abb. 15.5.
Schwangerschaft und Geburt

15.13 Hämatologie

Kompetenznetz Leukämie

Das Netzwerk umfasst alle größeren Studiengruppen in Deutschland, die sich zurzeit mit Leukämie (CML, AML, ALL, MDS, bcr-abl-negative CMPE) in der Forschung und in der Verbesserung der Versorgung befassen. Förderung durch das Bundesministerium für Bildung, Forschung, Wissenschaft und Technologie.

- http://www.kompetenznetz-leukaemie.de

Hämatologie-Atlas

„HemoSurf" von der Universität Bern gibt Lernenden die Möglichkeit, anhand von über 2000 Bildern von Blut- und Knochenmarkausstrichen die morphologische Hämatologie zu lernen.

- http://www.aum.iawf.unibe.ch/vlz/bwl/hemosurf/data

Deutsche Leukämiehilfe

Bundesverband der Selbsthilfeorganisationen zur Unterstützung von Erwachsenen mit Leukämien und Lymphomen e.V. Sehr nützliche Links von Tumorzentren, niedergelassenen Onkologen bis zu Registern für Knochenmark- und Stammzelltransplantation, insgesamt empfehlenswert.

- http://www.leukaemie-hilfe.de

DKMS Deutsche Knochenmarkspenderdatei

Die DKMS Deutsche Knochenmarkspenderdatei gemeinnützige Gesellschaft besitzt die größte Einzeldatei weltweit. Links über das Thema Knochenmarkspende. Angebot auch in türkischer und englischer Sprache.

- http://www.dkms.de

15.14 HNO-Heilkunde

Online-Consilium

Das Online-Consilium ist ein Forum zur Kommunikation mit ärztlichen und naturwissenschaftlichen Mitarbeitern der HNO-Universitätsklinik Heidelberg und mit anderen externen Diskussionsteilnehmern. Es wird die Möglichkeit geboten, Fragen aus dem Gebiet der gesamten HNO-Heilkunde und der Kopf- und Halschirurgie an das Team zu richten.

- http://www.hyg.uni-heidelberg.de/hno/consilium/consilium.htm

Gutes Hören

Das Informationszentrum für gutes Hören ist eine Beratungsstelle für Fragen der Schwerhörigkeit. Der Verband der schweizerischen Hörmittelbranche AKUSTIKA ist der Träger des Informationszentrums.

- http://www.akustika.ch

Deutsche Gesellschaft für Phoniatrie und Pädaudiologie

Aktuelle wissenschaftliche Entwicklungen und Veranstaltungen der Gesellschaft. Patienten und Eltern hör-, sprach- oder stimmgestörter Kinder finden verständlich formulierte Informationen zu wichtigen Krankheitsbildern aus dem medizinischen Fachgebiet Phoniatrie und Pädaudiologie.

- http://www.dgpp.de

Deutsche Gesellschaft zur Förderung der Gehörlosen und Schwerhörigen

Informationen über Gehörlosigkeit und Schwerhörigkeit.

- http://www.selbsthilfe-online.de/bv/dg/index.html

Tinnitus-Liga

Die Selbsthilfeorganisation bietet Informationen, Links und eine Mailingliste über Tinnitus, Hörsturz und Morbus Menière an (Abb. 15.6).

- http://www.tinnitus-liga.de

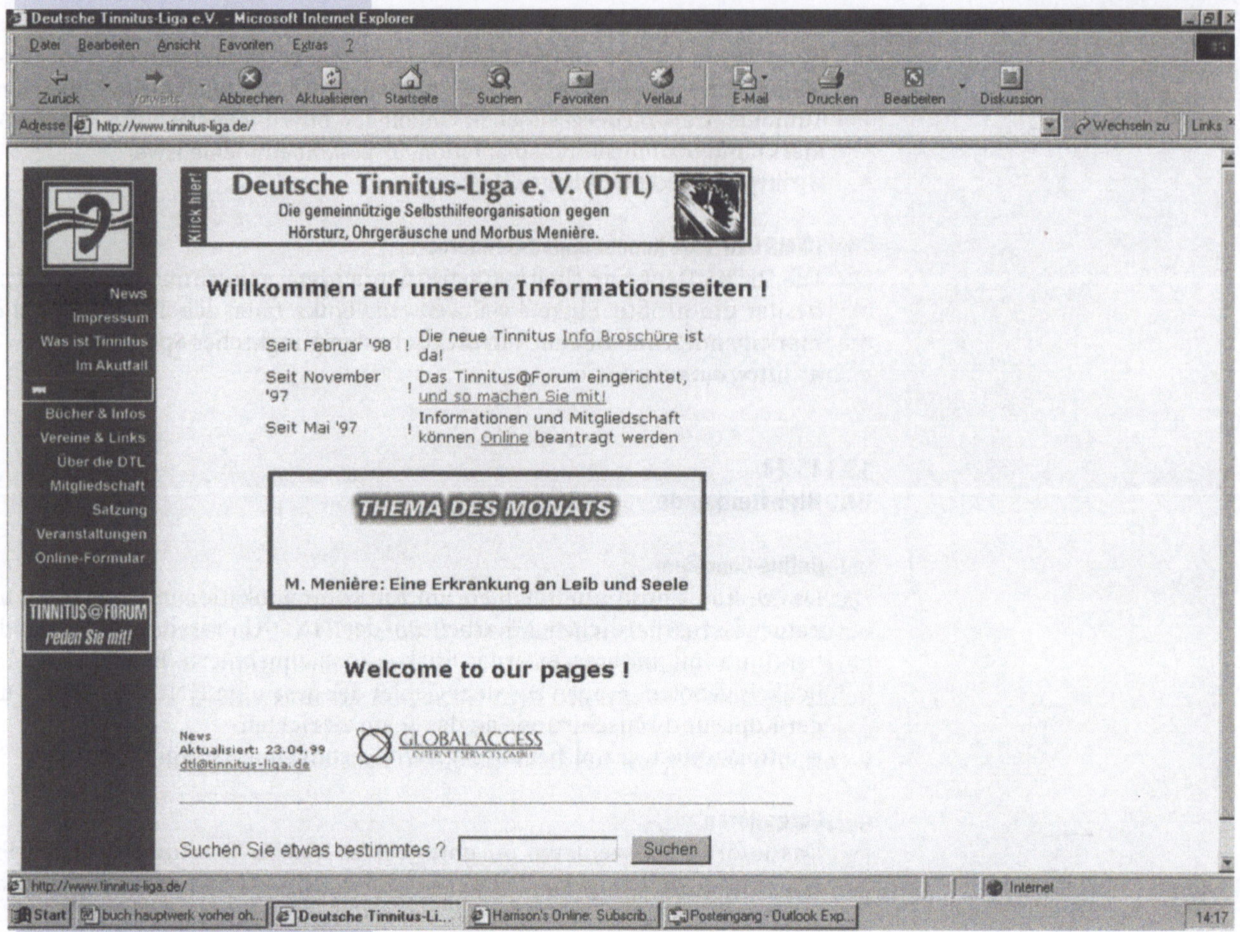

Abb. 15.6.
Tinnitus-Liga

Hyperbare Sauerstofftherapie

Alles über die hyperbare Sauerstofftherapie in der „Druckkammer": Informationen, Zentren, Anerkennung bei Krankenkassen.

- http://home.t-online.de/home/habeo/habeo.htm

Laryngo-Rhino-Otologie

Das Fachzeitschrift der Deutschen und der Österreichischen Gesellschaft für Hals-Nasen-Ohrenheilkunde vom Thieme-Verlag. Abstracts, teilweise auch Volltextversionen, Kongresskalender.

- http://www.thieme.de/lary

HNO

Auch wenn die Internetadresse ein wenig lang ist, ist die Online-Ausgabe der monatlichen Zeitschrift aus dem Springer-Verlag mit den Abstracts und teilweise Volltexten als PDF-Datei und sonstigen Informationen aus dem Umfeld der HNO-Heilkunde empfehlenswert.

- http://www.link.springer.de/link/service/journals/00106/index.htm

Ear, Nose and Throat Journal ENT
Zugang zu den Abstracts (englischsprachig).
- http://www.entjournal.com

15.15 Infektiologie und Reisemedizin

RKI (Robert-Koch-Institut, Berlin)
Umfassende Informationen über Impfempfehlungen, Infektionskrankheiten, inklusive Infektionsepidemiologie und Epidemiologie nicht übertragbarer Krankheiten.
- http://www.rki.de

Bernhard-Nocht-Institut für Tropenmedizin Universität Hamburg
Insgesamt sehr ausführliche Informationen über Tropenmedizin. Reisemedizinische Beratung. Seiten für die Zentraldiagnostik können Sie ausdrucken und als Einsendeschein mit den Patientenangaben versehen (Abb. 15.7).
- http://www.bni.uni-hamburg.de

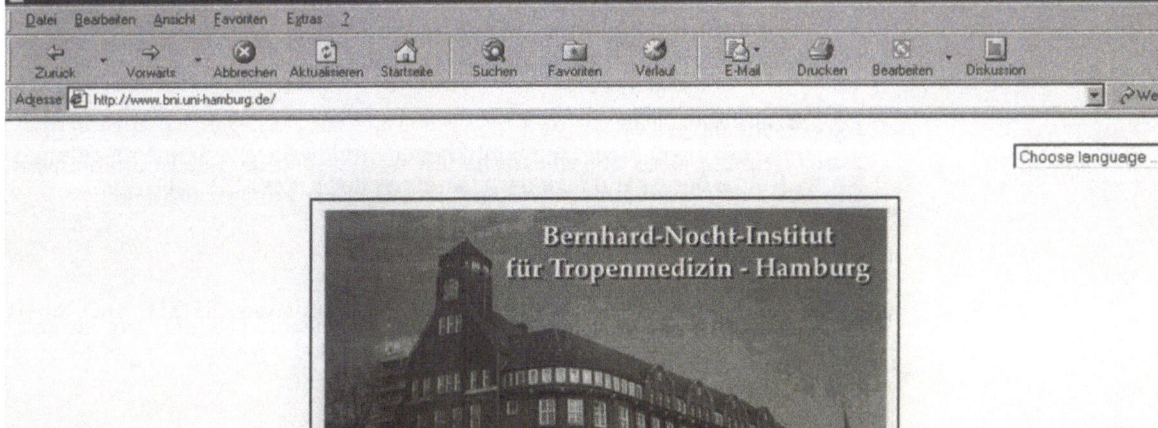

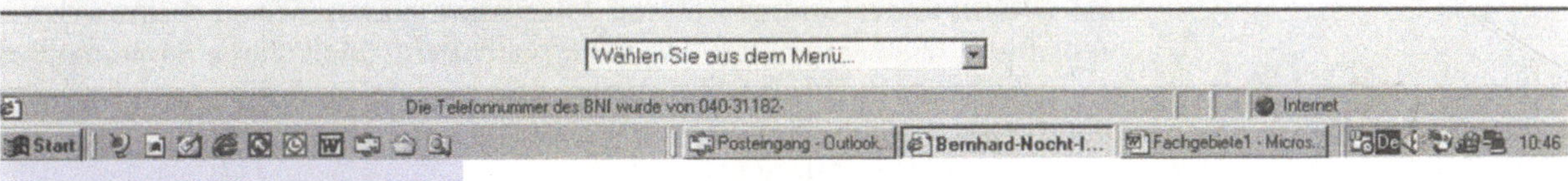

Abb. 15.7.
Bernard-Nocht-Institut

Reisemedizin Universität München

Reisemedizinischer Info-Service des Tropeninstituts der Universität München. Aktuelle und umfangreiche Informationen nach Land und nach Krankheiten geordnet; viele Links. Empfehlenswert.

- http://www.fit-for-travel.de

Reisemedizin aktuell

Umfassende Datenbank zum Thema Gesundheitsvorsorge und Impfprophylaxe vor und während Geschäfts- oder Urlaubsreisen: etwaige Einreisebestimmungen und -empfehlungen, ein Lexikon für (tropische) Krankheiten sowie generelle Tipps.

- http://www.die-reisemedizin.de

Centrum für Reisemedizin

Informationen zu Klima, Impfvorsorge und Gesundheitsrisiken verschiedener Urlaubsländer.

- http://www.crm.de

Health Topics A-Z der CDC

Die Seite wird von der US-Behörde Centers for Disease Control and Prevention (CDC) angeboten. Ausführliche Informationen zu den wichtigsten Infektionskrankheiten und Präventivmaßnahmen (englischsprachig).

- http://www.cdc.gov/health/diseases.htm

Travel Health Online

Informationen über Reisekrankheiten und weltweite Impfempfehlungen. Die Auskünfte kann man nach Ländern oder Krankheiten abfragen.

- http://www.tripprep.com

STIKO

Impfempfehlungen der Ständigen Impfkommission (STIKO) am Robert-Koch-Institut.

- http://www.rki.de/gesund/stiko/stiko.htm

FluNet

FluNet ist das geographische Influenzainformationssystem der WHO. Eine Auflistung der Impfstoffhersteller wird ebenfalls auf der Homepage zur Verfügung gestellt (englischsprachig).

- http://oms2.b3e.jussieu.fr/flunet

Experten beraten online

Das „Consilium infectorium" ermöglicht Ärzten bei offenen Fragen und Problemen im Gesamtgebiet der Infektiologie den direkten Zugriff auf den Ratschlag von Experten aus Pädiatrie, Infektiologie, Mikrobiologie und der HNO-Heilkunde. Kinderärzte und Allgemeinmediziner können ihre Fragen schriftlich, telefonisch (0800 / 1136464) oder per E-Mail über ein interaktives Kontaktformular einreichen und erhalten eine individuelle Antwort eines der Experten. Die interessantesten und aktuellsten dieser Stellungnahmen werden veröffentlicht.

- http://www.infectopharm.de

Antibiotikum

Antibiotikaübersicht von der Firma Hexal zur Therapie bakterieller Infektionen bei Erwachsenen, nur für Fachkreise. Die Angaben orientieren sich an den aktuellen Empfehlungen einer Expertenkommission der PEG für Chemotherapie e.V.

- http://www.antibiotikum.de

Resistenzsituation bei bakteriellen Krankheitserregern

Ergebnisse der Resistenztestung am Universitätsklinikum Leipzig (Abb. 15.8).

- http://www.uni-leipzig.de/~mikrob

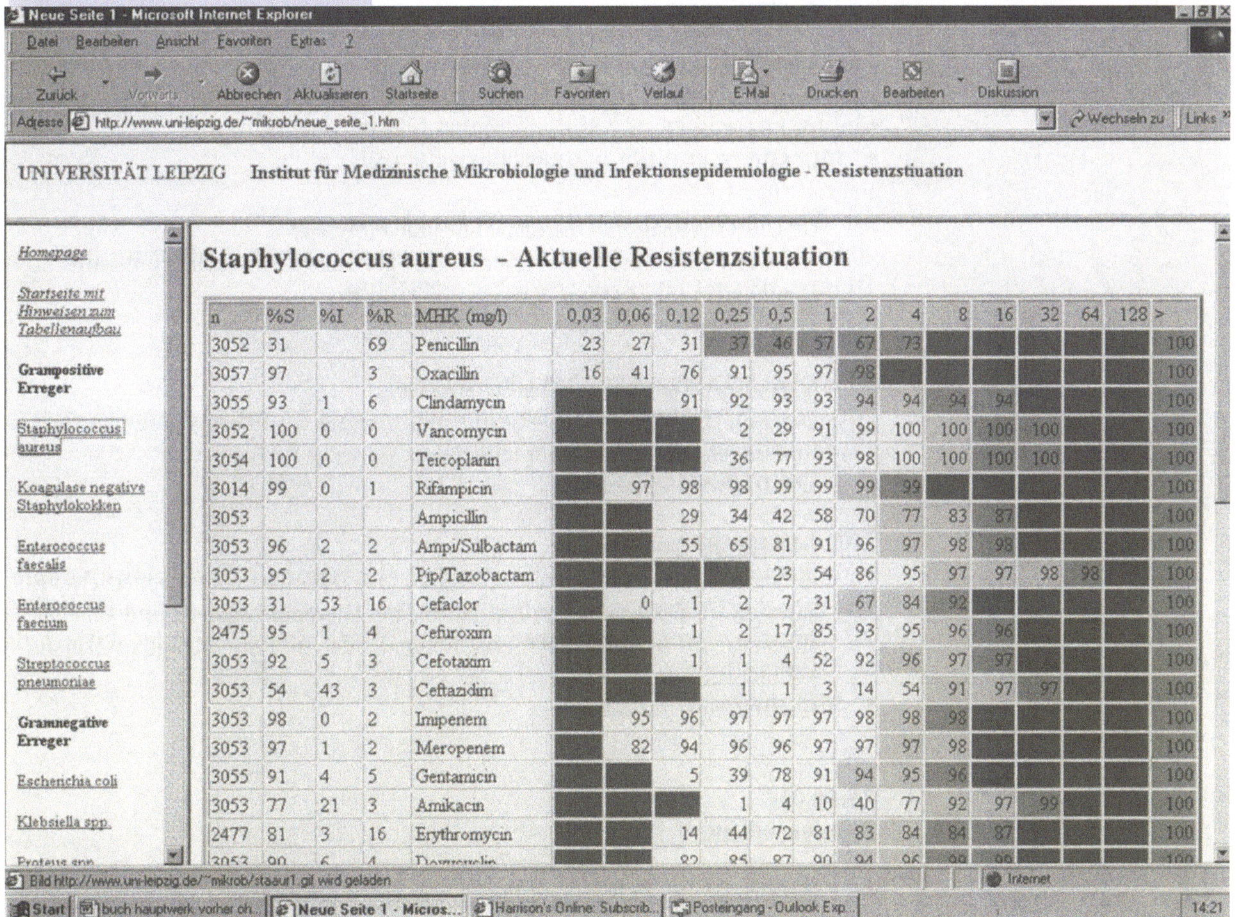

UNIVERSITÄT LEIPZIG Institut für Medizinische Mikrobiologie und Infektionsepidemiologie - Resistenzsituation

Homepage

Startseite mit Hinweisen zum Tabellenaufbau

Grampositive Erreger

Staphylococcus aureus

Koagulase negative Staphylokokken

Enterococcus faecalis

Enterococcus faecium

Streptococcus pneumoniae

Gramnegative Erreger

Escherichia coli

Klebsiella spp.

Staphylococcus aureus - Aktuelle Resistenzsituation

n	%S	%I	%R	MHK (mg/l)	0,03	0,06	0,12	0,25	0,5	1	2	4	8	16	32	64	128	>
3052	31		69	Penicillin	23	27	31	37	46	57	67	73						100
3057	97		3	Oxacillin	16	41	76	91	95	97	98							100
3055	93	1	6	Clindamycin			91	92	93	93	94	94	94	94				100
3052	100	0	0	Vancomycin				2	29	91	99	100	100	100	100			100
3054	100	0	0	Teicoplanin				36	77	93	98	100	100	100	100			100
3014	99	0	1	Rifampicin		97	98	98	99	99	99	99						100
3053				Ampicillin			29	34	42	58	70	77	83	87				100
3053	96	2	2	Ampi/Sulbactam			55	65	81	91	96	97	98	98				100
3053	95	2	2	Pip/Tazobactam					23	54	86	95	97	97	98	98		100
3053	31	53	16	Cefaclor		0	1	2	7	31	67	84	92					100
2475	95	1	4	Cefuroxim			1	2	17	85	93	95	96	96				100
3053	92	5	3	Cefotaxim			1	1	4	52	92	96	97	97				100
3053	54	43	3	Ceftazidim				1	1	3	14	54	91	97	97			100
3053	98	0	2	Imipenem		95	96	97	97	97	98	98	98					100
3053	97	1	2	Meropenem		82	94	96	96	97	97	97	98					100
3055	91	4	5	Gentamicin			5	39	78	91	94	95	96					100
3053	77	21	3	Amikacin				1	4	10	40	77	92	97	99			100
2477	81	3	16	Erythromycin			14	44	72	81	83	84	84	87				100

Abb. 15.8. Resistenzsituation bei bakteriellen Krankheitserregern

Deutsche Aidshilfe

Informationen, Aidswörterbuch, AIDSFINDER zur Infosuche, regionale Beratungsstellen und mehr.

- http://www.aidshilfe.de

AIDSLINE
NLM-Datenbank.
- htpp://sis.nlm.nih.gov/hiv/hivmain.html

Deutsche Gesellschaft für Infektiologie
Informationen über die eigenen Aktivitäten, Symposien- und Kongresskalender.
- http://www.dgi.mwn.de

Antimicrobial Agents and Chemotherapy
Fachorgan der amerikanischen Gesellschaft für Mikrobiologie. Abstracts und teilweise auch die Volltextversionen erhältlich.
- http://aac.asm.org

All the Virology
Wichtige Websites über Virologie, eine Sammlung von Virusbildern sowie Online-Kurse über verwandte Themen (englischsprachig).
- http://www.virology.net/garryfavweb.html

Consilium Mycologicum, Expertenrat für Pilzerkrankungen
Auf der Patientenseite Expertenrat. Im geschlossenen Fachforum Infos zu Diagnostik und Therapie, sowie zur Forschung.
- http://www.consmyc.de

Antibiotika bei pneumologischen Erkrankungen
Das Unternehmen Aventis Pharma bietet Ärzten im Internet eine Plattform für Lungen- und Bronchialinfektionen.
- http://www.consmyc.de

Zeitschrift für Chemotherapie
Informationen für Ärzte und Apotheker zur rationalen Infektionstherapie. Tabellen zur Dosierung von Antibiotika bei Niereninsuffizienz und Tabellen zu relevanten Arzneimittelinteraktionen. Leider sind nur wenige Artikel als Volltext verfügbar.
- http://www.zct-berlin.de

15.16 Innere Medizin

Siehe auch die Rubriken Endokrinologie, Gastroenterologie, Kardiologie und Nephrologie.

BDI
Der Berufsverband der Internisten Deutschlands. Zugang zu der Online-Ausgabe der Fachzeitschrift „Internist" und weitere Zeitschriften unter der Rubrik Publikationen.
- http://www.bdi.de

Der Internist

Die Online-Ausgabe der bekannten Zeitschrift für innere Medizin. Abstracts aus der aktuellen Ausgabe und aus dem Archiv. Dem registrierten Benutzer sind die Volltexte als PDF-Datei erhältlich.

Der Internist

Die Online-Ausgabe der bekannten Zeitschrift für innere Medizin. Abstracts aus der aktuellen Ausgabe und aus dem Archiv. Dem registrierten Benutzer sind die Volltexte als PDF-Datei erhältlich.

- http://link.springer.de/link/service/journals/00108/index.htm

Annals of Internal Medicine

Homepage zum Publikationsorgan von American College of Physicians-American Society of Internal Medicine (ACP-ASIM). Viele Abstracts und Volltextartikel (englischsprachig).

- http://www.annals.org/issues/current/toc.html

15.17 Kardiologie

Indikationscenter Kardiologie

Informationen und sorgfältig zusammengestellte Links zum Thema Kardiologie/Herzkrankheiten, zusammengestellt von der Firma Knoll Deutschland.

- http://www.knoll-deutschland.de/knoll/html/d/ikcenter/kardio/index.htm

Med1

Leitlinien, Fallbeispiele, klinisches und pathologisches Bildmaterial, Links. Umfassende Informationen zu kardiologischen Krankheitsbildern. Empfehlenswert.

- http://www.med1.de/experten/fachrichtungen/innere/kardiologie

Deutsche Gesellschaft für Kardiologie (DGK)

Die DGK informiert über die eigene Aktivitäten, Arbeitsgruppen, Preise und Stipendien.

- http://www.dgkardio.de

European Society of Cardiology

Fachinformationen für die Kardiologen mit Schwerpunkt auf den neuesten Forschungsergebnissen, Links und Terminkalender.

- http://www.escardio.org

Bundesverband Niedergelassener Kardiologen

Aktuelle kardiologische Inhalte, Zugang zur Zeitschrift „Herz".

- http://www.bnk.de

Deutsche Herzstiftung

Informationen über Seminare, Selbsthilfegruppen und Patientenorganisationen (Abb. 15.9)

- http://www.herzstiftung.de

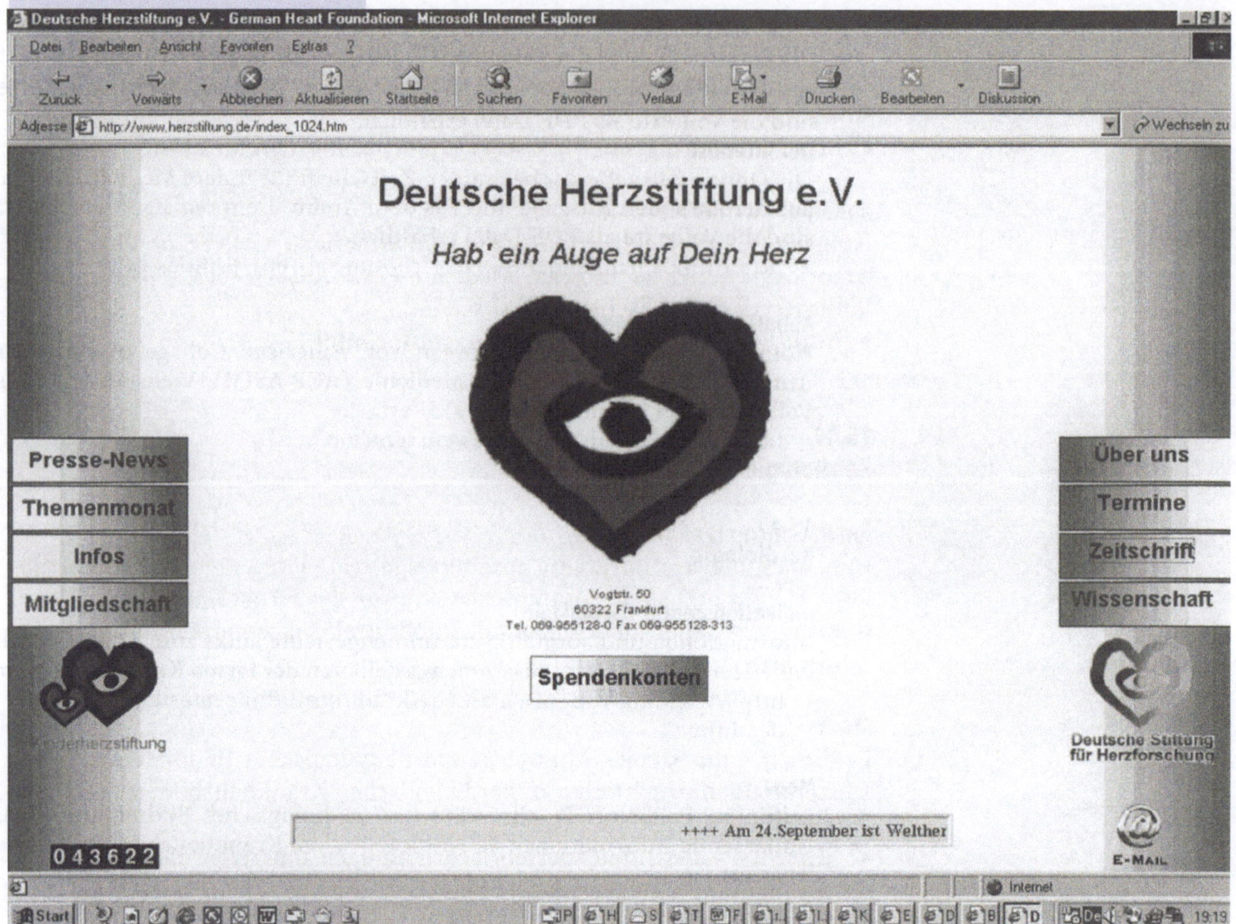

Abb. 15.9. Deutsche Herzstiftung

Zeitschrift für Kardiologie

Organ der Deutschen Gesellschaft für Kardiologie – Herz- und Kreislaufforschung e.V. (DGK) und der Sektion Kardiologie im Berufsverband Deutscher Internisten e.V. Abstracts; Volltextartikel nach Registrierung als PDF-Datei erhältlich. Herausgegeben vom Springer-Verlag.

- http://www.link.springer.de/link/service/journals/00392/index.htm

Cardiology Today

Nach kostenfreier Registrierung Zugang zu den Ausgaben (englischsprachig).

- http://www.slackinc.com/general/cardio/cardhome.htm

Heart

Die bekannte kardiologische Fachzeitschrift der BMJ (British Medical Journals). Wie üblich sind die Abstracts kostenlos – Volltexte für Abonnenten erhältlich (englischsprachig).

- http://heart.bmjjournals.com

Journal of the American College of Cardiology
Nach Registrierung können Sie die Abstracts lesen; Volltexte nur für Abonnenten (englischsprachig).
- http://www.cardiosource.com

15.18 Medizininformatik

Medizininformatik-Treffpunkt
Eine gute Ausgangsseite für Medizininformatik, um einen Überblick zu bekommen.
- http://www.medizininformatik-treffpunkt.de

STATS – Steve's attempt to teach statistics
Informationen u. a. darüber, wie man medizinische Studien nach evidenzbasierten Richtlinien beurteilen kann (englischsprachig).
- http://www.cmh.edu/stats

Metaanalyse
Auf der Kursseite über Metaanalysen wird u. a. Definieren, Selektieren, Identifizieren der verschiedenen Modelle und Interpretieren der Ergebnisse gezeigt. Kalkulatoren stehen zur Verfügung, um die eigenen Metaanalysen zu berechnen (englischsprachig).
- http://www.pitt.edu/~super1/lecture/lec1171/index.htm

15.19 Naturheilkunde

Naturheilkunde und Heilpflanzen
Der Zentralverband der Ärzte für Naturheilverfahren (ZÄN) bietet auf seiner Homepage Termine, ein Forum und den Zugang zur eigenen Publikation „Zeitschrift für Naturheilverfahren" (Abb. 15.10).
- http://www.zaen.de

Naturheilkunde
Gesundheitsscout24 erklärt unter der Rubrik Ratgeber/Naturheilkunde die verschiedenen Formen der Naturheilkunde, von Ayurveda, physikalische Therapie, Bädertherapie bis Neuraltherapie. Leider lange Ladezeiten.
- http://www.gesundheitsscout24.de

Phytotherapie
Auf der Homepage des KFN (Komitee Forschung Naturmedizin) stellen die führenden deutschen Phytopharmakahersteller ihre wissenschaftlichen Ergebnisse vor.
- http://phytotherapie-komitee.de/index_kfn.htm

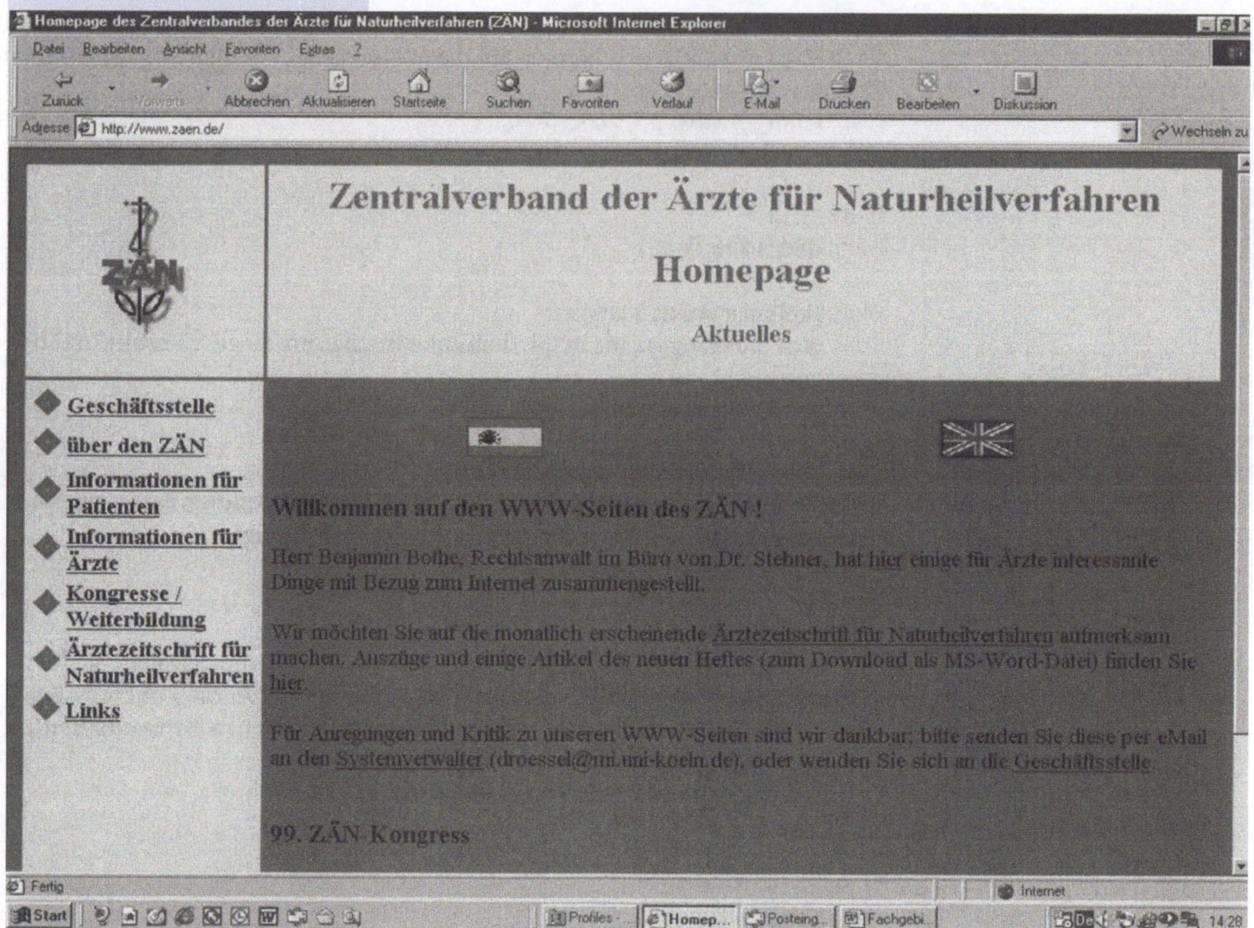

Abb. 15.10. ZÄN

Heilpraktiker

Michael Rau gibt auf seiner Naturheilpraxis-Homepage Informationen für Heilpraktiker: Abrechnungsmodalitäten, Linkempfehlungen und Fortbildungsangebote.

- http://www.naturheilpraxis-rau.de

15.20 Nephrologie

Universität Würzburg, nephrologische Abteilung

Fachzeitschriften, neueste Forschungsergebnisse, Fallsammlungen mit radiologischen Bilder, Pathologieatlas und Links zu den Themen Dialyse, Transplantation, nephrologische Erkrankungen und Bluthochdruck.

- http://www.uni-wuerzburg.de/nephrologie

Nephronetz

Fachinformationen von der Firma Janssen-Cilag.

- http://www.nephronetz.com

Nieren- und Hochdruckkrankheiten
Fachzeitschrift der Deutschen Hochdruckliga; Homepage mit Abstracts.

- http://www.clinnephrol.com/dustri/45link.htm

Leitlinien für Diagnostik und Therapie der Hypertonie
Leitlinien der Hochdruckliga für Bluthochdruck.

- http://www.uni-duesseldorf.de/www/awmf/ll/ll_ihypt.htm

Selbsthilfe Dialyse online
Adressen und Anlaufstellen (bis hin zu Spezialreisen), Kalender und Informationen und Foren für Dialysepatienten von dem Gemeinschaftsprojekt der „Dialysepatienten Deutschlands e.V.“, der „Arbeitsgemeinschaft Sozialarbeit in der Dialyse“ und der „Arbeitsgemeinschaft für nephrologisches Pflegepersonal“ (Abb. 15.11).

- http://www.dialyse-online.de

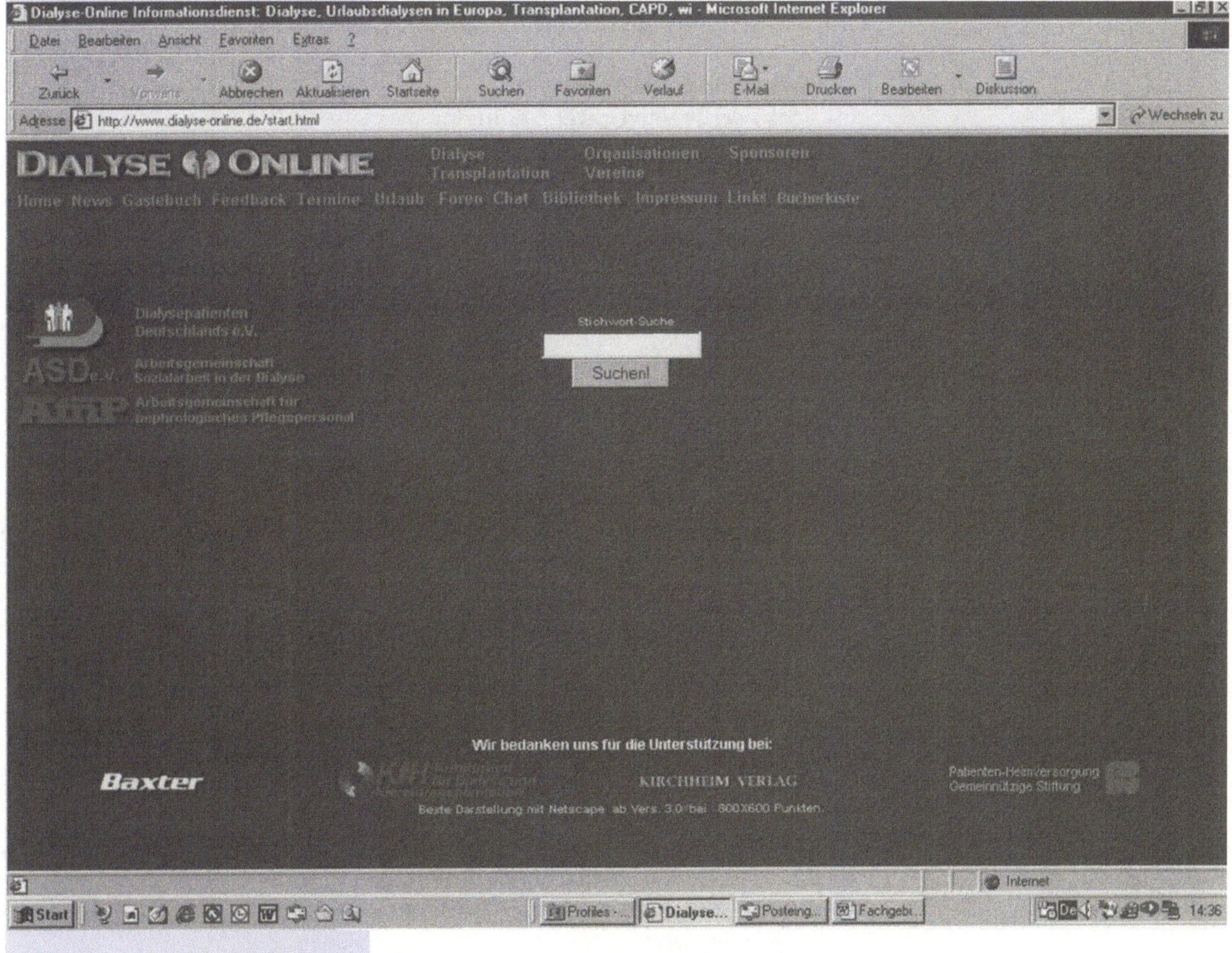

Abb. 15.11.
Dialyse online

Zystennieren Online-Aufklärung
Aufklärung, Hilfestellung und eine Kommunikationsmöglichkeit für Patienten und deren Angehörige der Deutschen Forschungsgemeinschaft (DFG) an der Ruhr-Universität Bochum.

- http://www.zystennieren.de

15.21 Neurochirurgie

Deutsche Gesellschaft für Neurochirurgie
Informationen zu Diagnostik, Therapie, aktuelle Forschungsergebnisse, Kongresskalender, Links und Weiterbildungsmaßnahmen.

- http://www.dgnc.de/index.html

Leitlinien für Diagnostik und Therapie in der Neurochirurgie
Leitlinien der AWMF online.

- http://www.uni-duesseldorf.de/awmf/ll/ll_neuch.htm

Neurochirurgie-Links im WWW
Links der Freien Universität Berlin.

- http://www.medizin.fu-berlin.de/neurochi/english/linksengl.htm

Surgical treatments for facial neuralgias
Operative Therapiemöglichkeiten bei Gesichtsneuralgien (englischsprachig).

- http://facial-neuralgia.org/treatments/surgical/surgical.html

15.22 Neurologie

Indikationscenter Neurologie
Ein gutes Einstiegsangebot der Firma Knoll zum Fachgebiet Neurologie mit Informationen zu einzelnen Krankheitsbildern mit Selbsthilfegruppen, Fachzeitschriften, Kongresskalender, Kliniken usw.

- http://www.knoll-deutschland.de/knoll/html/d/ikcenter/neuro/index.htm

Leitlinien für Diagnostik und Therapie in der Neurologie
Von der AWMF, zurzeit Leitlinien über 27 neurologische Erkrankungen.

- http://www.uni-duesseldorf.de/www/awmf/ll/ll_neuro.htm

Laieninformationen zur MS
Multiple-Sklerose-Gateway, Informationen zur multiplen Sklerose von der Firma Schering Deutschland. Aufklärung und Tipps zur MS, Ärzte- und Krankenhausdatenbank, Forum, Links und mehr (Abb. 15.12). Insgesamt empfehlenswert.

- http://www.ms-gateway.de

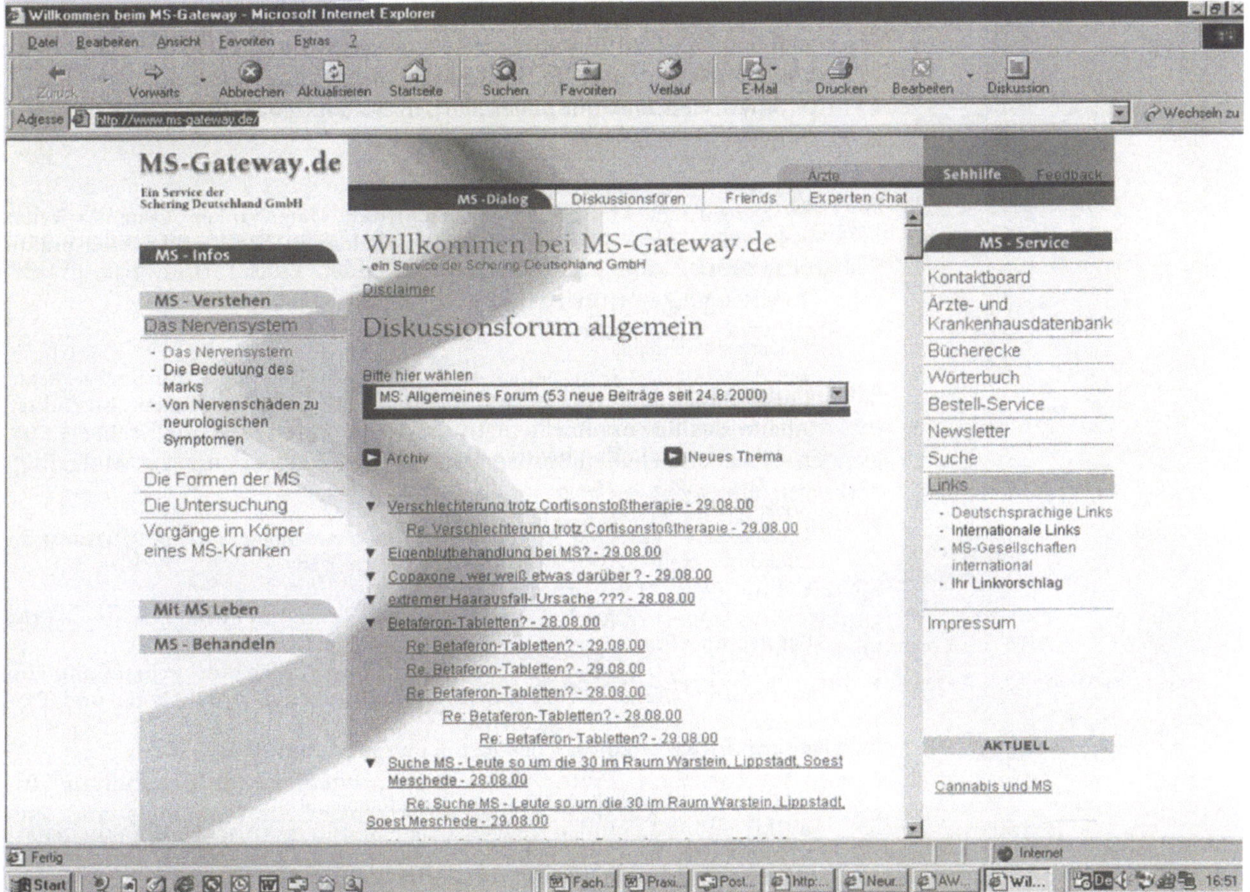

Abb. 15.12. Multiple-Sklerose-Gateway

Treatment for facial neuralgias

Therapie der Gesichtaneuralgien (englischsprachig).

- http://facial-neuralgia.org

15.23 Onkologie

Nach einer Untersuchung der Gemini Consulting existierten Ende 1999 weltweit etwa 22 Mio. Internetseiten zum Thema Gesundheit. Mehr als 30 % aller US-Internetnutzer suchten Informationen rund um die Gesundheit.

Besonders häufig wird im Internet nach neueren Forschungsergebnissen bei Krebserkrankungen recherchiert.

Krebshilfe

Ausführliche Einführung in die häufigsten Krebsarten mit vielen verständlichen Graphiken. Zu den einzelnen Abschnitten werden dann detaillierte Informationen geboten.

- http://www.krebshilfe.de

Tumorzentrum München

Sehr ausführliche Einführung in Krebserkrankungen mit Infos über Vorkommen, Histologie, Grading, Stadien und Nachsorge.

- http://www.med.uni-muenchen.de/tzm/homepage.html
- http://www.krebsinfo.de

Onkoweb

Fachspezifische Links zu Fachzeitschriften, Datenbanken, Organisationen, Selbshilfegruppen und mehr. Kongresskalender, Literaturhinweise, praktische Tipps. Zugang nur für Fachkreise.

- http://www.onkoweb.de

RKI: Krebsdatenbank

Ein Angebot des Robert-Koch-Instituts (RKI). Datenbank für Krebserkrankungen mit ausführlichen Informationen über Krebshäufigkeit, Mortalität, Altersverteilung und mehr.

- http://www.rki.de/gbe/krebs/krebs.htm

Krebs-NRW

Umfassende Fakten zu Krebskrankheiten, News, neue Studien, Risikotest für Dickdarmkrebs, Diskussionsforum für Patienten.

- http://www.krebs-nrw.de

Onkologisches Forum

Forum für Patienten, Ärzte, Adressen für weitergehende Behandlung. Tumorzentren, Reha-Kliniken, Schwerpunktpraxen für Onkologie und Psychoonkologie sowie Pflegedienste.

- http://www.onkologisches-forum.de/index2.htm

Leitlinien für Diagnostik und Therapie in der Onkologie

AWMF online. Leitlinien nach allgemeinen und spezifischen Krankheiten.

- http://www.uni-duesseldorf.de/www/awmf/ll/ll_list.htm

Universität Bonn PDQ

Deutschsprachige Version der bekannten PDQ-Datenbank. PDQ (Physicians Data Query) ist ein Computersystem, das aktuelle Informationen über Krebs, seine Vorbeugung, den Nachweis von Krebs, die Behandlung und unterstützende Maßnahmen bei einer Krebserkrankung bereitstellt. Die Krebsinformationen beruhen auf Dokumenten des National Cancer Institute der USA (Abb. 15.13).

- http://www.meb.uni-bonn.de/cancernet/deutsch/index.html

Deutsches Krebsforschungszentrum Heidelberg

KID – der telefonische Krebsinformationsdienst im Deutschen Krebsforschungszentrum (DKFZ) in Heidelberg – ist ein Angebot für jeden, der Fragen zum Thema Krebs hat. KID informiert kostenlos und individuell. Auch im Internet werden Hinweise auf kostenlose Broschüren und auf Bücher über Krebs gegeben und Adressen von Einrichtungen der Krebsbehandlung,

Deutsches Krebsforschungszentrum Heidelberg

KID – der telefonische Krebsinformationsdienst im Deutschen Krebsforschungszentrum (DKFZ) in Heidelberg – ist ein Angebot für jeden, der Fragen zum Thema Krebs hat. KID informiert kostenlos und individuell. Auch im Internet werden Hinweise auf kostenlose Broschüren und auf Bücher über Krebs gegeben und Adressen von Einrichtungen der Krebsbehandlung,

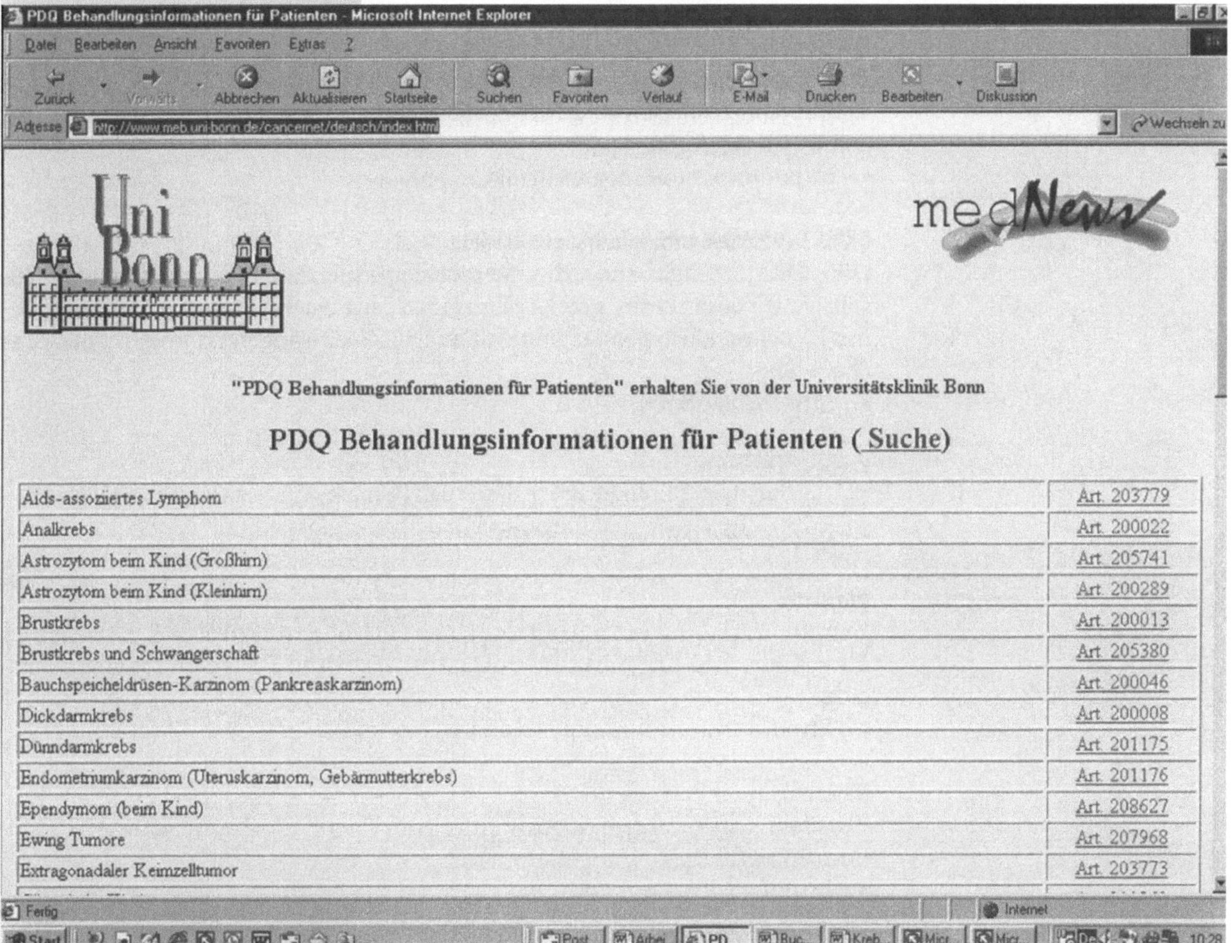

Abb. 15.13. Universität Bonn, PDQ

Nachsorge und Beratung für Krebspatienten und Angehörige genannt. Krebsinformationen auch in türkischer Sprache.

- http://www.krebsinformation.de

Janssen-Cilag

Die Onkologieseite der Firma Janssen-Cilag bietet einen persönlichen Service: wenn Sie Ihre selbst gewählten Suchbegriffe eingeben, werden Sie dann regelmäßig über neue Publikationen auf Ihrem Interessensgebiet informiert.

- http://www.janssencilagonkologie.de

INKA

Das Informationsnetz für Patienten hält neben Nachrichten auch Adressen für Beratungsangebote, Selbsthilfegruppen bereit und erläutert die Funktionsweise technischer Untersuchungen (CT, Szintigraphie, Sonographie und Strahlentherapie).

- http://www.inkanet.de

Freiburger Klinik für Tumorbiologie

Die private Einrichtung der klinischen Krebsforschung bietet ein neues Konzept an: in der Klinik werden mit Krebspatienten nicht nur die geplanten Therapiemaßnahmen besprochen, sondern auch sämtliche Krankenunterlagen durchgegangen.

- http://www.tumorbio.uni-freiburg.de

DKMS Deutsche Knochenmarkspenderdatei

Die DKMS, Deutsche Knochenmarkspenderdatei gemeinnützige Gesellschaft, besitzt die größte Einzeldatei weltweit. Links über das Thema Knochenmarkspende. Angebot auch in türkischer und englischer Sprache.

- http://www.dkms.de

Krebswörterbuch

Von der Pathologie in Fürth werden Fachbegriffe verständlich erklärt.

- http://www.pathologie-fuerth.de/krebs/glossar.html

OncoLink

Extrem umfassendes Angebot des University of Pennsylvania Cancer Center über Krebs und Krebserkrankungen für Ärzte und Patienten (englischsprachig).

- http://www.oncolink.upenn.edu

National Cancer Institute (NCI)

Ebenfalls sehr umfassende Auskünfte zum Thema Krebs mit CancerNet und CancerCis (aktuelle Informationen).

- http://www.nci.nih.gov

Krebsdatenbanken, Tumorzentren, Knochenmarktransplantation

- http://www.medknowledge.de/fach/onkologie.htm

15.24 Orthopädie

Universität Würzburg

Linksammlung aus dem Gebiet der Orthopädie: Kliniken, Zeitschriften, Organisationen.

- http://www.uni-wuerzburg.de/orthopaedie/links.htm

Leitlinien für Diagnostik und Therapie in der Orthopädie und Traumatologie

Die Deutsche Gesellschaft für Orthopädie und Traumatologie und die AWMF stellen online Leitlinien für orthopädische Krankheiten vor (Abb. 15.14).

- http://www.uni-duesseldorf.de/awmf/ll/ll_ortho.htm

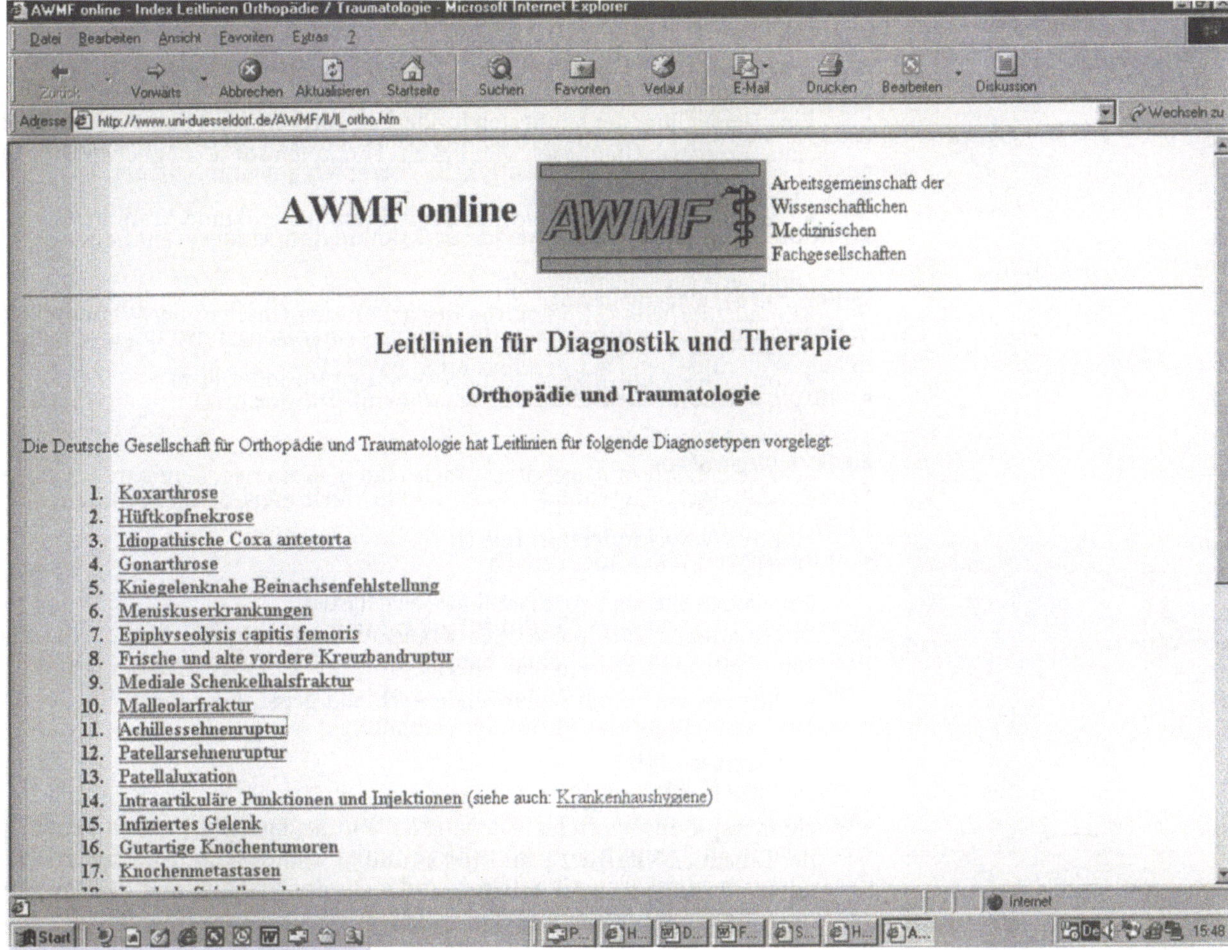

Abb. 15.14.
Leitlinien für die Orthopädie

Orthonet

Online-Ausgabe der „Orthopädischen Nachrichten" aus dem Biermann-Verlag. Fachspezifische News, Termine, Links, medizinische Informationen, Foren, Suchmaschine.

- http://www2.orthonet.de

Osteoporose Selbsthilfegruppe

Vom Kuratorium Knochengesundheit.

- http://www.osteoporose.org

15.25 Pädiatrie

Kinderkrankheiten

Eine Darstellung der häufigsten Kinderkrankheiten nebst Symptomen, Ursachen, Erregern, Diagnosen, Häufigkeit, Therapien sowie möglichen Prophylaxen. Wörterbuch.

- http://www.medicine-worldwide.de/krankheiten/kinderkrankheiten

Leitlinien in der Kinderheilkunde

Sehr ausführliche Leitlinien von der Arbeitsgemeinschaft der Wissenschaftlichen Medizinischen Fachgesellschaften (AWMF).

- http://www.uni-duesseldorf.de/www/awmf/ll/index.html

Kinderchirurgie online

Sehr reichhaltiges Angebot an Nachrichten, Terminen, Seminaren, Online-Journals, Foren und mehr.

- http://www.kinderchirurgie.ch

Gemeinsame Elterninitiative Plötzlicher Säuglingstod

Informationen zum plötzlichen Kindstod (Sudden infant death, SID) und Unterstützung für betroffene Eltern.

- http://www.epi.mh-hannover.de/~schlaud/geps

Berufsverband BKJPP

Der Berufsverband der Ärzte für Kinder- und Jugendpsychiatrie und Psychotherapie in Deutschland e.V. (BKJPP), die Bundesarbeitsgemeinschaft der Leitenden Klinikärzte für Kinder- und Jugendpsychiatrie und Psychotherapie e.V. (BAG) und der Arbeitskreis Kinderpsychiatrie im Internet (ASKII) präsentieren Informationen und Links zum Thema „Kinder- und Jugendpsychiatrie und Psychotherapie".

- http://www.bkjpp.de

Kindesmissbrauch

Die Deutsche Gesellschaft gegen Kindesmisshandlung und -vernachlässigung (DGgKV), eine interdisziplinäre Fachgesellschaft für alle Fachleute, die sich mit körperlicher Misshandlung, sexuellem Missbrauch, emotionaler Misshandlung und Vernachlässigung von Kindern beschäftigen. Das Ziel der DGgKV ist es, die Arbeit zum Schutz, zur Hilfe und zur Therapie misshandelter Kinder als multiprofessionelles Arbeitsgebiet zu entwickeln. Umfassende Informationen und Links.

- http://www.dggkv.de

DGNS

Die Deutsche Gesellschaft für neonatales Screening (DGNS) informiert über verschiedene endokrine und metabolische Störungen.

- http://www.neoscreening.de

ADD Online, hyperaktive Kinder

Aufmerksamkeitsstörung (ADS): Basisinformationen zum Krankheitsbild: Ursachen, Symptome und Behandlung.

- http://www.psychologie-online.ch/add

Kinderkrankenpflege-Netz

Umfangreiches Linkverzeichnis (insgesamt 24 Kategorien) zu Themen der Kinderkrankenpflege, Neonatologie, Pädiatrie und z.T. Geburtshilfe.

- http://kinderkrankenpflege-netz.de

Kinderchirurgie online

Sehr reichhaltiges Angebot an Nachrichten, Terminen, Seminaren, Online-Journals, Foren und mehr.

- http://www.kinderchirurgie.ch

Kompetenznetz-leukaemie

Das Netzwerk umfasst alle größeren Studiengruppen in Deutschland, die sich zurzeit mit Leukämien (CML, AML, ALL, MDS, bcr-abl-negative CMPE) in der Forschung und in der Verbesserung der Versorgung befassen. Förderung durch das Bundesministerium für Bildung, Forschung, Wissenschaft und Technologie.

- http://www.kompetenznetz-leukaemie.de

Pediatric

Das offizielle Organ der American Academy of Pediatrics. Die vollständigen Inhalte der Online-Version stehen nur registrierten Abonnenten der Print-Ausgabe offen. Inhaltsübersichten und Abstracts frei zugänglich (englischsprachig).

- http://intl.pediatrics.org

15.26 Psychiatrie

Kompetenznetzwerk Depression

Hier finden Sie einen Selbsttest, Informationen und interessante Links rund um das Thema Depression. Empfehlenswert. Das Kompetenznetzwerk soll die Aktivitäten verschiedener Forschungs- und Behandlungsbereiche sowie von Selbsthilfegruppen, Verbänden und der Pharmaindustrie bündeln.

- http://www.kompetenznetz-depression.de

Psychiatrienetz

Das Psychiatrienetz wird von mehreren Patientenverbänden und Organisationen getragen. Inhalte und Materialien über einzelne Krankheiten für „Psychiatrieerfahrene", Angehörige, Selbsthilfegruppen, Forum.

- http://www.psychiatrie.de

Forum Psychotherapie
Deutschsprachiges Psychotherapieforum: Links, Adressen der Berufsverbände, Forum, Newsgroups, Mailinglists.
- http://www.psychotherapie.org

Psychiatrie aktuell
News, Arztsuche, Informationen über die Diagnose und Therapie der psychiatrischen Krankheitsbilder von Demenz, Schizophrenie, Depressionen bis Angststörungen und Suchtkrankeiten, bereit gestellt von der Firma Janssen-Cilag. Für Ärzte besteht die Möglichkeit eines Expertenrates per E-Mail, Literaturservice sowie ein Kongresskalender.
- http://www.psychiatrie-aktuell.de

Psychiatrische Notfälle im Notarzt- und Rettungswesen, ANR
Der Arbeitskreis für Notfallmedizin der Ludwig-Maximilian-Universität München erläutert ausführlich die Symptome und Behandlung der psychiatrischen Notfälle.
- http://www.anr.de/anr_online/psychiatrie/psych_notf.html

Psychiatrische Erkrankungen von dem Psychiater Matthias Sokoluik
Ausführliche Informationen über psychische Erkrankungen und deren Therapien.
- http://home.t-online.de/home/matthias.sokoliuk/ueber.htm

Internetsucht
Umfassende Informationen über die Internetsucht von der Psychiatrischen Universitätsklinik München, Münchener Ambulanz für Internetabhängige.
- http://www.psychiater.org/Internetsucht/ambulanz.htm

Münchner Gesundheitsnetz
Die Website wendet sich an Patienten und an Psychotherapeuten und Psychiater. Arztsuche und Online-Tests für Patienten. Für Ärzte und Psychotherapeuten gibt es eine Mailingliste, Diskussionforen, aktuelle Entwicklungen, Neuroimaging, Verbandsadressen und mehr.
- http://www.psychiater.org

Psychotherapie-Informationsdienst, Berufsverband Deutscher Psychologen, Bonn
Hilfe bei der Suche nach dem richtigen Behandler, nach der Region und nach Krankheiten. Persönliche Telefonberatung, Informationen zu den verschiedenen Therapien und zur Finanzierung einer Therapie.
- http://www.psychotherapiesuche.de

Ärztegesundheit
Das Website-Institut für Arztgesundheit bietet Informationen über Ärztegesundheit und Hilfe bei beruflichem Stress, Depressionen und Suchtproblemen sowie Adressen von Selbsthilfegruppen.
- http://www.aerztegesundheit.de/frames.htm

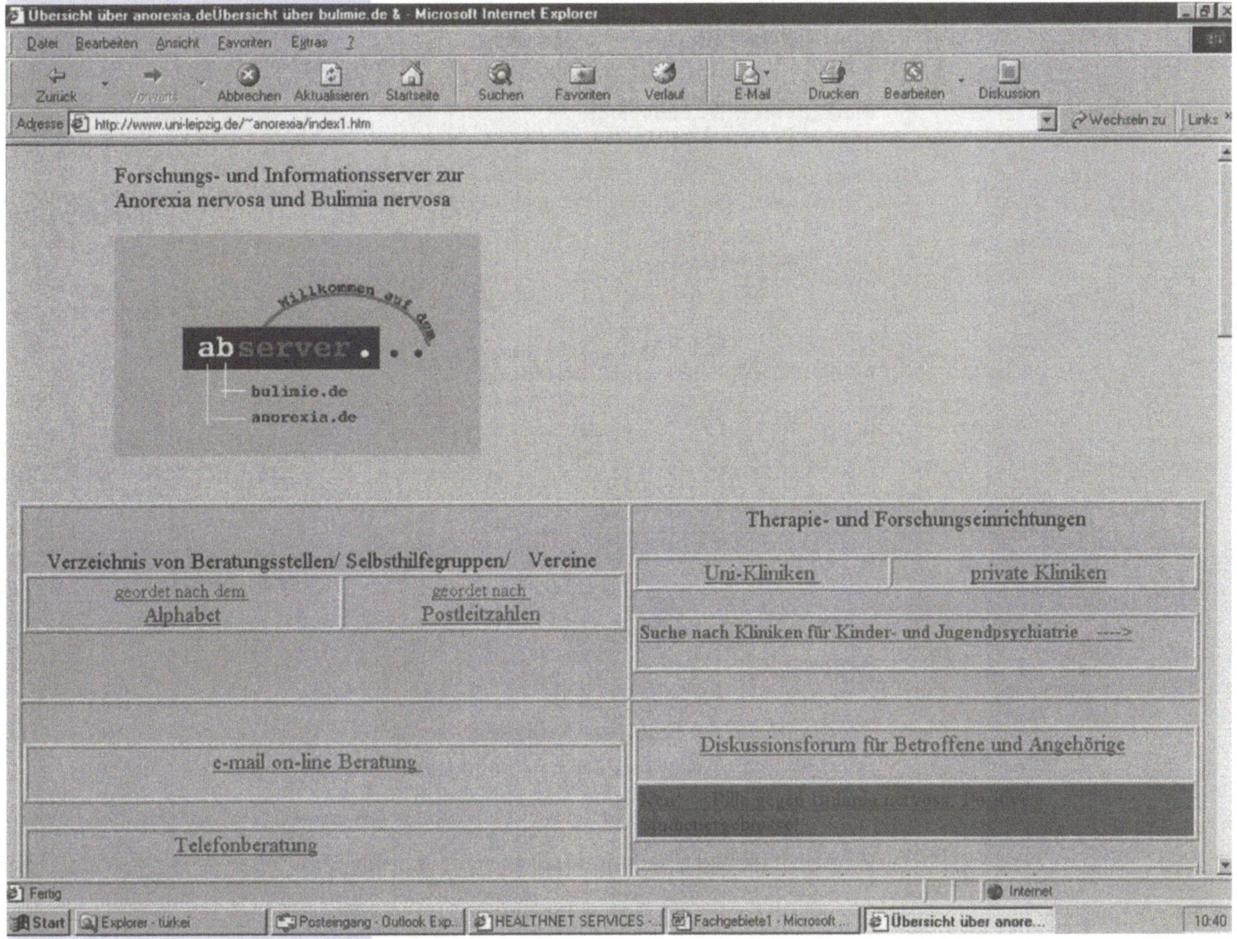

Abb. 15.15. Anorexia nervosa

Anorexia nervosa und Bulimie

Umfassende Informationen über Kliniken, Selbsthilfegruppen und andere Organisationen, Links über Essstörungen, Beratungsservice für Betroffene per E-Mail (Abb. 15.15).

- http://www.anorexia.de

Zwangserkrankungen

Die Internetseiten der Deutschen Gesellschaft für Zwangserkrankungen zeigen umfassende Informationen über die Krankheit, Links, Adressen der Selbsthilfegruppen und mehr.

- http://www.zwang-forum.uni-osnabrueck.de

Deutsche Hauptstelle gegen die Suchtgefahren

Die Deutsche Hauptstelle gegen die Suchtgefahren informiert über Abhängigkeitserkrankungen und liefert aktuelle Zahlen und Fakten. Hinweise auf Veranstaltungen und Adressen der Einrichtungen runden das Angebot ab.

- http://www.dhs.de

15.27 Pulmologie

Indikationscenter Pulmologie

Texte und kommentierte Links zu Leitlinien, Studien zu pulmonologischen Erkrankungen, zusammengestellt von der Firma Knoll.

- http://www.knoll-deutschland.de/knoll/html/d/ikcenter/pulmo/index.htm

Pneumologie

Fachzeitschrift vom Thieme-Verlag. Abstracts und teilweise Volltexte frei zugänglich. Archivfunktion.

- http://www.thieme.de/pneumologie

Chest

Die Fachzeitschrift Chest stellt dem Nutzer kostenfrei Abstracts zur Verfügung, die Seite ist übersichtlich gestaltet (englischsprachig).

- http://www.chestjournal.org

15.28 Radiologie

Berufsverband der Deutschen Radiologen

Auskunft über die Organisation und fachspezifische Internetadressen.

- http://www.radiologenverband.de/index.htm

Virtuelle radiologische Fallsammlung

Von der Radiologischen Universitätsklinik, Homburg/Saar, in Zusammenarbeit mit dem American College of Radiology.

- http://radserv.med-rz.uni-sb.de/index.html
- http://radweb.med-rz.uni-sb.de/static/en/index.htm

Der Radiologe

Fachzeitschrift vom Springer-Verlag. Abstracts frei zugänglich. Archivfunktion.

- http://link.springer.de/link/service/journals/00117/

Röntgenbilder-Lehrsammlung der Universität Bremen

Vorwiegend hochwertige radiologische Bilder aus dem Bereich der Lungenerkrankungen.

- http://www.mevis.uni-bremen.de/~jend/lunge/sammlung.html

Radiologisches Lernprogramm

Lernprogramm mit Fallvorstellungen zu verschiedenen Organen von der Universität Aachen.

- http://linus.rad.rwth-aachen.de/lernprogramm/index.htm

Medical Imaging Resources, CoMir

Centre of Medical Imaging Research (CoMIR) der Universität Leeds stellt eine Linkliste über die Internetresourcen für radiologische Bilder: Röntgenaufnahmen, CT, MRT und Ultraschallaufnahmen.

- http://www.comp.leeds.ac.uk/comir/resources/links_c.html

Röntgennormalbefunde des Thorax

- http://www.cc.emory.edu/anatomy/radiology/thorax/home.page.menu.html

Röntgennormalbefunde der Extremitäten

- http://www.scar.rad.washington.edu/radanatomy.html

15.29 Rheumatologie

Kompetenznetz Rheuma

Allgemeine und spezielle Informationen für Patienten und Ärzte, laufende Studien, Leitlinien, Informations- und Kommunikationsplattform für Ärzte und Patienten. Empfehlenswert (Abb. 15.16).

- http://www.rheumanet.org

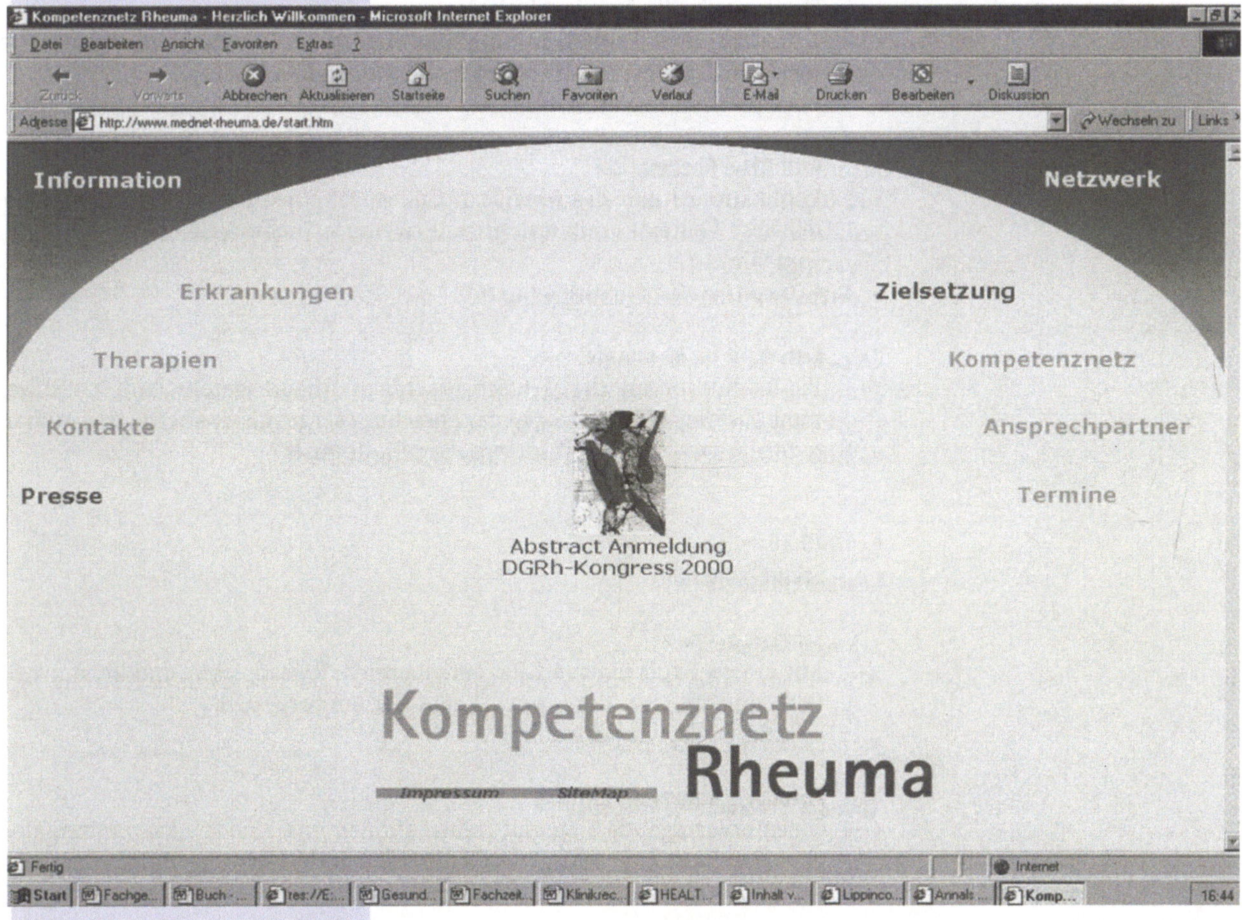

Abb. 15.16. Kompetenznetz Rheuma

Rheumalexikon

Dieses Rheumalexikon von dem St. Willibrord-Spital in Emmerich enthält über 300 Fachbegriffe aus der Rheumatologie, verständlich für den Laien beschrieben und teilweise mit farbigen Abbildungen versehen. Es ist vor allem für Patienten gedacht, die sich über ihre Krankheit informieren wollen.

- http://www.rheuma-zentrum.com/abc/abc.htm

Rheumawegweiser im Internet

Ebenfalls eine gut gemachte Seite von Mitarbeitern des St. Willibrord-Spitals mit vielen nützlichen Informationen zu Rheumaerkrankungen: Informationen über Krankheiten, Therapie, Links, Selbsthilfegruppen und mehr.

- http://www.rheuma-zentrum.com

Rheumazentrum München

Informationsplattform für Ärzte und Patienten. Das Rheumazentrum stellt Fachinformationen, Termine, Fallvorstellungen, rheumatologische Telefonberatung und fachspezifische Internetadressen.

- http://www.med.uni-muenchen.de/rheuma/homepage.html

Rheuma online für Ärzte und Patienten

Auskünfte über Früherkennung und Therapien, Medikamenteninformationen, Selbsthilfegruppen, Patientenschulungen und Termine.

- http://www.rheuma-online.de

Arthritis & Rheumatism

Publikationsorgan des American College of Rheumatology. Abstracts und teilweise Volltexte frei zugänglich. Erweiterte Suchmöglichkeiten (englischsprachig).

- http://www.arthritisrheum.org

Zeitschrift für Rheumatologie

Publikationsorgan der deutschsprachigen Rheumagesellschaften. Schwerpunkt bei der Vermittlung neuer Forschungsergebnisse. Abstracts abrufbar.

- http://www.steinkopff.springer.de/393/home.htm

15.30 Schmerzmedizin

Schmerz online

Mit einem Experten- und Patientenbereich. Webadressen und Termine für Fort- und Weiterbildung zum Thema werden vorgestellt.

- http://www.schmerz-online.de

Theodor-Springmann-Stiftung

Eine hervorragende Seite mit Informationen und einer Linksammlung über Alter, Behinderung, Schmerzen, Sterbehilfe und Bestattung. Empfehlenswert.

- http://www.tss-datenbank.de

Deutsche Schmerzliga e.V.

Diese Selbsthilfeorganisation für chronisch Schmerzkranke gibt allgemeine patientenorientierte Informationen zu chronischen Schmerzerkrankungen.

- http://www.dsl-ev.de

Schmerzselbsthilfe

Diese von der deutschen Schmerzhilfe e.V. unterhaltenen Seiten richten sich an Patienten und thematisieren neben Therapieformen oder Ergebnissen der Schmerzforschung auch für die therapeutische Praxis wichtige Bereiche, wie z.B. das Arzt-Patienten-Verhältnis.

- http://www.schmerzselbsthilfe.de

Schmerztherapeutisches Kolloquium

Hier findet der Laie verständliche Erläuterungen zu den verschiedenen Schmerzen und ihren häufigsten Ursachen, den wichtigsten Behandlungsmethoden und Therapieformen.

- http://www.schmerztherapeuten.de/pages/info.html

Schmerztherapiezentrum Bad Mergentheim

Hier können Sie per E-Mail kostenlos Informationen zu ca. 100 verschiedenen Schmerzerkrankungen anfordern.

- http://www.schmerzklinik.com/themenliste2.htm

Akupunkturanalgesie

Wissenschaftliche Grundlagen der Akupunkturanalgesie von der Universität Bern.

- http://www.aum.iawf.unibe.ch/vlz/bwl/akupunktur/index.htm

Painweb

Ein interdisziplinäres Schmerzforum für Ärzte und Patienten von der Firma Mundipharm. Informationen zu Behandlung, Adressen von Verbänden, Kliniken und Selbsthilfegruppen.

- http://www.painweb.de

Der Schmerz

Zeitschrift vom Springer-Verlag für alle Fachgebiete. Wie üblich Abstracts und Inhaltsverzeichnisse.

- http://link.springer.de/link/service/journals/00482/tocs.htm

15.31 Sportmedizin

Sportärztebund Nordrhein e.V.

Empfehlenswert: Fort- und Weiterbildungsprogramme, Mitgliederjournal mit interessanten Beiträgen.

- http://www.sportaerztebund.de

Sponet, Suchmaschine für Sportmedizin
Suchmaschine für Sportwissenschaftler, Trainer und Sportler vom Institut für Angewandte Trainingswissenschaft in Leipzig.
- http://www.sponet.de

Tauchmedizinische Beratung, Mirs Schweiz
Informationen rund ums Tauchen: von Tipps für Anfänger, Medikamente und Tauchen bis zu Tauchunfällen.
- http://www.mirs.ch/tauchmedizin.htm

DAN, Netzwerk für die Tauchsicherheit
Der Auftrag von DAN ist der Betrieb und Erhalt eines internationalen Netzwerks von Notrufzentren, die 24 Stunden täglich besetzt sind. Außerdem gibt DAN tauchmedizinischen Rat und organisiert Kurse.
- https://www.daneurope.org/deu/deutsch_.htm

ACSM
American College of Sports Medicine (englischsprachig).
- http://www.acsm.org

15.32 Transplantationsmedizin

DKMS Deutsche Knochenmarkspenderdatei
Die DKMS, Deutsche Knochenmarkspenderdatei gemeinnützige Gesellschaft, besitzt die größte Einzeldatei weltweit. Links über das Thema Knochenmarkspende. Angebot auch in türkischer und englischer Sprache.
- http://www.dkms.de

Deutsche Leukämiehilfe
Bundesverband der Selbsthilfeorganisationen zur Unterstützung von Erwachsenen mit Leukämien und Lymphomen e.V. Sehr nützliche Links zu Tumorzentren, niedergelassenen Onkologen bis Register für Knochenmark- und Stammzelltransplantation, insgesamt empfehlenswert.
- http://www.leukaemie-hilfe.de

Arbeitskreis Organspende
Informationen über Transplantation, Transplantationsgesetz, Adressen.
- http://www.akos.de

Eurotransplant
Eurotransplant in Leiden/Holland koordiniert die Organtransplantationen in den Beneluxstaaten, Deutschland und Österreich. Eurotransplant informiert auf der Homepage über die Transplantation verschiedener Organe. Darüber hinaus werden ergänzende Auskünfte, wie Altersgrenzen, Konservierungszeit des Spenderorgans, Prognose bei der Verpflanzung von Herz, Lunge, Bauchspeicheldrüse, Niere oder Leber, präsentiert. Weitere Informationen über gesetzliche Regelungen und Adressen der Selbsthilfegruppen und Verbände ergänzen das gute Angebot.
- http://www.eurotransplant.nl/deutsch

Selbsthilfe Lebertransplantierter Deutschland e.V.
Ausführliche Informationen zum Thema Lebertransplantation.
- http://www.lebertransplantation.de

Herz- und Lungentransplantation, Selbshilfegruppe Südwest
Informationen für betroffene Patienten.
- http://www.herztransplantation.de

Lungentransplantation, Klinikum Großhadern München
Infos von Indikationspektrum, Patientenauswahl bis zu Immunsuppression und Langzeitverlauf.
- http://www.med.uni-muenchen.de/hch/deutsch/herzchirurgie/ltx_1_mtg.html

Bundesverband der Organtransplantierten (BDO)
Neben ausführlichen Informationen über Transplantationen, Laborwerte, Recht, Transplantationszentren sowie Verbandzeitschrift und Forum gibt es eine Mailingliste für Eltern, deren Kinder bereits ein Spenderorgan erhalten haben oder darauf warten.
- http://www.bdo-ev.de

15.33 Urologie

Urologische Nachrichten
Herausgeber ist der Biermann-Verlag. News, urologische Erkrankungen, Foren, Links, Adressen der Organisationen und Institute. Rundum werden Sie über Probleme, Erfahrungen und Forschungsergebnisse der Fachbereiche Urologie und Andrologie informiert.
- http://www.uro.de

Urosonographiebilder
Die Sonographiebilder entstammen der täglichen urologischen Praxis (Patientenaufnahmen, Kontrolluntersuchungen) und sollen dem Ungeübten als kleine Gedankenstütze dienen, das gerade Erlernte zu wiederholen.
- http://www.meb.uni-bonn.de/evang_waldkh/urologie/bild01.htm

Uroweb
Internetforum der European Association of Urology. Fachinformationen und Termine, multimediale Präsentationen. Umfassende Auskünfte über spezifische urologische Krankheiten (Abb. 15.17).
- http://www.uroweb.org

Berufsverband der Urologen
Urologielexikon, Krankheiten, Arzt- und Kliniksuche für Urologie und mehr.
- http://www.urologen.com

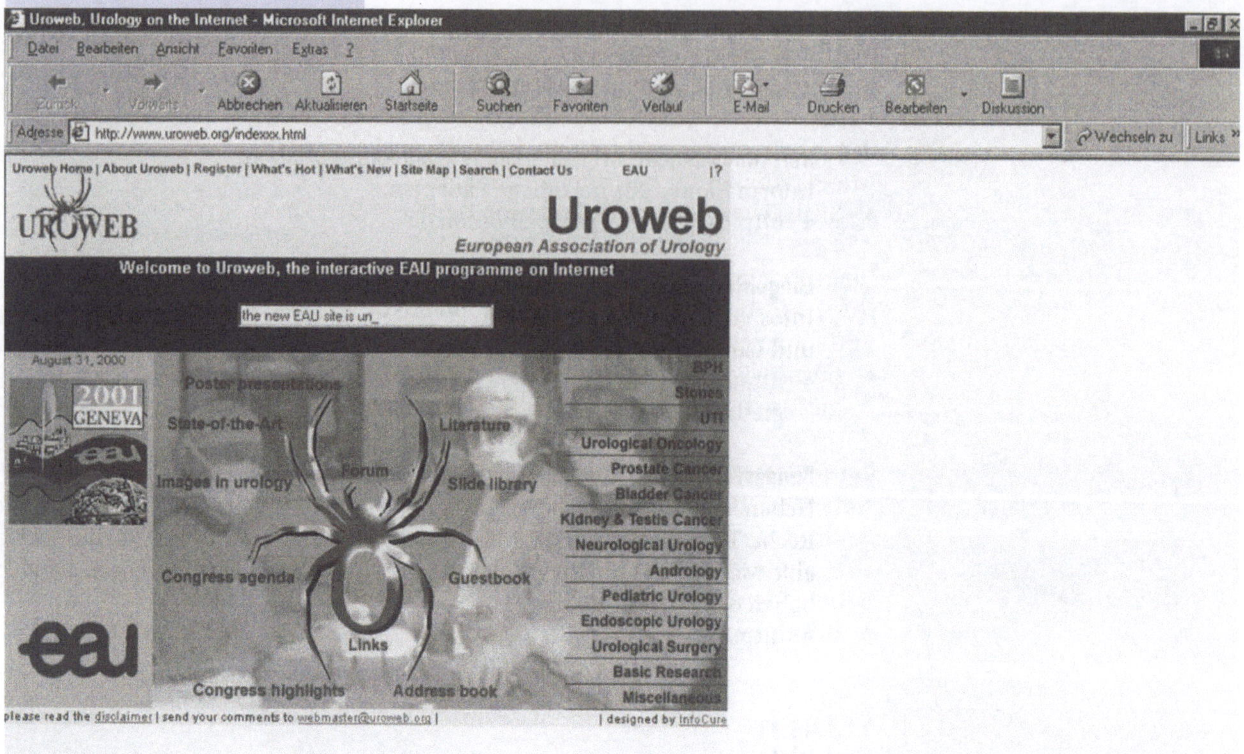

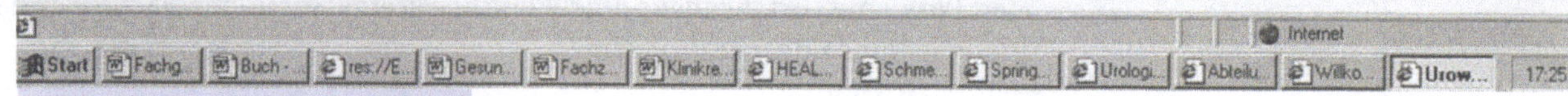

Abb. 15.17. Uroweb

Impodoc

Dr. med. M. Müller bietet auf seiner Homepage Patienteninformationen über Impotenz, Funktionsstörungen und dazugehörige Links.

- http://www.impodoc.de

Prostata

Die Firma Takeda Pharma informiert rund um die Prostata und ihre Erkrankungen. Neben den aktuellen Artikeln finden Sie hier auch allgemeine Auskünfte zum Thema Prostata. Sie können auf dieser Homepage auch Ihre Fragen an Experten der Urologie richten und sich über die Aktivitäten von Selbsthilfegruppen informieren.

- http://www.prostata.de

Journal of Urology

Publikationsorgan der American Urological Association. Abstracts und teilweise Volltexte frei zugänglich (englischsprachig).

- http://www.jurology.com

15.34 Umweltmedizin und Toxikologie

Umweltinformationsnetzwerk

Das neue virtuelle Umweltinformationsnetzwerk GEIN (German Environmental Information Network) umfasst zurzeit mehr als 50 000 Internetseiten mit Schnittstellen zu mehreren Datenbanken. 48 Anbieter von Umweltinformationen aus Behörden und anderen öffentlichen Einrichtungen von Bund und Ländern sind in GEIN zusammengeschlossen (Abb. 15.18).

- http://www.gein.de

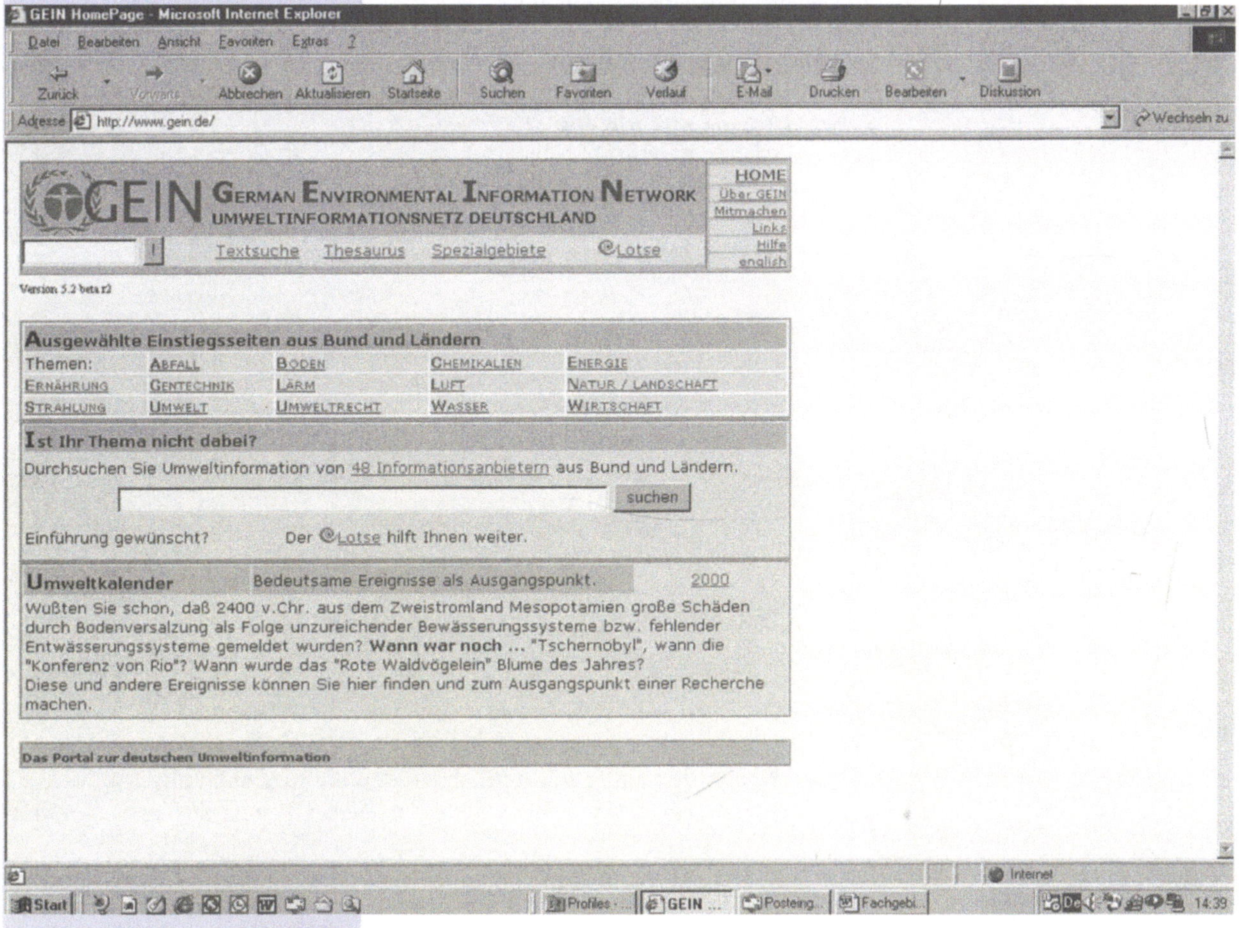

Abb. 15.18. Umweltinformationsnetz

Lehrstuhl für Toxikologie
Umfassende Informationen und Linksammlung über Toxikologie der Universität Würzburg.
- http://www.uni-wuerzburg.de/toxikologie/toxikologie.html

Giftzentrale Bonn
- http://www.meb.uni-bonn.de/giftzentrale

Ozonwerte im Internet, Umweltbundesamt
Stündlich aktualisierte Ozonwerte und tägliche bundesweite Ozonprognosen.
- http://www.umweltbundesamt.de

National Institute of Environmental Health
Forschung und Prävention von Umwelteinflüssen auf die Gesundheit. So genannte Factsheets informieren über Themen, wie Asthmaauslöser, Blei- und Dioxinbelastung, Frauengesundheit und Umwelt.
- http://www.niehs.nih.gov

TOXNET, Toxicology Data Network
Toxikologiedatenbank der NLM (National Library of Medicine), USA.
- http://toxnet.nlm.nih.gov

16 Medizinstudium

Vorbei die Zeiten, in denen die Medizinstudenten in den Bibliotheken mühsam Literatur für ihre Doktorarbeit recherchierten, die Artikel einzeln bestellen und anschließend warten und wieder warten mussten. Das Internet bietet außer Wissensrecherchen auch für Medizinstudenten fast unbegrenzte Möglichkeiten an: Abruf der Stundenpläne, Fachschaftsinformationen, Bücherkauf, Studienplatztausch, Famulantenstellensuche im Ausland und mehr. Erfreulicherweise sind die Medizinstudenten im Internet aktiv und stellen und pflegen gehaltvolle Websites um das Thema Medizinstudium.

Medizinstudent.de
Alles Wichtige zum Thema Medizinstudium, Download von Skripten, Links oder auch Ärztewitze.

- http://www.medizinstudent.de

Deutscher Famulantenaustausch
Der Deutsche Famulantenaustausch (dfa) vermittelt Famulaturen weltweit. Sie können sich über andere Länder informieren und Krankenhausadressen weltweit recherchieren.

- http://www.famulantenaustausch.de

Stethosglobe
Infos über Famulatur, PJ, AIP und Facharztausbildung im Ausland, einschließlich USMLE, CSA und Residency-Programme in USA. Erfahrungsberichte.

- http://www.stethosglobe.de

Medizinstudium in Deutschland für ausländische Studenten
Das Akademische Auslandsamt der Universität Bonn informiert sehr ausführlich über Zulassungsverfahren und Bewerbungsregeln.

- http://www.verwaltung.uni-bonn.de/internationales/studieren_in_bonn_fuer_auslaender/der_weg_ins_studium.html

Studying Medicine in Germany
Die englischsprachige Version von Medknowledge informiert Studenten aus dem Ausland (EU/non-EU) über Zulassungsverfahren und Bewerbungsregeln. Ausländische Ärzte werden ebenfalls über die Facharztfortbildung in Deutschland informiert.

- http://www.medknowledge.de/germany/study/students_medicine_germany.htm

Fachschaft Universität Münster
Die Münsteraner bieten einen guten Service: Neben der reichhaltigen Linksammlung ist eine umfangreiche Liste mit Buchkritiken vorhanden.
- http://medweb.uni-muenster.de/fachschaft/index.html

Viamedici-online
Die Online-Version der Zeitschrift für Medizinstudenten. Sehr viele nützliche Tipps, Informationen. Der Thieme-Verlag streut geschickt seine Buchangebote über die Homepage.
- http://www.thieme.de/viamedici

European Medical Students' Association
EMSA ist eine europaweite, unabhängige und politisch neutrale Organisation von Medizinstudenten. Ihr Hauptanliegen besteht darin, den kulturellen und fachlichen Austausch auf internationaler studentischer Ebene zu fördern.
- http://www.emsa-germany.de/

VSB-Büro für Studienplatzaustausch
Asta-Zusammenschluss.
- http://www.koeln-online.de/vsb

Deutscher Akademischer Austauschdienst, DAAD
- http://www.daad.de

Universitäten in Deutschland
Eine Übersicht deutscher Universitäten und Forschungseinrichtungen.
- http://www.lange-net.de/uni_germ.htm

Universitätskliniken in Deutschland
- http://www.medknowledge.de/klinik-arztsuche/universitaets_kliniken.htm

Fachbücher mit Rückgabemöglichkeit
Wer beim Düsseldorfer Online-Händler Just-Books ein Buch kauft, hat gleichzeitig die Möglichkeit, dieses Buch später wieder vom Händler zurückkaufen zu lassen – für bis zu 60 % des Neupreises. Der Preis, den Just-Books bei der Rücknahme zahlt, errechnet sich aus dem Alter und dem Zustand des Buches. Zur Auswahl stehen nicht nur medizinische Fachbücher, sondern auch Angebote aus den Bereichen Naturwissenschaften, Wirtschaft und Recht.
- http://www.justbooks.de

Brains.de
Informationen rund um das Studium in Deutschland vom Springer-Verlag.
- http://www.brains.de

Examen

Prüfungsfragen des Physikums, des 1. und des 2. Staatsexamens

- http://www.medi-learn.de/download.html

Prüfungsfragen-Forum für Prüfungen im Studium

Sammlung von Prüfungsfragen aus mündlichen Prüfungen in ganz Deutschland und Katalogisierung nach Studiengang (einschließlich Medizin) bzw. Prüfungsfach.

- http://www.uni-protokolle.de

17 Pharmazie

17.1 Medikamente

Bundesinstitut für Arzneimittel und Medizinprodukte (BfArM)

- http://www.bfarm.de

European Agency for the Evaluation of Medicinal Products, EMEA

- http://www.emea.eu.int

Arzneimittelkommission der deutschen Ärzteschaft (AkdÄ)

- http://www.akdae.de

Rote Liste

Die Rote Liste ist das älteste Arzneimittelverzeichnis Deutschlands. Zugang nur für Ärzte und Apotheker. Aktuelle Arzneimittelinformationen; viele Links zur schnellen Suche. Im Gegensatz zur Buchausgabe ist ein alphabetisches Wirkstoff- und Hilfsstoffverzeichnis vorhanden.

- http://www.rote-liste.de

Gelbe Liste

Medikamentensuche nach Arzneimitteln, Arzneistoffen oder Pharmafirmen; Arzneimittelnews; umfassende Informationen über Arzneimittel: Nebenwirkungen, Wechselwirkungen, Gelbe Liste Identa und mehr. Zugang nur für Fachkreise.

- http://www.gelbeliste.de

Auskunft, Info-Pharma von Infomed

Auskünfte bei Fragen zur Arzneimittelbehandlung oder bei Problemen mit Arzneimitteln per Post, E-Mail, Telefon oder Telefax. Die Info-Pharma-Dienstleistung von Infomed wird nur für Personen mit medizinischen Berufen angeboten.

- http://www.infomed.org/info-pharma/ip.html

Verband forschender Arzneimittelhersteller, VFA

- http://www.vfa.de/extern/d/index.html

Arzneimittelscout, BAH

Der Bundesfachverband der Arzneimittelhersteller (BAH) informiert über Anwendungsgebiete rezeptfreier Arzneimittel.

- http://www.arzneimittelscout.de/sites/f_hersteller.html

Pharmaunternehmen, Impfstoffhersteller, neue Medikamente

- http://www.medknowledge.de/medikamente/pharmaunternehmen.htm

Alphabetische Medikamentenliste

Netdoktor zeigt die Wirkungen, Anwendungsgebiete, Nebenwirkungen und Gegenanzeigen der wichtigsten Medikamente und gibt an, ob sie rezeptpflichtig sind.

- http://www.netdoktor.de/medikamente/alpha.asp?alpha=a

Arzneimittel im Sport

Dopingliste vom Deutscher Sportärztebund.

- http://www.doctoronline.de/doping/dope1.html

Allergologische Datenbank

Eine kostenlose allergologische Datenbank des Allergie-Informations-Dienstes AID. Die Stoffe sind nach den Typen Arzneistoff, Nahrungsmittel, Gruppe, Rezept oder Symptom gegliedert.

- http://www.allergie-infodienst.de

Arzneimittelrisikocheck

Arzneimittelrisikocheck vom Scholz-Verlag: Wenn Sie Ihre Arzneimittel und Krankheiten eingegeben haben, wird Ihnen anhand von Verkehrsampeln angezeigt, ob Wechselwirkungen, Kontraindikationen, wichtige kumulierende Nebenwirkungen, Allergien oder Doppeltherapien vorliegen.

- http://www.papaonline.com

Medikamentendatenbank rezeptfreier Präparate

Infos zu rezeptfreien Präparaten.

- http://www.meine-gesundheit.de

17.2 Apotheken

Apothekennotdienst Deutschland

- http://www.aponodie.de

Arzneimittel online bestellen

- http://www.apotheke.com

Zuzahlung für Arzneimittel

- http://apotheke:daz@dav.pharmaline.de/diverses/zuzahl.html

Zuzahlungsrechner

- http://www.abda.de/abda/zuzahlungsrechner.html

Internationale Apotheken in Deutschland

Inter-Apotheke
- http://www.inter-apotheke.de

Flughafen München
- http://www.munich-airport.de/einkauf/apotheke/fs_apotheke.htm

Internet Apotheken

DocMorris, Niederlande
Medikamentenversand auf Rezept.
- http://www.0800docmorris.com

18 Klinische Studien

In diesem Kapitel werden deutsche und internationale Internetadressen vorgestellt, die es den Prüfärzten und/oder Patienten ermöglichen, sich über einzelne aktuelle und geplante klinische Studien mit verschiedenen Indikationen zu informieren und sich ggf. als interessierter Teilnehmer vormerken zu lassen.

Darüber hinaus werden Internetadressen mit Informationen zu Grundlagen von klinischen Studien, deren Durchführung, Beurteilung und Bewertung aufgelistet.

18.1 Studien in Deutschland

Deutsches Krebsstudienregister
Anfragen zu laufenden klinischen Studien können direkt am Studienserver der Deutschen Krebsgesellschaft (DKG) abgerufen werden.

- http://www.studien.de

KKS, Koordinierungszentren für klinische Studien
Diese Fördermaßnahme des BMBF hat zum Ziel, die Kompetenz im Bereich der klinischen Studien in Deutschland weiter zu entwickeln und die Qualität klinischer Forschung zu verbessern.

- http://www.kks-info.de

Grundlagen klinischer Studien
Die Universität München informiert über die Grundlagen der klinischen Studien, deren Durchführung, Beurteilung und Bewertung. Phasen I-IV und verschiedene Fachbegriffe werden erklärt.

- http://www.med.uni-muenchen.de/tzm/empfehlung/gastro/s49.html

GlaxoWellcome Deutschland, klinische Prüfungen
Die Firma Glaxo Wellcome bietet per Internet die Möglichkeit, sich als Prüfarzt oder Patient über einzelne aktuelle und geplante klinische Studien in verschiedenen Indikationen zu informieren und als interessierter Teilnehmer vormerken zu lassen. Derzeit werden Studien bei Asthma, chronischer Bronchitis, Brustkrebs, Epilepsie und Reizdarmsyndrom vorgestellt.

- http://www.gesundheitswesen.de/indexgw.html

Therapieoptimierungsstudien, Gesellschaft für Pädiatrische Onkologie und Hämatologie (GPOH)

Laufende Studien zu Krebserkrankungen im Kindesalter, u.a. zu akuten lymphatischen und myeloischen Leukämien.

- http://www.gpoh.de/therapieoptimierung.html

Laufende Studien, Rheumatologie

Neben allgemeinen Informationen zu Studien wird eine Liste aller Studien im Kompetenznetzwerk Rheuma gezeigt.

- http://www.rheumanet.org/information/patient/studien/patient_studien.asp

Lymphome, Kompetenznetz Maligne Lymphome

Eine Übersicht der aktiven Studien zu Morbus Hodgkin und Non-Hodgkin-Lymphomen.

- http://www.lymphome.de/klinischestudien/aktivestudien

Hodentumoren

Laufende Therapiestudien bei Patienten mit Hodentumoren.

- http://www.hodenkrebs.de/studien/studien.htm

Zentrum für Therapiestudien Leipzig, Studienambulanz

Als Patient Teilnahmemöglichkeit an Studien.

- http://www.therapiestudien.de

18.2 Internationale Studien

Current Controlled Trials

Weltweit mehr als 10000 randomisierte kontrollierte Studien (RCT) mit Links.

- http://www.controlled-trials.com

Laufende klinische Studien im Internet (USA)

Das Projekt im Internet sammelt seit 1998 staatlich oder privat geförderte Studien, die experimentelle Behandlungen schwerer und lebensbedrohlicher Krankheiten oder Zustände betreffen. Derzeit umfasst es nahezu 6000 Studien. Patienten können sich aufnehmen lassen.

- http://clinicaltrials.gov

University of Pennsylvania Cancer Center Protocol Finder

Sie können die Therapieprotokolle der laufenden Studien, allgemein oder für bestimmte Krankheiten, suchen.

- http://www.oncolink.upenn.edu/clinical_trials/protocols.html

PDQ (USA)

PDQ (Physician Data Query), eine umfangreiche Krebsdatenbank vom National Cancer Institute (NCI), Bethesda/USA, mit monatlichen krebsbezogenen Informationen und Therapieprotokolle von abgeschlossenen Studien. Außerdem zeigt PDQ Protokolle über momentan laufende klinische Versuche („active/ongoing clinical trials", meist in den USA), bei denen noch Patienten aufgenommen werden können.

- http://www.meb.uni-bonn.de/cancernet/pdqpt.menu.html

National Research Register, UK

Abfrage der laufenden und abgeschlossenen Studien in England.

- http://www.update-software.com/national

Biomedcentral

Der Verlag, der im Internet publiziert, verfolgt das Ziel, freien Zugang zu biomedizinischer Forschung (Peer-Reviewed) zu ermöglichen und das Studiendesign vor dem Beginn der Untersuchungen zu veröffentlichen.

- http://www.biomedcentral.com

Consort-Statement

Checkliste und Flussdiagramm zum Downloaden als PDF-Datei zur Konzeption klinischer Studien für mehr Transparenz und Systematik.

- http://www.consort-statement.org

Leitlinien für Verfasser medizinischer Artikel

- http://www.Instructions4Authors.com

19 Bibliotheken und E-Fachzeitschriften

19.1 Medizinbibliotheken im Internet

Medizinbibliotheken bieten im Internet inzwischen einen hervorragende Plattform für Wissensrecherchen. Sie müssen sich nicht mehr auf den Weg zu den Bibliotheken machen, vom eigenen Arbeitsplatz aus können Sie nach Artikeln, Dissertationen oder Büchern suchen. Die deutschen Bibliotheken bieten komfortable Suchoberflächen und mächtige Datenbanken. Dank bibliothekeigener Lieferdienste werden bestellte Artikel per E-Mail oder per Post deutschlandweit geliefert.

Allgemeines

Arbeitsgemeinschaft für medizinisches Bibliothekswesen
Die Arbeitsgemeinschaft für medizinisches Bibliothekswesen gibt eine sehr gute Übersicht über nationale und internationale Bibliotheken.

- http://www.agmb.de

Zentrale Medizinbibliotheken

Es existieren im Internet viele Bibliotheken. Ich möchte mich lediglich auf zwei zentrale Bibliotheken konzentrieren. In der Regel kommt man bei der Suche nach medizinischen Beständen damit zurecht.

Karlsruher Virtueller Katalog (KVK)
Der KVK ist ein Dienst der Unibibliothek Karlsruhe zum Nachweis von 60 Mio. Büchern und Zeitschriften in Bibliotheks- und Buchhandelskatalogen weltweit. Der Karlsruher Virtuelle Katalog (KVK) ist ein **Meta-Suchinterface für WWW-Bibliothekskataloge.** Die eingegebenen Suchanfragen werden an mehrere WWW-Bibliothekskataloge gleichzeitig weitergereicht und die jeweiligen Trefferlisten angezeigt; er ermöglicht die Suche in nationalen und internationalen Bibliotheken. Der KVK verfügt selbst über keine eigene Datenbank.

- http://www.ubka.uni-karlsruhe.de/kvk.html

Deutsche Zentralbibliothek für Medizin in Köln
Die Deutsche Zentralbibliothek für Medizin ist in der Bundesrepublik Deutschland die zentrale Fachbibliothek für Medizin und Gesundheitswesen. Sammelschwerpunkte sind die in der Medizin und den Biowissenschaften besonders wichtigen Zeitschriften in allen Weltsprachen sowie Bücher, besonders in deutscher und englischer Sprache. Die Online-Kataloge erlauben eine erweiterte Suche, ähnlich wie bei MEDLINE. Dissertationen können

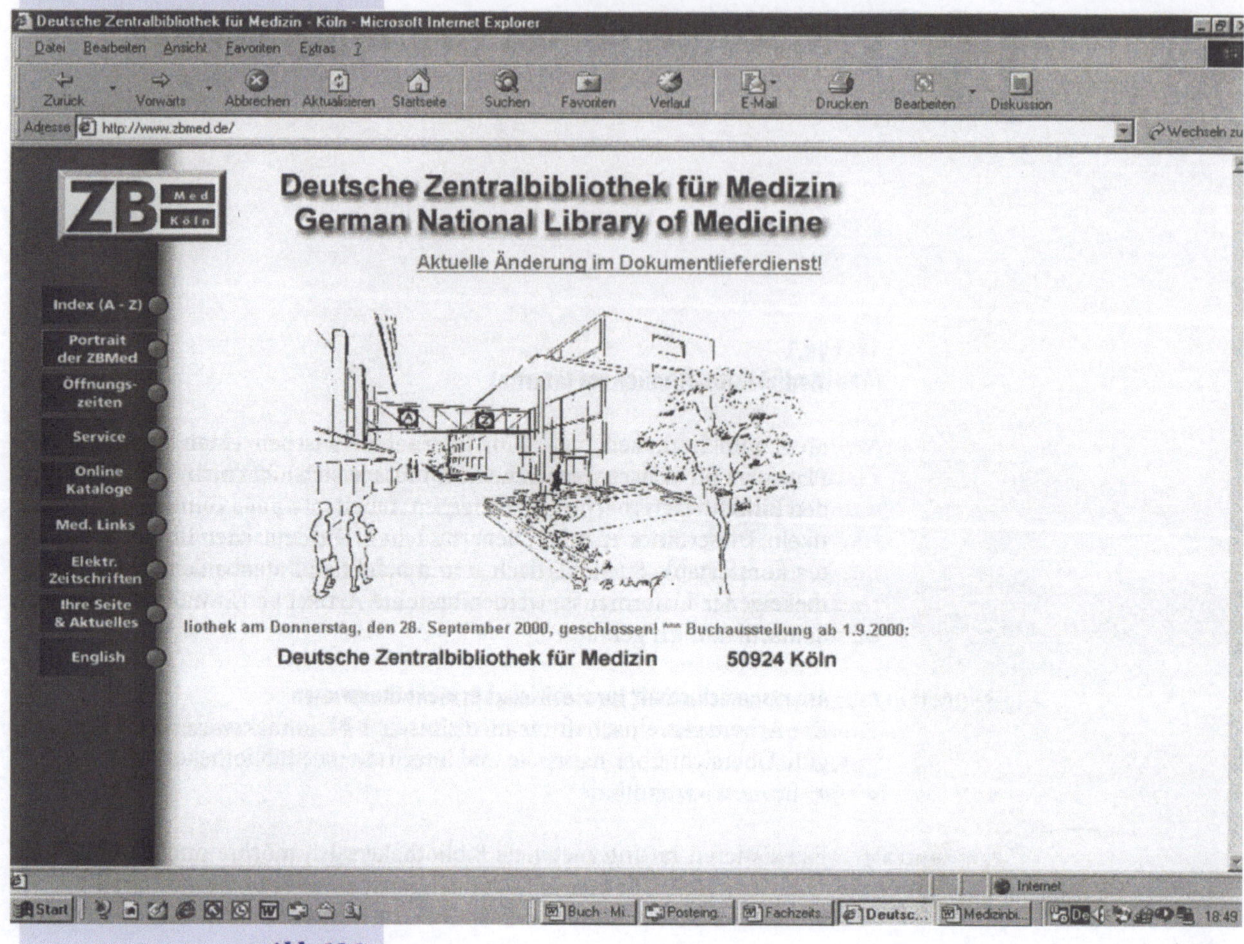

Abb. 19.1.
Zentralbibliothek für Medizin

direkt gesucht werden. E-Zeitschriften sind online ohne Bibliotheksausweis nur teilweise zugänglich (Abb. 19.1).

- http://www.zbmed.de

Bestelldienste Die neuen Bestelldienste der Bibliotheken ermöglichen einfache und unkomplizierte Bestellungen übers Internet.

Subito
Subito ist ein Bestelldienst der deutschen Bibliotheken. Sie können entweder direkt von den Verbundbibliotheken oder direkt bei Subito suchen und bestellen. Neben dem Zugang für registrierte Nutzer existiert auch ein Gastzugang. Es gibt verschiedene Tarife für unterschiedliche Nutzergruppen und für die Art der Lieferung, per E-Mail oder per Post.

- http://www.subito-doc.de

Jason
Jason ist auch ein Liefersystem der Bibliotheken, das vor allem in NRW verwendet wird. Sie können direkt in der Jason-Datenbank auf der Internetseite

der Bibliotheken nach Zeitschriftenartikeln suchen und elektronisch bestellen. Die Bestellungen werden umgehend kostenpflichtig per E-Mail oder per Post geliefert.

19.2 E-Fachzeitschriften

Elektronische Zeitschriften

Ein wesentlicher Vorteil des Internets für Mediziner besteht darin, die Fachzeitschriften parallel zur Printausgabe online lesen zu können.
Die Vorteile sind:

- **Flexibilität:** Verfügbarkeit vom eigenem Arbeitsplatz aus 24 Stunden am Tag.
- **Aktualität:** Viele Zeitschriften veröffentlichen online Vorabinformationen über klinische Studien.
- **Archivierung:** In den jeweiligen Datenbanken der Zeitschriften können Sie ganz bestimmte Ausgaben oder Artikel suchen.
- **Multimedia-Elemente:** Das Internet bietet im Vergleich zu der Printversion die Einbindung von multimedialen Effekten, wie Videoausschnitte über bestimmte Krankheiten, Durchführung von Gesundheitstests usw.

Sie können auf drei unterschiedlichen Wegen den Zugang zu den Zeitschriften finden:

1. **Direkter Zugang:**
   Über die Homepage der jeweiligen medizinischen Zeitschriften, z. B. das Britisch Medical Journal http://www.bmj.com
2. **Zugang über die Bibliotheken:**
   Immer mehr Bibliotheken bieten Zeitschriften in elektronischer Ausgabe an, z. B.
   - die Zentralbibliothek für Medizin in Köln:
     http://www.zbmed.de oder
   - die Unibibliothek Münster:
     http://medweb.uni-muenster.de/zbm/index.html
3. **Zugang über Datenbanken:**
   E-Zeitschriften werden zunehmend mit den Datenbanken verknüpft. Bei MEDLINE können Sie bei den gefundenen Artikeln über eine Schaltfläche mit dem Namen der Zeitschrift den Volltext des Artikels aufrufen.

Medizinische Literaturdienste

Inzwischen bieten viele Literaturdienste ihre Hilfe an, wie Sie im Internet vor allem kostenfreie medizinische Zeitschriften finden.

Free medical Journals

Suche nach vorwiegend medizinischen Zeitschriften, meist aus dem angelsächsischen Raum, mit freiem Zugang (englischsprachig). Einfache Suche nach Fachgebieten oder nach alphabetischer Reihenfolge (Abb. 19.2).

- http://www.freemedicaljournals.com

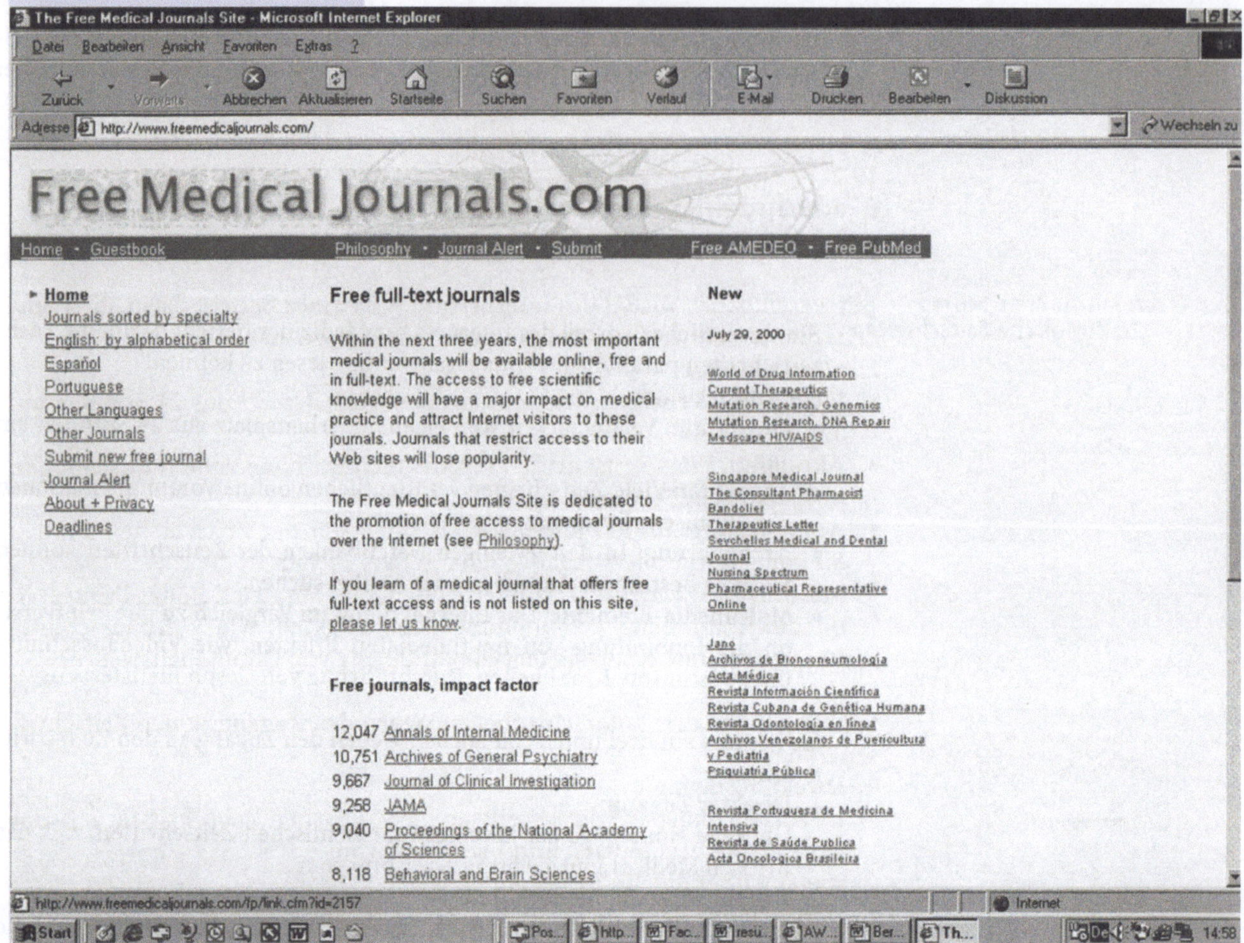

Abb. 19.2.
Free Medical Journals

Amedeo

Amedeo ist ein kostenfreier Medizinliteraturdienst, der ein Screening der neuen wissenschaftlichen Literatur für 60 Bereiche der Medizin, wie Diabetes, koronare Herzkrankheit, Aids, Brustkrebs usw., aus bis zu 50 Fachzeitschriften wöchentlich anbietet. Amedeo stellt nach eigenen Angaben mehr als 100 000 individuelle Literaturübersichten pro Monat zusammen, die per E-Mail zugesandt werden. Ich konnte mich selbst von der Zuverlässigkeit überzeugen, meine Literaturübersicht über Asthma kam immer pünktlich (Abb. 19.3).

- http://www.amedeo.com

Multimedica

Bei dem kostenpflichtigen Online-Gesundheitsdienst für Ärzte freier Zugang zu zahlreichen deutschen medizinischen Fachzeitschriften.

- http://www.multimedica.de

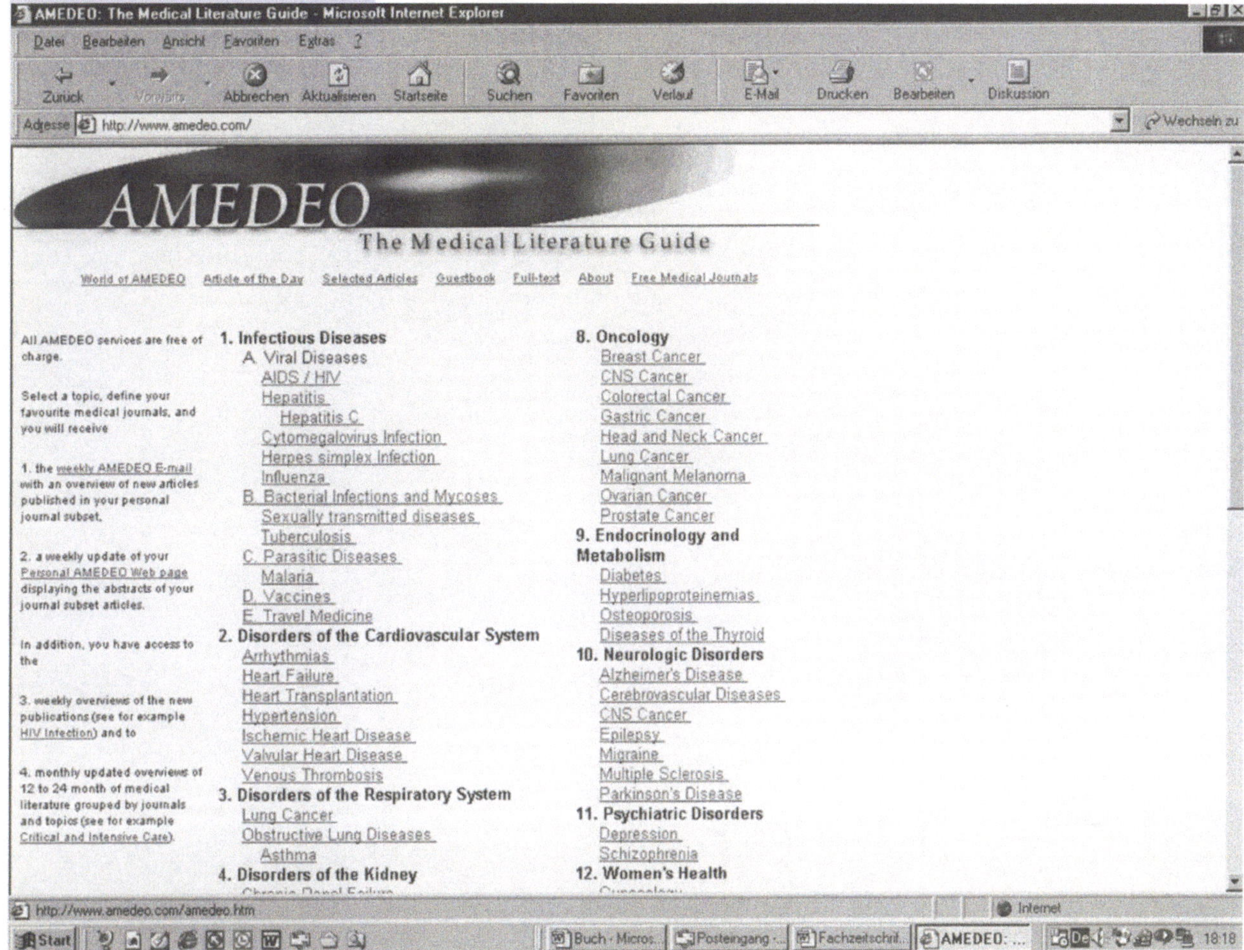

Abb. 19.3. Amedeo

Publikationsrichtlinien für Medizin

Unter dieser Internetadresse finden Sie alle international wichtigen medizinischen Zeitschriften mit Angaben über Publikationsrichtlinien.

- http://www.mco.edu/lib/instr/libinsta.html

20 Nachschlagewerke

Das Internet hat als neues Medium die Kommunikation in der Welt revolutioniert. Vor allem gibt uns das Internet ein mächtiges Werkzeug zur Wissensrecherche an die Hand. Neben den Datenbanken existieren im WWW eine Fülle von Wörterbüchern und Lexika mit kostenfreiem Zugang, die uns die tägliche Arbeit am Computer erleichtern können. Von den vielen Adressen habe ich ein paar Rosinen ausgepickt.

20.1 Medizinische Nachschlagewerke

Wörterbücher

Roche Lexikon

Das Roche Lexikon wird nur in Verbindung mit Partnern angeboten. Auf der Homepage müssen sie eine Partnerseite anklicken (Abb. 20.1).

- http://www.roche-lexikon.de

Krebsinformation

Fachbegriffe für Krebskrankheiten vom Krebsinformationsdienst (KID) des DKFZ.

- http://www.krebsinformation.de/fachbegriffe.html

Medizinischer Fremdsprachenassistent

Patient und Arzt können jeweils ihre Sprache und dann aus der Liste im linken Rahmen einen Fragenkomplex wählen. Anschließend kann das Interview zweisprachig direkt am Bildschirm durchgeführt werden (Abb. 20.2).

- http://www.medlingua.com

Medical glossary

Medical glossary übersetzt von derzeit über 1800 medizinischen Begriffen in neun Sprachen: Englisch, Niederländisch, Französisch, Deutsch, Italienisch, Spanisch, Portugiesisch und Dänisch. Die Wörter sind sowohl in populärer als auch in wissenschaftlicher Form vorhanden.

- http://allserv.rug.ac.be/~rvdstich/eugloss/welcome.html

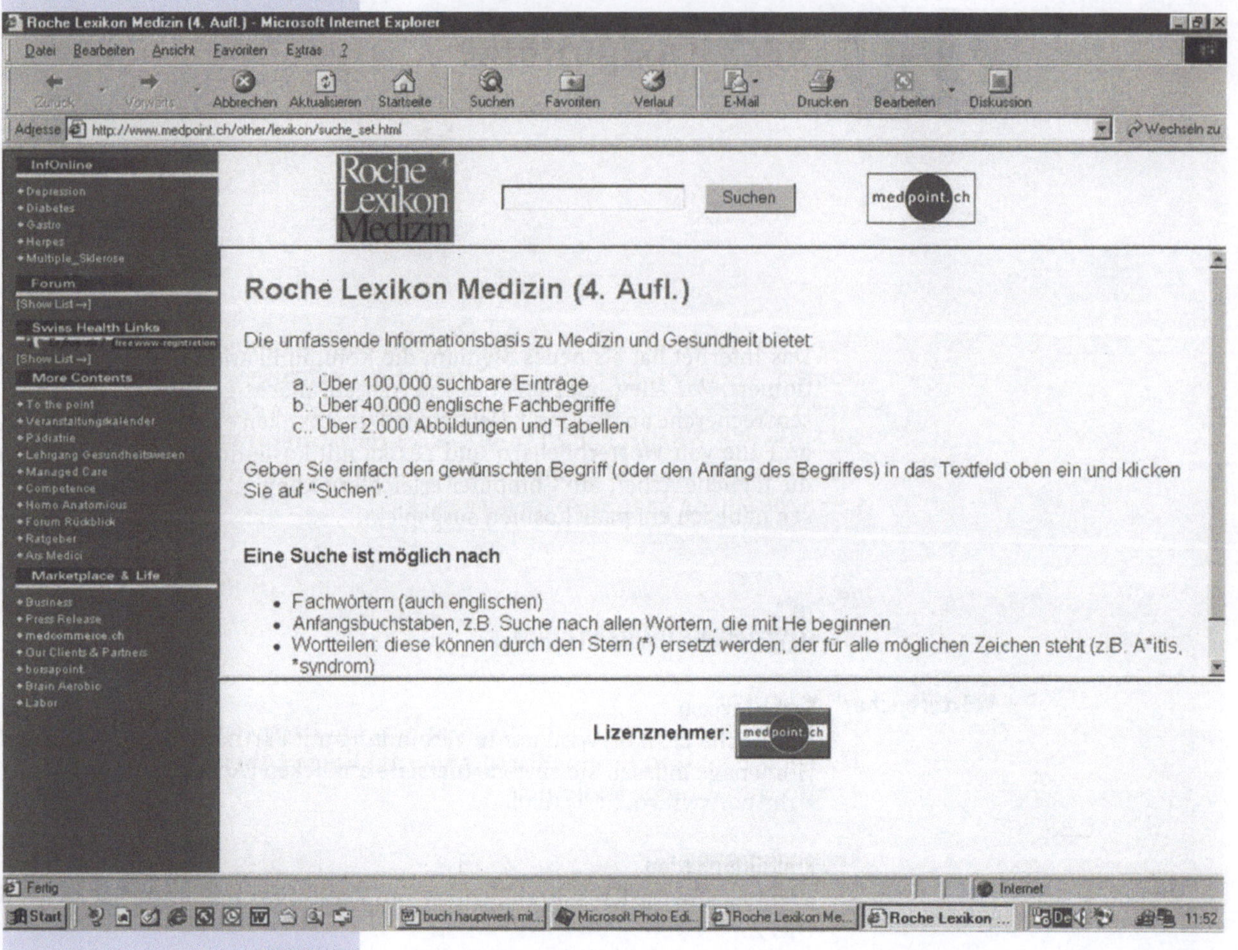

Abb. 20.1.
Roche-Lexikon

Wörterbuch des Gesundheitswesens

Länder- und systemspezifische Begriffe aus dem Bereich des Gesundheitswesens in deutsch, englisch, französisch vom BKK-Bundesverband. Auf der Website sind ein alphabetischer Index, ein Themenindex und eine tabellarische Übersicht für fremdsprachige Entsprechungen zu den Bezeichnungen deutscher Gesundheitsinstitutionen enthalten.

- http://www.hurisc.org/bkkwort/introd.htm

Lehrbücher

Harrisons online

Das Standardwerk der inneren Medizin wird fast täglich aktualisiert. Kostenpflichtig.

- http://www.harrisonsonline.com

Merck Manual of Diagnosis and Therapy

- http://www.merck.com/pubs/mmanual

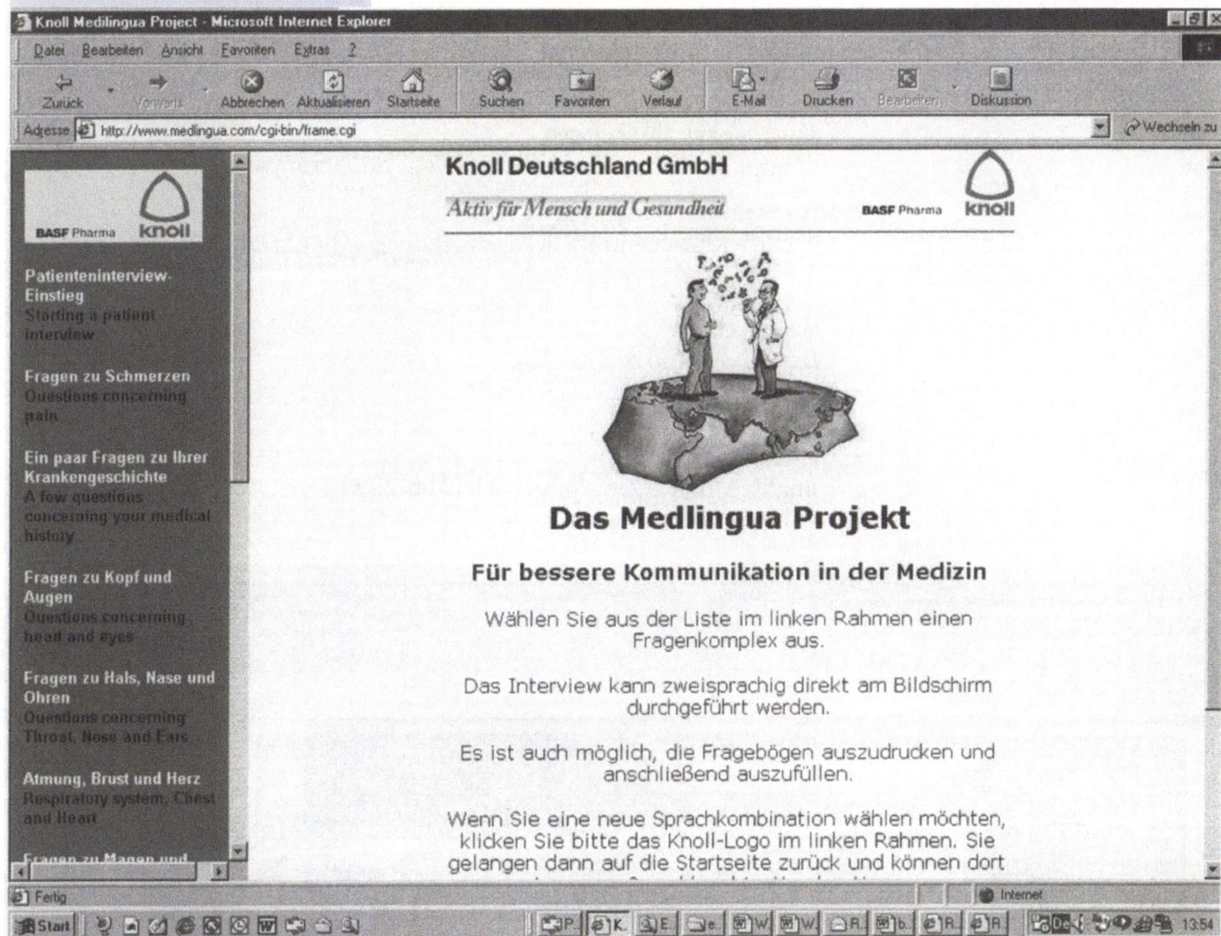

Abb. 20.2. Medizinischer Fremdsprachen-assistent

Dynamed

Medizinische Datenbank über Krankheiten, wird kontinuierlich aktualisiert (englischsprachig).

- http://www.dynamicmedical.com

Emedicine

Elektronisches Lehrbuch, komplettes Notfallmedizinkapitel, weitere Themen noch in der Vorbereitung.

- http://www.emedicine.com

20.2 Allgemeine Nachschlagewerke

Akronyme und Abkürzungen

- http://www.chemie.fu-berlin.de/cgi-bin/acronym

Deutsch-englisches Wörterbuch

- http://www.tu-chemnitz.de/urz/netz/forms/dict.html

Meyers Lexikon

Das Wissen von A-Z

- http://www.iicm.edu/ref.m10

Britannica

Englischsprachiges Wörterbuch (Abb. 20.3).

- http://www.britannica.com

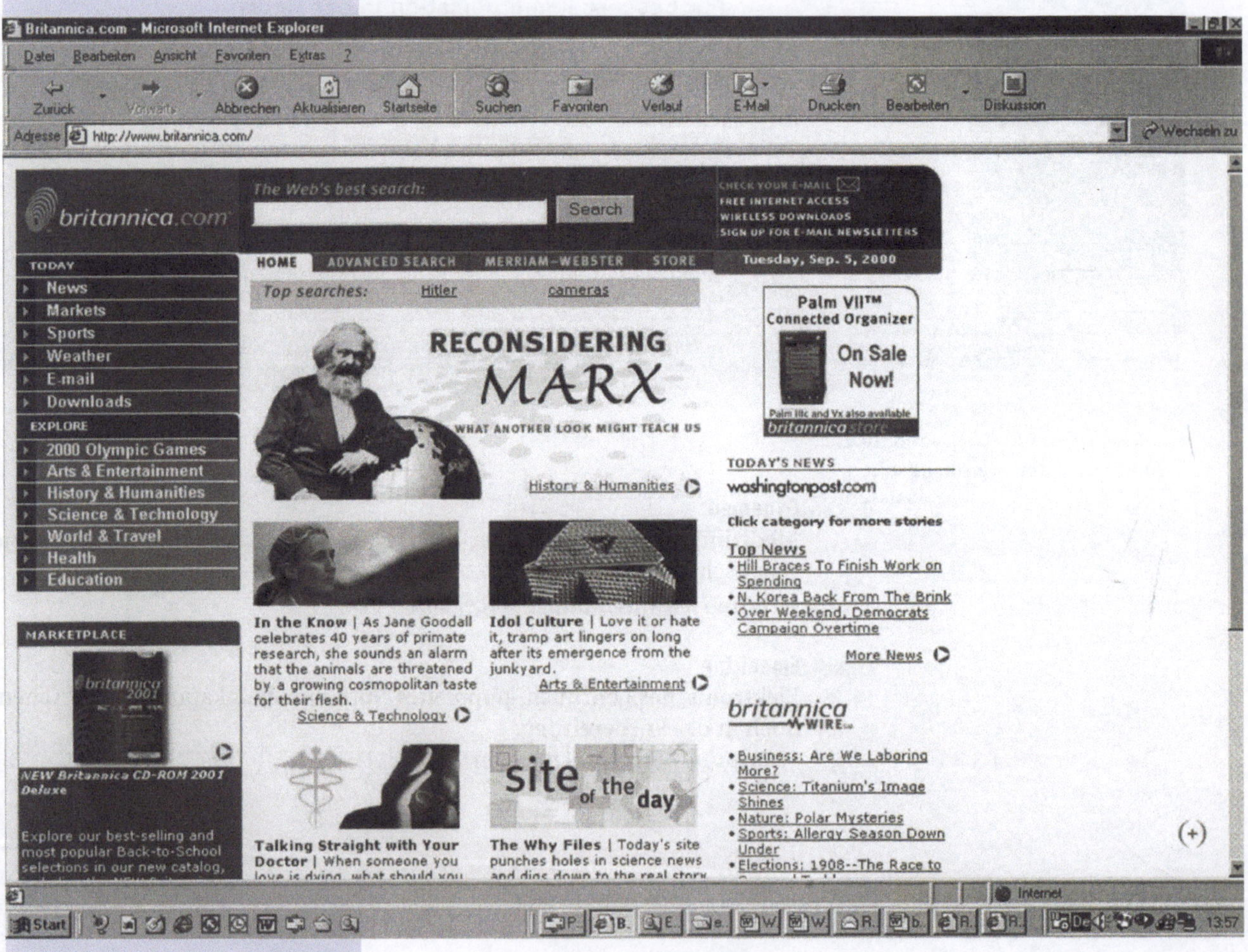

Abb. 20.3. Britannica

21 Fortbildungen und Kongresse

21.1 Fortbildungen

Lernen am Computer hat vor allem auch durch den Internetaufschwung der letzten Jahre an Aktualität gewonnen. Die neuen multimedialen Möglichkeiten werden verstärkt ausgenutzt.

In diesem Kapitel werden hauptsächlich die Lernangebote im Internet geschildert.

Vorteile:

- international,
- kostengünstig,
- Bindung der multimedialen Effekte,
- Bindung von Internetdatenbanken,
- zeitliche und örtliche Unabhängigkeit des Lernenden.

Hierbei werden vorwiegend folgende Lehrmethoden angewandt:

- reines Anbieten von Informationen auf der Webseite,
- zusätzliche tutorielle Begleitung mit E-Mails und Diskussionsforen,
- interaktive Lernsysteme, in denen der Teilnehmer aktiv bestimmte Lerninhalte üben und Probleme lösen kann.

Zertifizierte Fortbildung online

In einer gemeinsamen Initiative von Multimedica, dem Internistenverband und der Landesärztekammer Bayern werden im Internet zertifizierte Fortbildungen für Praxisärzte angeboten. Damit wird die Fortbildung vom eigenen Computer aus möglich. Abonnenten des medizinischen Online-Dienstes können dort Fortbildungskapitel durcharbeiten, danach Multiple-choice-Tests machen und so Punkte für ein Fortbildungszertifikat sammeln.

Die Fortbildungsmodule sollen in Zukunft erweitert werden. Sie werden in Zusammenarbeit mit der Zeitschrift „Der Internist" und dem Berufsverband deutscher Internisten zusammengestellt.

Das Vorbild ist das Konzept der CME (Continuous Medical Education), das in den USA vor Jahren eingeführt worden ist. Die Ärzte dort müssen ihre Fortbildung nachweisen. In Deutschland gibt es Bemühungen, ein ähnliches Konzept zu etablieren. Seit dem Beschluss des Ärztetages von 1999 gibt es für den Nachweis der Fortbildung erstmals ein formales System für eine freiwillige Zertifizierung der Fortbildung. Sie ermöglicht Teilnehmern an Fortbildungsveranstaltungen, Punkte zu sammeln und bei ihrer Kammer einzureichen, um dann ein Zertifikat zu bekommen.

Continuing Medical Education (CME) online in Springer-Fachzeitschriften
Der Springer-Verlag bietet die Möglichkeit einer Online-Zertifizierung nach Fachgebieten. Die Aktion wird bereits von den Landesärztekammern Hessen, Bayern, Nordrhein und Bremen unterstützt.

Continuing Medical Education (CME) online in Springer-Fachzeitschriften
Der Springer-Verlag bietet die Möglichkeit einer Online-Zertifizierung nach Fachgebieten. Die Aktion wird bereits von den Landesärztekammern Hessen, Bayern, Nordrhein und Bremen unterstützt.

- http://www.medizinonline.de

Zertifizierte Forbildung Multimedica
Gemeinsame Initiative von Multimedica, dem Internistenverband und der Landesärztekammer Bayern: zertifizierte Fortbildungen für Praxisärzte.

- http://www.multimedica.de

Schizophrenie, zertifizierte-Fortbildung CME, Sanofi-Synthelabo
CME-Punkte sind beim Internetkolloquium zum Thema Schizophrenie erhältlich.

- http://www.schizophrenie-kolloquium.com

Weitere Adressen zur medizinischen Fortbildung

Radiologische Fallsammlung
Radiologische Fallsammlung des American College of Radiology (s. Abb. 10.6).

- http://radweb.med-rz.uni-saarland.de/static/en/index.htm

Dermatologie-Atlas
Dermatologischer Bildatlas der Universität Erlangen.

- http://dermis.net

Virtual Hospital Homepage
Ein Muss für jeden Mediziner, der im Internet surft. Sehr anschaulich und lehrreich wird ein virtuelles Krankenhaus im Internet präsentiert.

- http://vh.radiology.uiowa.edu

Ringvorlesung
Das Pharma-Unternehmen GlaxoSmithKline bietet eine Ringvorlesung an.

- http://www.ringvorlesung.de

Diagnoseübung
Die Webseite von Mdchoice bietet für Mediziner die Möglichkeit, anhand von Fällen, wie „Foto Rounds", „ECG Rounds" und „Pediatric Radiology", ihre Fähigkeiten zur Diagnoseerstellung zu erweitern.

- http://www.mdchoice.com

MedWeb Short Case Database
Klinische Fallvorstellungen aus verschiedenen Fächern mit Quizfragen, eingerichtet von der Universität von Birmingham, England.

- http://medweb.bham.ac.uk/http/caa/cases/case.html

Visible Human, Anatomie
Ein im Gefängnis verstorbener Amerikaner hat seine Leiche der Forschung zur Verfügung gestellt. Sie wurde in dünne Scheiben geschnitten und digita-

lisiert. Auf dieser Weise ist das Anschauungsmaterial entstanden, das man im Internet in jedem beliebigen Querschnitt auswählen und ansehen kann.

- http://visiblehuman.epfl.ch

Augenheilkundliche Fälle aus Wien
Interaktive praxisnahe Fallpräsentationen.

- http://www.akh-wien.ac.at/augen

Traumatrainer
Ein unterhaltsames Lernprogramm mit originellen Fällen.

- http://www.trauma.org/resus/moulage/moulage.html

ProMediWeb
Problemorientiertes Lehren und Lernen in der Medizin unter Nutzung des WWW.

- http://www.uni-duesseldorf.de/promediweb

Docs 'n Drugs der Universität Ulm
Computergestütztes Lernen.

- http://www.docs-n-drugs.de

Classbuilder
Hier können Sie innerhalb einer kurzer Zeit Ihren Cyberunterricht, auch für medizinische Zwecke, zusammenstellen (englischsprachig).

- http://www.classbuilder.com

21.2 Kongresse

Nationale Kongresse

Kongresskalender der Universität Düsseldorf
Die AWMF-Geschäftsstelle gibt alle zwei Monate eine Übersicht über alle überregionalen Kongresse und Jahrestagungen der AWMF-Mitgliedsgesellschaften und wichtige interdisziplinäre Kongresse heraus.

- http://www.uni-duesseldorf.de/www/awmf/awmfkong.htm#kalender

DMW-Kongresskalender
Veranstaltungstermine werden übersichtlich fachübergreifend nach Monaten und Jahren gezeigt.

- http://www.thieme.de/dmw/inhalt/service/kongress/koka.htm

Kongresskalender Spitta-Verlag
Mithilfe von Selektionskriterien, wie „Fachgebiet“, „Suchbegriff“, „Ort“, „Bundesland“, „Zeitraum“, kann man die Suche eingrenzen.

- http://www.spitta.de/human/kongresse/frame.php3

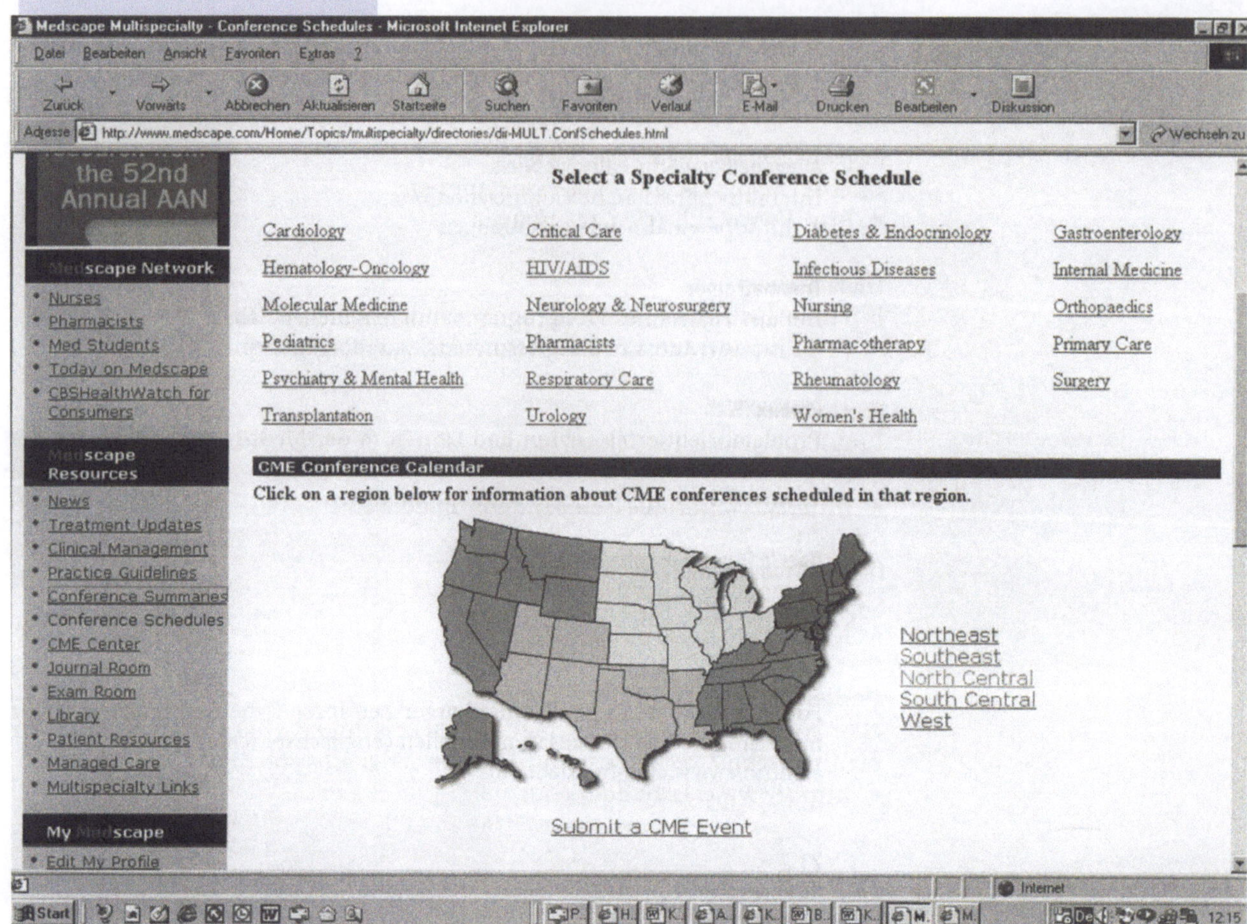

Abb. 21.1. Medscape

Internationale Kongresse

Medizinische Kongresse national und international

Der Kongresskalender vom MKK-Verlag in Neu-Isenburg. Filterung nach Fachgebieten und Ländern möglich. Ausführliche Infos über die jeweiligen Veranstaltungen erst nach Registrierung möglich.

- http://www.medizinische-kongresse.de

Medscape

Die amerikanische Medizinsuchmaschine Medscape bietet ein umfassendes Serviceangebot mit Vorankündigungen, Zusammenfassungen der Kongresse und Terminkalender, nach Fachgebieten geordnet. Die Informationen sind auf der linken Leiste unter „Medscape Ressources/Conferences" zu finden (Abb. 21.1).

- http://www.medscape.com

MEDICA

Die MEDICA-Messe: vor allem vor der Messe kann man sich über die Aussteller auf der MEDICA-Homepage informieren.

- http://www.messe-duesseldorf.de

22 Arzt- und Kliniksuche

Mithilfe des Internets können Sie anhand von Diagnose- und Therapieschwerpunkten nach einem passenden Krankenhaus oder Arzt suchen. Die Auskunftsdienste listen die Kliniken und Ärzte nach Fachrichtungen und nicht nach Qualitätskriterien auf.

Ich habe lediglich die Dienste auf die Liste genommen, die eine Testsuche bestanden haben. Zu meinem Erstaunen konnten viele Anbieter selbst bei einfachen Suchanfragen keine entsprechenden Ergebnisse liefern.

22.1 Allgemeine Verzeichnisse

Yellowmap
Das umfangreichste deutsche Branchenverzeichnis im Internet. Suche in alle Richtungen im Gesundheitsbereich möglich: Kliniken, Ärzte, Apotheker und mehr. Die Ärzte sind mit ca. 120000 Einträgen vertreten. Der Grundeintrag ist wie üblich frei. Die Auswahl erfolgt regional und auf Wunsch wird auch gleich der beste Anfahrtsweg zur ausgewählten Adresse auf einer Straßenkarte angezeigt. Auch viele Gesundheitsportale nutzen den Dienst von yellowmap.

- http://www.yellowmap.de

22.2 Arzt-Auskunft-Dienste

Die Zahl der Arzt-Auskunft-Dienste wächst kontinuierlich. Patienten, die bundesweit oder regional nach Ärzten suchen, können zwischen vielen Angeboten wählen. Viele Ärzte wissen gar nicht, wo sie aufgelistet sind. Die Dienste kaufen die Adressen häufig von Fachverlagen für Adressen.

Die Suche erfolgt meist nach Fachgebieten, Orten oder Postleitzahlen. Die gelieferten Angaben entsprechen denen auf dem Praxisschild der Ärzte.

Der Standardeintrag für die Ärzte bei den Diensten ist oft kostenfrei. Kostenpflichtige Angebote, wie das Erstellen einer Praxis-Homepage, werden von den Ärzten kaum genutzt.

Arztsuchservice, Bundesärztekammer
Suchmöglichkeit für Patienten nach niedergelassenen Ärzten in ihrer Nähe. Kostenfreier Eintrag der Mediziner in die Datenbank auf Wunsch.

- http://www.arzt.de/arztsuche/index.html

GEFIS

Einer der größten Auskunftsdienste für Arztadressen in Deutschland. 109.000 Humanmediziner und 46.000 Zahnärzte stehen in den Dateien von d-medico von GEFIS.

- http://www.d-medico.de

Medifix

Medifix sucht in 116.962 Einträgen nach Ärzten, Zahnärzten und Heilpraktikern.

- http://www.medifix.de

Arztatlas

Der Arztatlas verfügt inzwischen über einen Datenpool von rund 80.000 Arzt- und Zahnarztpraxen mit insgesamt 120.000 Einträgen.

Auf Wunsch können die Ärzte auch ihre E-Mail-Adresse und Homepage angeben.

- http://www.arzt-atlas.de

Regionale Arztsuche

In den Verzeichnissen der regionalen Ärztekammern (ÄK) und der Kassenärztlichen Vereinigungen (KV) werden in der Regel die ambulant tätigen Ärzte aufgelistet. Die Verzeichnisse der KV erfassen zusätzlich die psychologischen Psychotherapeuten.

Berlin

Lokaler Arzt-Such-Service.

- http://www.gesundheit-berlin.de

Bremen, KV Bremen

- http://www.bremen.de

Bayern, BÄK

- http://www.arzt-bayern.de

Baden-Württemberg

Arztverzeichnis der KV Nord-Württemberg.

- http://www.kvnw.de/home/arzverzeichnis/index.html

Arztverzeichnis der KV Südbaden.

- http://www.kvsb.de/html/patienteninfo/patienteninfo.htm

Krankenhäuser, Pflege- und Reha-Einrichtungen (BWKG).

- http://www.krankenhaus-fuehrer.de

Brandenburg, KVBB

- http://www.kvbb.de

Hamburg, KV Hamburg

- http://www.kvhh.de

Hessen

Nordhessen Gesundheitsnetz Kassel.

- http://www.g-n-n.de

Mecklenburg-Vorpommern

Ärztenavigator der KV.

- http://213.69.147.18

NRW

NRW-Krankenhaus-Datenbank des Gesundheitsministeriums.

- http://www.mfjfg.nrw.de/aufgaben/gesundheit/index-ges-datenbank.htm

Online-Arztverzeichnis der KV Nordrhein und der KV Westfalen-Lippe (ein Suchkriterium sind Fremdsprachenkenntnisse).

- http://www.kvno.de

Landschaftsverband-WL Psychiatrie-Verbund.

- http://www.lwl.org/lwl/gesundheit/psychiatrieverbund/einrichtungen/index2_html

Niedersachsen, KVN und ÄKN

- http://www.arztauskunft-niedersachsen.de

Rheinland-Pfalz

Arztfinder, KV Pfalz

- http://www.pfaelzer-aerzte.de/asp/doc-find/start1.asp

Ärzte in Rheinhessen, ÄK

- http://www.aerzteseite.de/mainsite/adressen/adressen.html

Sachsen-Anhalt, KV

- http://www.kvsa.de/service/service/request.htm

Sachsen

Sächsischer Gesundheitslotse:

- http://www.gesundheitslotse-sachsen.de

Schleswig-Holstein

Arztfindex der Ärztekammer:

- http://www.arztfindex.de/

Thüringen

Online-Arztsuche der KV:

- http://www.kvt-arzt.de

22.3 Krankenhausadressen

Kliniken.de

Aktuelles Verzeichnis der Kliniken und Krankenhäuser für den deutschsprachigen Raum.

- http://www.kliniken.de

Universitätskliniken in Deutschland

- http://www.medknowledge.de/klinik-arztsuche/universitaets_kliniken.htm

22.4 Fachkliniken

Augenheilkunde

- http://augenheilkunde_kliniken.htm

Hautheilkunde (Dermatologie)

Unikliniken: Dermatologie.

- http://www.medknowledge.de/klinik-arztsuche/dermatologie_kliniken.htm

Dermatologische Kliniken.

- http://www.derma.de/ddg/kliniken/index.html

Gastroenterologie (Magen-Darm-Erkrankungen)

- http://www.knoll-deutschland.basf.de/knoll/html/d/ikcenter/gastro/unis.htm

Herzchirurgie

- http://www.ruhr-uni-bochum.de/~buchwdbs/kt2/klin.htm

Kardiologie (Herzkrankheiten)

- http://www.knoll-deutschland.basf.de/knoll/html/d/ikcenter/kardio/unis.htm

Kardiologische Rehabilitationskliniken

- http://www.dgpr.de

Neurologie (Nervenkrankheiten)

- http://www.medknowledge.de/klinik-arztsuche/kliniken_neurologie.htm

Onkologie (Krebskrankheiten)

- http://www.medknowledge.de/klinik-arztsuche/kliniken_krebserkrankung.htm

Orthopädie, Universitätskliniken

- http://www.medknowledge.de/klinik-arztsuche/orthopaedie_kliniken.htm

Pädiatrie (Kinderheilkunde)

- http://kliniken_kinderheilkunde.htm

Psychiatrie, Psychotherapie und Suchtmedizin

- http://www.medknowledge.de/klinik-arztsuche/kliniken_psychiatrie.htm

Pulmonologie (Atemwegserkrankungen)

Die Deutsche Atemwegsliga bietet auf ihrer Website eine Liste der pneumologischen Fachkliniken für Kinder und Erwachsene im Microsoft-Excel-Format.

- http://www.atemwegsliga.de/pages/pneufachkl_download.htm

Rheumazentren

- http://www.medknowledge.de/klinik-arztsuche/kliniken_rheumatologie.htm

Sportmedizin

- http://www.medknowledge.de/klinik-arztsuche/sportkliniken.htm

22.5 Reha-Kliniken

Vorsorge und Rehabilitationskliniken

Auf den Seiten vom Arbeitskreis Gesundheit, Bonn, können Sie Informationen zu über 500 Vorsorge- und Rehabilitationskliniken abrufen. Die Informationen sind nach den Orten der Kliniken, nach Bundesländern und den medizinischen Indikationen geordnet. Die Homepage ist übersichtlich, einfach zu bedienen und liefert viele Zusatzinformationen über die Kliniken und die Rehabilitation allgemein (Abb. 22.1).

- http://www.rehaklinik.com

Handbuch Reha- und Vorsorgeeinrichtungen

Die Online-Version des „Handbuch Reha- und Vorsorgeeinrichtungen '99". Komfortable Suche nach den Kategorien Bundesländer, Orte und Schwerpunkte. Zusätzlich Informationen über das Thema Rehabilitation.

- http://www.rehakliniken.de

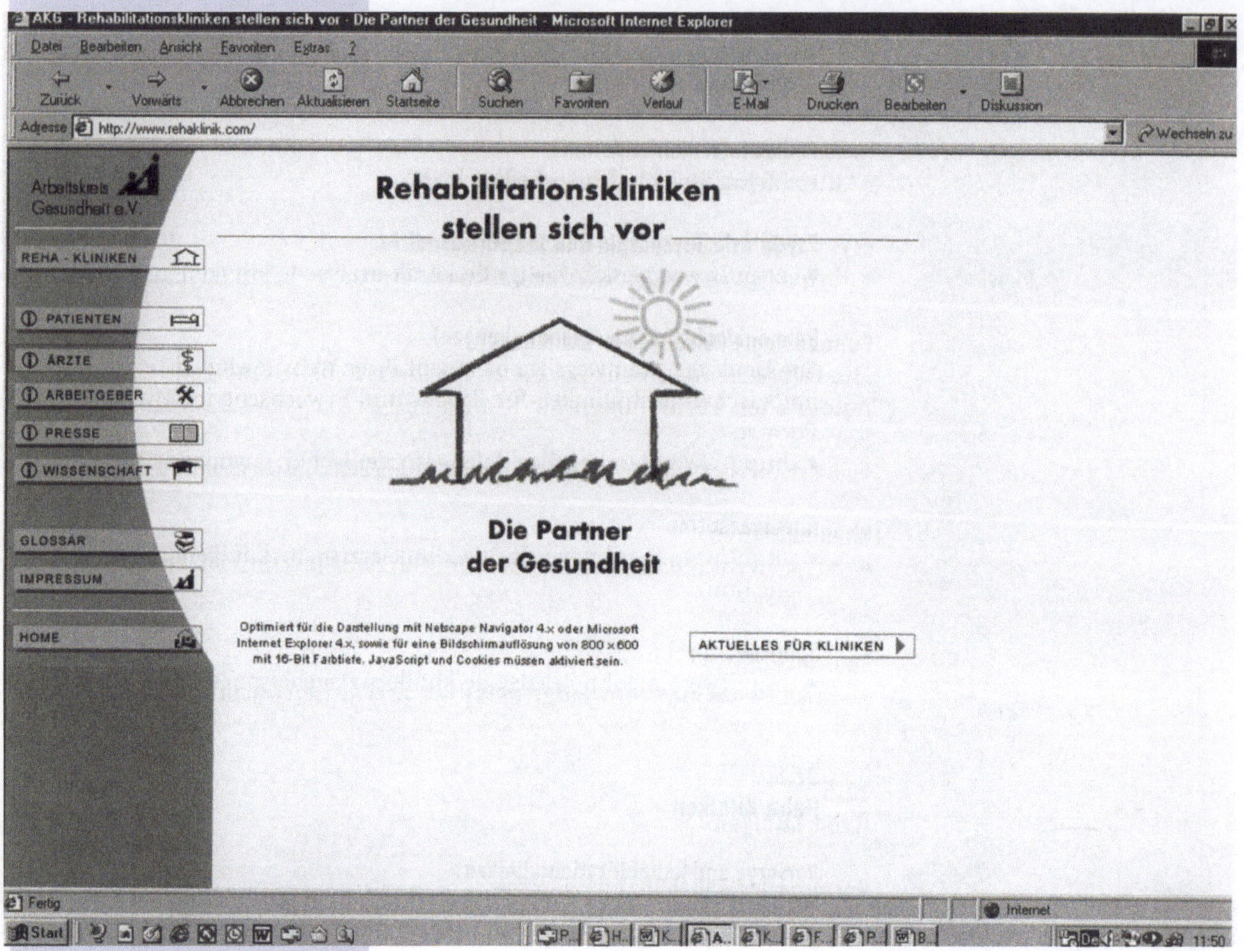

Abb. 22.1.
Reha-Einrichtungen

23 Berufs- und Fachverbände

23.1 Fachgesellschaften

Auf der Homepage-Seite von der Arbeitsgemeinschaft der Wissenschaftlichen Medizinischen Fachgesellschaften (AWMF) können Sie die einzelnen wissenschaftlichen medizinischen Fachgesellschaften abrufen (Abb. 23.1).

- http://www.uni-duesseldorf.de/www/awmf

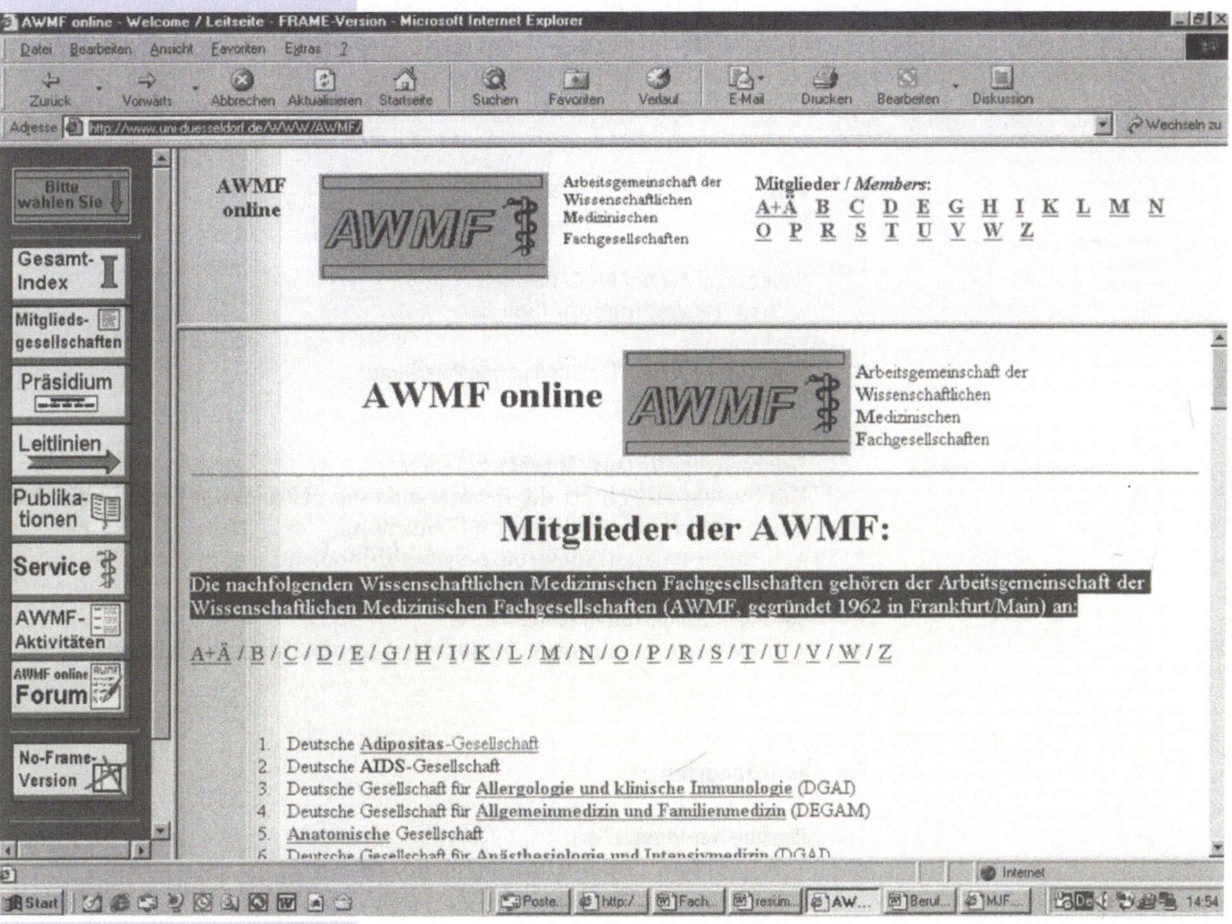

Abb. 23.1. AWMF

Bundesärztekammern

Aktuelle Nachrichten, Termine, Gerichtsurteile, Gesundheitsratgeber, Arzneimittelinformationen. Adressenliste der Ärztekammern Deutschland.

- http://www.bundesaerztekammer.de

Kassenärztliche Bundesvereinigung

Zusammenschluss der Kassenärzte zur Wahrung ihrer Interessen gegenüber den Krankenkassen. Auswahl von Themen über Gesundheitspolitik und ambulante kassenärztliche Versorgung, Adressen der Kassenärztlichen Vereinigungen.

- http://www.kbv.de

Deutsches Ärztenetz

Im Deutschen Ärztenetz finden Sie das Angebot der ärztlichen Körperschaften (Ärztekammern und Kassenärztliche Vereinigungen) sowie weitere Ärzteorganisationen.

- http://www.arzt.de

Fachverbände

Die Adressen der einzelnen Fachverbände werden im Kapitel Fachbereiche unter den jeweiligen Fachrichtungen aufgelistet.

23.2 Ministerien

Bundesministerium für Gesundheit

- http://www.bmgesundheit.de

Bundesministerium für Bildung und Forschung

- http://www.bmbf.de

Elektronisches Antrags-/Angebotssystem easy

Das System erleichtert die Beantragung einer Projektförderung beim Bundesministerium für Bildung und Forschung.

- http://www.kp.dlr.de/profi/easy/bmbf/index.htm

Gesundheitsministerien Bundesländer

- http://www.medknowledge.de/adressen/gesundheits_ministerium.htm

23.3 Forschungszentren

Frauenhofer-Gesellschaft

- http://www.fraunhofer.de/german/index.html

Forschungszentrum für Umwelt und Gesundheit

- http://www.gsf.de

Gesundheitsberichterstattung des Bundes
- http://www.gbe-bund.de

Max-Planck-Institut für medizinische Forschung
- http://www.mpimf-heidelberg.mpg.de

Paul-Ehrlich-Institut
- http://www.pei.de

24 Online-Recht und Medizin

24.1 Praxis-Homepage

Grundsätzlich lässt sich sagen: Auf der ersten Seite der Homepage darf auch das stehen, was auf dem Praxisschild erlaubt ist. Die neue Musterberufsordnung vom Ärztetag 2000 erlaubt darüber hinaus Logos der Praxis oder Fotos des Praxisteams auf der ersten Seite.

Die Startseite der Homepage kann enthalten:

- Name,
- Praxisanschrift, Telefon, Fax, E-Mail,
- Angaben zum Facharzt,
- Sprechstunde usw.
- Logos der Praxis, Fotos des Praxisteams.

Auf den nachgeordneten Seiten können angegeben werden:

- sachliche, medizinische Informationen,
- Untersuchungsmethoden,
- besondere Heilverfahren,
- persönliche Daten: Geburtsjahr, Qualifikationen,
- Daten zur Praxis: Lage, Busverbindungen,
- Aktuelles: Urlaub, Vertretung usw.

Auf den nachgeordneten Seiten sind Hinweise nur noch auf höchstens drei Behandlungsschwerpunkte in der Praxis, die über die zertifizierten Fort- und Weiterbildungen hinausgehen, erlaubt. Die Angaben dürfen nur sachlichen Charakter haben und den Arzt nicht werbend hervorheben.

24.2 Informationen für andere Ärzte im Intranet

In geschlossenen Netzen, also solchen Computerkommunikationsnetzen, die nur für Ärzte zugänglich sind (Intranet) darf umfassend über das Leistungsspektrum der Praxis informiert werden.

Wenn Sie weiterführende aktuelle Informationen zum Thema suchen, sollten Sie das Wort „Praxisschild“ oder „Praxis-Homepage“ in die Suchmaschine der Ärzte-Zeitung eingeben, Sie bekommen eine entsprechende aktuelle Artikelauswahl:

- http://www.aerztezeitung.de/search

24.3 Recht im Internet

Domainname

Ein Domainname sollte einprägsam sein. Ein Domainname kann pro Top-level-Domain (z.B. .de für Deutschland; .com für den kommerziellen Sektor) nur ein einziges Mal vergeben werden. Domainnamen können über den Internetprovider bei der zentralen Domainvergabestelle DENIC (http://www.denic.de) beantragt werden. Dort können Sie auch herausfinden, wer der Inhaber einer Website ist.

Das Online-Recht ist in Deutschland relativ neu und viele Fragen sind noch offen. Eine ausführliche Darstellung des Domainrechtes würde den Rahmen dieses Buches sprengen. Daher beschränke ich mich lediglich auf die Grundinformationen und Empfehlungen von Internetadressen.

Im Allgemeinen kann jeder, nach dem Prinzip „wer zuerst kommt ..." einen Domainnamen beantragen, der noch frei ist. Ob ein Domainname noch frei ist, können Sie z.B. bei Puretec (http://www.puretec.de) oder bei Strato (http://www.strato.de) erfahren. Es gibt jedoch bestimmte Kriterien, die beachtet werden sollten.

Markenschutz

Um Schadensersatzansprüche zu vermeiden, überprüfen Sie vor einer Beantragung eines Domainnamens, ob der Name markenrechtlich geschützt ist. In den Fällen, in denen ein Unternehmen keine Marke besitzt, kann es mit seiner Unternehmensbezeichnung oder dem Namen eine schützenswerte Position erlangt haben. Die bekannten großen Unternehmen, wie BMW oder Volkswagen, haben diesbezüglich ein vorrangiges Recht. Zur allgemeinen Orientierung können Sie die Suchmaschinen (z. B. http://www.google.de) verwenden, ob und wo der von Ihnen gewählte Name im Internet auffindbar ist. Die Wirtschaftsdatenbank Genios (http://www.genios.de) bietet kostenpflichtig eine Suche nach Markennamen. Auch Rechtsanwälte prüfen gegen Gebühr, ob eventuell andere Rechte an einem Namen bestehen. Die Marke wird beim Patentamt angemeldet. Beim Deutschen Patent- und Markenamt München (http://www.dpma.de) finden Sie Informationen, Formulare und Merkblätter. Folgende Tipps geben nur grobe, erste Anhaltspunkte bei der Domainnamenregistrierung:

- Keine Titel von Zeitschriften, Büchern, Filmen usw. verwenden. Dies gilt in der Regel für die Titel mit einem hohen Bekanntheitsgrad.
- Städtenamen, Namen von staatlichen Einrichtungen sowie Kfz-Kennzeichen sind nicht zulässig.
- Verwenden Sie keine fremden privaten Vor- oder Nachnamen; insbesondere bei den Namen bekannter Persönlichkeiten ist Vorsicht geboten.
- Auch von so genannten „Tippfehler-Domains" ist abzuraten, die von dem Namen der bekannten Domains mit hohen Nutzerzahlen (wie z. B. http://www.yaho.de im Falle der Suchmaschine Yahoo) nur durch einen Buchstaben abweichen und somit von den Tippfehlern der Internetuser profitieren wollen.

Copyright

Texte und Multimedia

Copyright im Internet unterscheidet sich nicht von den üblichen Copyrightbestimmungen. Eigene Texte, Multimediaprodukte, Fotos, Clipart, Buttons sind durch Urheberrechte geschützt, wenn Sie dafür einen minimalen schöpferischen Aufwand vollbracht haben.

Datenbanken

Datenbanken sind auch ohne kreative Arbeit geschützt, wenn die Bereitstellung und Pflege der Datenbankinhalte einen hohen Aufwand mit sich bringt.

Linksammlungen

Für die Linksammlungen gelten die gleichen Rechtsvorschriften wie für Datenbanken. Eine Sammlung von 251 ausgewählten und redaktionell editierten Links ist bereits urheberrechtlich geschützt (http://www.netlaw.de/urteile/lgk_14.htm).

Inhalte

Für eigene Inhalte ist der Inhaber der Website voll verantwortlich.

Wenn die Homepage-Betreiber fremde Inhalte auf ihrer Website anbieten, sind sie für diese Inhalte verantwortlich, „wenn sie von diesen Inhalten Kenntnis haben und es ihnen technisch möglich und zumutbar ist, deren Nutzung zu verhindern" (§ 5 Abs. 2 Teledienstegesetz – TDG, Artikel 1 des Gesetzes Regelung der Rahmenbedingungen für Informations- und Kommunikationsdienste vom 13. Juni 1997, http://www.netlaw.de/gesetze/tdg.htm).

Links

Es wird angenommen, dass jeder Homepage-Betreiber stillschweigend sein Einverständnis zur Verlinkung seiner Homepage gibt, wenn er eine Website im Internet veröffentlicht. Daher ist es nicht notwendig, die Homepage-Betreiber um Genehmigung zu bitten. Wenn man jedoch von dem Betreiber der Website aufgefordert wird, die Verlinkung auf seine Homepage zu unterlassen, muss der Link umgehend gelöscht werden.

Frames

Die Bestimmungen für Links gelten nicht für Frames. Durch Frames werden die Inhalte der verlinkten Homepage auf einer fremden Website dargestellt, ohne dass die URL-Adresse der verlinkten Homepage gezeigt wird. Diese Vorgehensweise ist jedoch nur dann erlaubt, „wenn nach Aktivierung des Links der Inhalt der Website der Antragstellerin unverändert in einem Fenster auf der Website der Antragsgegnerin erscheint". (Aus: http://www.netlaw.de/urteile/lghh_11.htm, gesehen am 12.07.2000.)

Dieses bedeutet, dass nur die unveränderte Wiedergabe und nicht die Anzeige im Frame einer fremden Website genehmigt wird. Pikanterweise wurde dieses Urteil in einem Rechtsstreit zwischen den Domaininhabern http://www.roche-lexikon.de und http://www.medizin-forum.de ausgesprochen.

Rechtlicher Hinweis zu Links auf fremde Websites

Das Landgericht Hamburg hat mit seinem Urteil vom 12. Mai 1998–312 O 5/98 – „Haftung für Links" entschieden, dass man durch einen Link auf eine andere Homepage deren Inhalte unter Umständen mit zu verantworten hat. Dies kann man nur verhindern, indem man sich ausdrücklich von diesen Inhalten distanziert. Dieses Urteil hat zu der merkwürdigen Praxis geführt, dass fast alle Betreiber der großen Websites durch rechtliche Hinweise (Disclaimer) folgender Art einen Haftungsausschluss für fremde Links erreichen wollen:

„Hiermit distanzieren wir uns ausdrücklich von sämtlichen Inhalten, aller von uns per Link angebotenen Seiten und erklären hiermit, dass die dort angebotenen Inhalte u. U. nicht unsere Meinung widerspiegeln."

Es bestehen jedoch zur Haftung bei der Verwendung von Hyperlinks und zur strafrechtlichen Verantwortung bei Verlinkung der Seiten mit rechtswidrigen Inhalten unterschiedliche Meinungen. Meine Empfehlung für Verlinkungen auf fremde Websites wäre: einerseits den oben erwähnten rechtlichen Hinweis (Disclaimer) auf der eigenen Homepage z. B. bei den Nutzungsbedingungen zu platzieren, andererseits Links nur auf vertrauenswürdige Websites zu setzen und diese kontinuierlich auf Inhalt und Gültigkeit zu überprüfen. Häufig erlebt man gerade bei einer Homepage aus dem Ausland, dass selbst die Domainnamen für medizinische Suchmaschinen an zwielichtige Betreiber weiterverkauft werden. Folgende Punkte geben nur grob Hinweise zur Seriösität der Websites:

- Adressen in Deutschland (*.de) sind in der Regel vertrauenswürdiger als ausländische Adressen. Viele Angebote kommen aus dem Ausland und entziehen sich dadurch jeglicher Kontrolle.
- Im Impressum sollten die Autorennamen und die Kontaktadresse vorhanden sein.
- Bei bekannten Institutionen oder Pharmafirmen kann man in der Regel davon ausgehen, dass deren Homepages seriös gestaltet sind.
- Eine aggressive Werbesprache mit einer einseitigen Darstellung bestimmter Sachverhalte oder Produkte sollte ebenfalls zur Vorsicht mahnen.

Quellen im Internet

- http://www.aerzteblatt.de/v4/archiv/artikel.asp?id=29388
- http://www.domain-recht.de
- http://www.netlaw.de
- http://www.jura.uni-sb.de/projekte/online/domain.html

24.4 Arztrecht im Internet

Medical-Text

Vorbereitung von einem Juristen der Kassenärztlichen Vereinigung. Stichwortverzeichnis zu den Urteilen des Kassenarztrechts. Weitere Links zum Thema Medizinrecht.

- http://www.medical-text.de/recht/inhalt.html

Ärzte-Zeitung

Sie können auf den Seiten von der Ärzte-Zeitung nach wichtigen Berichten des Arztrechts recherchieren.

- http://www.aerztezeitung.de

Bundesärztekammer
Publikationen, Richtlinien, Empfehlungen, Berichte und Gerichtsurteile über das Arztrecht.
- http://www.bundesaerztekammer.de

Juristisch-medizinischer Ratgeber zum Thema Behandlungsfehler
- http://www.docslaw.de/index.htm

MedR Medizinrecht Deutsches Ärztemagazin
- http://link.springer.de/link/service/journals/00350/index.htm

Medizinrecht-Datenbank
Beinhaltet Bereiche wie Arzthaftung, Arbeitsrecht, Honorarrecht, Kassenarztrecht, Krankenhausrecht, Sozialrecht, Standesrecht und Strafrecht. Durch einen gebührenpflichtigen Recherchedienst kann man nach bestimmten Urteilen fahnden lassen. Einige Gesetzestexte, Richtlinien und Empfehlungen werden kostenfrei zur Verfügung gestellt, ebenso wie Ärzte- und Kliniklisten, Hinweise zu Patientenorganisationen, Beratungen und anderes. Wenn Sie stets über den aktuellen Stand informiert werden möchten, können Sie die Newsletter abonnieren und erhalten per E-Mail Urteile zu den Sie interessierenden Bereichen.
- http://medizinrecht.de

Rechtsanwälte und Steuerberater

Advopolis
Reale Steuerberater und Anwälte in virtuellen Büros bieten kostenlose Beratung zu den meisten Steuer- und Rechtsfragen. 24 Stunden Empfangsservice, virtuelle Seminare zu verschiedenen Themen, umfangreiche Bibliothek mit Entscheidungssammlungen und Abhandlungen zu verschiedenen Steuer- und Rechtsfragen, Videovorstellung der beratenden Experten und Videovorträge als Vorbereitung zu den Seminaren.
- http://www.advopolis.de

Anwaltssuche
Unter aktueller Rechtsprechung/Arzthaftung finden Sie aktuelle Berichte zum Thema Arztrecht. Unter Anwaltsdatenbank kann nach Rechtsanwälten mit dem Schwerpunkt Arztrecht gesucht werden.
- http://www.anwaltssuche.de

Jusline
Jusline bietet fast alle Gesetzestexte und Bundesverordnungen online. Des weiteren stehen per kostenpflichtigen Download Musterverträge zu allen Rechtssparten zur Verfügung.
- http://www.jusline.de/jusgesnavmainn.html

25 Praxis-Homepage und Suchmaschinen

Die Erläuterungen zu den von der Berufsordnung erlaubten Informationen auf einer Praxis-Homepage finden Sie in Kap. 24.

Die Homepage dient als Visitenkarte im Netz und kann sowohl privater als auch geschäftlicher Natur sein. Zur Veröffentlichung einer privaten Homepage bieten die meisten Internetprovider, wie T-Online oder AOL, kostenlos Platz auf ihrem Server.

Viele Universitäten bieten ihren Mitarbeitern unentgeltlich Speicherplatz auf ihren Rechnern. Schließlich gibt es Dienstleistungsfirmen, die kostenlos auf ihrem Server Platz anbieten – häufig wird als Gegenleistung eine Werbung auf die Homepage platziert.

Falls Sie einen größeren Speicherplatz mit zusätzlichen Funktionen, wie CGI-Schnittstelle, FrontPage-Erweiterungen oder MySQL-Datenbank, benötigen, können Sie diesen von Web-Hostern bei der Reservierung Ihres Domainnamens gegen eine monatliche Gebühr mieten. Massenanbieter, wie Puretec (http://www.puretec.de), offerieren sehr günstige Domainpakete. Die kleinen regionalen Anbieter sind in der Regel teurer, dafür bieten sie einen besseren Service mit individueller Kundenbetreuung.

Die Informationen im Internet sind sehr kurzlebig. Aus diesem Grunde können die hier geschilderten Informationen nur den momentanen Stand wiedergeben. Die aktuellen Bedingungen der Dienstanbieter können Sie am besten auf deren Homepage erfahren.

25.1 Arzt-Homepage-Anbieter

Zusätzlich zu den bekannten Internetprovidern bieten Online-Dienste aus dem medizinischen Bereich für Ärzte die Gelegenheit einer eigenen Homepage.

Knoll

Serviceangebot der Firma Knoll Deutschland, Mustervorlagen zur Praxis-Homepage, Adressen von Providern und Agenturen, die Dienste beim Erstellen der Homepage und Speicherplatz anbieten.

- http://www.praxis.de

OnlineMed, Ratiopharm

Die Firma Ratiopharm bietet bis zu 10 Stunden jeden Monat kostenlosen Internetzugang, sowie 4 E-Mail-Adressen und eine eigene Praxishomepage (als

Maske einzugeben). Das Angebot gilt für 12 Monate.
- http://www.onlinemed.de

Praxis-Profil
Ein passables Angebot von der Firma Merck: hier können Sie sich kostenlos Ihre Praxis-Homepage nach den Richtlinien der BÄK erstellen – mit eigener Internet- und E-Mail-Adresse. Es entstehen geringe Gebühren an den Service-Provider.
- http://www.praxisprofil.de

Deutsches Gesundheitsnetz, DGN
Möglichkeit eines virtuellen Praxisschildes.
- http://www.dgn-service.de

Arztconnect.de
Kostenpflichtiges Fullserviceangebot von der Praxis-Homepage bis zum Eintrag in die Suchmaschinen.
- http://www.arztconnect.de

25.2 Web-Publishing-Programme

Wer seine private Homepage für das Web gestaltet, muss nicht unbedingt einige Tausend Euro für Software-Entwickler und Publishing-Programme ausgeben. Freeware- und Shareware-Programme sind eine echte Alternative. Sie sind meistens kostenlos und bieten einen erstaunlichen Funktionsumfang. Des Weiteren sind keine Programmierkenntnisse erforderlich.

Das verbreitetste Programm ist FrontPage Express. Microsoft liefert es zum Internet Explorer. Dabei handelt es sich um eine abgespeckte Version des Profi-Programms FrontPage 2000. In Kap. 31 wird mithilfe des Programms FrontPage Express schrittweise eine Praxis-Homepage erstellt.

Für umfangreiche Webseiten brauchen Sie jedoch professionelle Programme mit Site-Management. Die bekanntesten Web-Editoren dafür sind:

- FrontPage von Microsoft: Die einfache Bedienung orientiert sich an Microsoft-Office-Programmen. Hervorragendes Site-Management mit gutem Bedienkomfort. Die direkte Codebearbeitung ist leider nicht optimal.
- Dreamweaver von Macromedia: Bei den Profis beliebtester Web-Editor mit sehr viel Möglichkeiten zur Design- und Codebearbeitung. Der Preis ist leider relativ hoch.
  Wenn Sie über eigene Programmierkenntnisse der HTML-Sprache verfügen, kann die Homepage direkt in dieser Sprache erstellt werden. Eine Einführung in die HTML-Sprache finden Sie unter:
- www.netzwelt.com/selfhtml

Ebenso können Sie Ihre persönliche Homepage auch von professionellen Web-Designern gegen Gebühren erstellen lassen.

25.3
Web-Space-Anbieter

Wenn Sie im Internet eine eigene Homepage präsentieren wollen, aber Ihr Internetprovider dafür keinen oder zu geringen Web-Platz bietet, können Sie im Internet kostenfrei Speicherplatz erlangen. Anbieter stellen kostenfrei, meistens größeren Speicherplatz, zur Verfügung. Häufig stehen die notwendigen Werkzeuge zum Erstellen der Homepage auch parat. Gewerbliche Nutzung ist jedoch meist nicht erlaubt und als Gegenleistung muss häufig ein Link zum Anbieter oder Werbung auf der eigenen Homepage platziert werden.

Eine Übersicht der kostenfreien Anbieter finden Sie auf der Webadresse

- http://www.kostenlos.de

unter der Rubrik Internet/Webspeicherplatz.

25.4
Wichtige Tipps für das Homepage-Design

- Fotos oder Graphiken sind eine tolle Sache. Allerdings kosten sie viel Speicherplatz sowie Ladezeit für den Betrachter.
- Verwenden Sie keine Farben, die in den Augen schmerzen, wie rot oder grün. Nehmen Sie lieber einen einfachen weißen Hintergrund.
- Wenn Sie auf Ihrer Homepage Links auf andere Internetseiten platziert haben, dann überprüfen Sie regelmäßig deren Gültigkeit.
- Denken Sie bei den verwendeten Materialien für Ihre Homepage an das Copyright. Verzichten Sie auf alles, bei dem Sie nicht hundertprozentig sicher sind, ob Sie es auch veröffentlichen dürfen.

Ein weiterer Tipp:

- Wenn Sie Ihre Homepage auf dem freien Speicherplatz Ihres Providers anbieten, erhalten Sie einen langen Namen, z. B.
  http://home.t-online.de/IhrT-Online-E-Mail-Alias/Ihre HomepageDatei.
  Wenn Sie meinen, dadurch einen unprofessionellen Eindruck zu machen und dass somit der Gesamteindruck Ihrer Praxis-Homepage geschmälert wird, können Sie sich zu einem Pauschalpreis eine kurze Adresse mit Ihrem Namen im Internet sichern, z. B. http://www.koc.de.
  Viele Web-Hoster, wie Strato (http://www.strato.de) oder Puretec (http://www.puretec.de), bieten diesen Service gegen eine monatliche Gebühr an.

25.5
Bekanntmachung Ihres Web-Angebots

Damit die Besucher überhaupt von Ihrer Existenz im Internet erfahren, müssen Sie Ihr Homepageangebot bekannt machen. Dafür gibt es verschiedene Möglichkeiten.

Domainnamen reservieren

Sie können im Internet Domainnamen bei DENIC (http://www.denic.de) oder anderweitige Web-Hoster, wie Strato (http://www.strato.de) oder Puretec (http://www.puretec.de), erfragen, ob Ihre Wunschdomain noch frei ist, und diese für sich reservieren. Dabei sollten Sie jedoch folgendes beachten:

Auch wenn ein Name frei ist, können sich später Probleme ergeben. Immer mehr Unternehmen oder Privatpersonen melden sich zu Wort, die Rechte an einem Begriff geltend machen. Eine Konsequenz wäre, den lange Zeit gepflegten Domainnamen aufzugeben und noch einmal damit zu beginnen, den neuen Namen bekannt zu machen. Auch der Imageverlust sollte nicht unterschätzt werden. Daher sollten Sie, bevor Sie sich für einen Namen entscheiden, prüfen oder prüfen lassen, ob eventuell Dritte Rechte an dem Begriff haben. Die Rechte können sich aus Namens-, Kennzeichen- und Markenrechten ergeben (diesbezüglich s. Kap. 24).

Eine Recherche kann bei jedem Rechtsanwalt in Auftrag gegeben werden. Ferner bieten auch das deutsche Patent- und Markenamt (http://www.dpma.de) und die Wirtschaftsdatenbank GENIOS (http://www.genios.de) die Möglichkeit einer kostenpflichtigen Recherche.

Eine schnelle Orientierung könnte auch das Telefonbuch sowie die gelben Seiten Deutschland (http://www.teleauskunft.de) geben. Prüfen Sie des Weiteren, ob im Internet ähnliche Namen bestehen, um eine Verwechslung auszuschließen, indem Sie einfach die entsprechenden Namen auf die Adressenleiste des Internetbrowsers eingeben.

Der richtige Name

Sie sollten einen einprägsamen Namen auswählen. Bei der Registrierung der Domainnamen sollten Sie eventuell variierende Schreibweisen mit reservieren und bei dem Provider eine Umleitung auf die richtige Adresse beantragen.

Suchmaschineneintrag

Sobald Sie Ihren Namen festgelegt haben, ist es wichtig, dass man diesen auch im Internet finden kann. Wichtigstes Instrument ist der Eintrag in die größten nationalen und internationalen Suchmaschinen. Natürlich muss vor einer Optimierung für die Suchmaschinen und Kataloge an erster Stelle der Inhalt der Website stimmen.

Um in den Suchmaschinen dauerhaft gefunden zu werden, ist es notwendig, die Einträge ständig zu überprüfen und auch immer wieder neu anzumelden. In den Suchmaschinen ist eine ständige Pflege wichtig, damit die Adresse nicht weiter nach hinten platziert wird.

Weitere Voraussetzung für das Auffinden einer Website in den Suchmaschinen ist der richtige Text (so genannte Meta-Tags) in der dazu gehörenden HTML-Quelldatei. Das sind im Prinzip Schlagwörter, nach denen die Suchmaschinen das Web durchforsten. Die meisten professionellen Web-Editoren bieten eine zusätzliche HTML-Ansicht für die Quelldatei an. Die Suchmaschine Fireball (http://www.fireball.de) offeriert einen kostenlosen Online-Meta-Tag-Generator, den Sie unter der Rubrik „URL melden/Meta-Tag-Generator" finden.

Die wichtigsten Meta-Tags sind:

- Title: Seitentitel.

- Keywords: die wichtigsten Stichwörter. So sollte beispielsweise ein Urologe Stichwörter, wie Niereninsuffizienz, Hypernephrom, Prostatakrebs o.ä., je nach seinem Spezialgebiet, eingeben.
- Description: Inhaltsbeschreibung einer Website.

Die folgende Übersicht zeigt einige Beispiele für Meta-Tags einer Website über Diabetes mellitus:

Diabetes mellitus
<META NAME=„keywords" CONTENT=„Diabetes mellitus, Insulin, Therapie, Insulinpumpe, Ernaehrung, Klinik, Therapie, Selbsthilfegruppen, Schlaganfall, Herzinfarkt, Bluthochdruck">
<META NAME=„description" CONTENT=„Informationen zur Diagnostik und Therapie von Diabetes mellitus">

Es gibt eine Vielzahl von Suchmaschinen in Deutschland. Die folgenden Suchmaschinen sind die wichtigsten:

- Google (http://www.google.de),
- Yahoo (http://www.yahoo.de),
- Web.de (http://www.web.de),
- Altavista (http://www.altavista.de),
- Fireball (http://www.fireball.de),
- Lycos (http://www.lycos.de),
- Excite (http://www.excite.de),
- Dino-Online (http://www.dino-online.de).

Um den eigentlichen Eintrag vorzunehmen, gibt es prinzipiell verschiedene Möglichkeiten:

1. **Eigener Eintrag:**
   Wer das notwendige Know-how sowie genügend Zeit hat, kann die Eintragungen selbst von Hand vornehmen. Die wichtigsten Suchmaschinen bieten auf ihrer Homepage ein Formular unter der Rubrik „URL melden" zum Eintragen an. Die Anmeldung muss bei jeder Suchmaschine gesondert erfolgen. Auch wenn die manuelle Anmeldung sehr zeitintensiv ist, ist sie die beste Lösung.
   http://www.suchfibel.de
   http://www.webmasterplan.de
2. **URL-Webseiten-Eintragungsdienste im Internet:**
   Meistens gibt es Paketpreise je nach der Anzahl der vorzunehmenden Suchmaschineneinträge.
   http://www.topsubmit.de
3. **Einsatz spezieller Registrierungssoftware:**
   Diese Programme registrieren die eigene Website automatisch bei einer großen Anzahl von Suchmaschinen.
   http://www.hello-engines.de
   http://www.promoware.de
   http://www.trellian.de
4. **Registrierungsdienst:**
   Es wird ein Registrierungsdienst beauftragt. Diese Lösung ist die effektivste, aber auch die teuerste. Professionelle Dienste bieten neben einer

Überprüfung der Eintragungen von Hand auch ein so genanntes Ranking an.
http://www.luna-park.de
http://www.effectivetraffic.de
http://www.netbooster.de
http://www.webeffect.de

Pressemitteilungen Falls Ihre Homepage einen Mehrwert für die Nutzer bietet, können Sie diese den Redaktionen der wichtigen Online- und Offline-Medien, einschließlich der medizinischen Zeitschriften, mitteilen. Bei der Verfassung der Mitteilungen sollten Sie keinesfalls eine aggressive Werbesprache verwenden, stattdessen besonders den Nutzwert Ihres Angebotes abwägend betonen und hervorheben.

Ferner sollten Sie bei all Ihren Aktivitäten bedenken, dass Ärzte starken Beschränkungen hinsichtlich der Werbung unterliegen.

26 Praxisnetze

26.1 Intranet und Internet

Ein Intranet basiert auf der Internettechnologie (TCP/IP) und verfügt über alle Möglichkeiten des Internets sowie des E-Mail-Systems. Im Unterschied zum Internet ist ein Intranet ein geschlossenes Netz und nur zugelassenen Teilnehmern zugänglich. Beispielsweise können mehrere Arztpraxen eines Praxisnetzes zusammen ein Intranet bilden.

Ein Intranet bietet sich daher hervorragend für geschlossene medizinische Netzwerke an, bei denen die Sicherheit der Daten enorm wichtig ist. Es bietet aber trotzdem die Möglichkeit zur Kommunikation mit Teilnehmern anderer Netze im Internet.

Verbindungen innerhalb der Intranets

Es gibt zwei Alternativen:
- Standleitungen und öffentliche Wähldienste: wenn die Netzteilnehmer nicht am gleichen Ort sind, kann es auf Dauer teuer werden.
- Virtual Private Networks (VPN): sichere und billige Verbindungen durch ein Tunneling-System über die Netzinfrastruktur des Internets. Deutschlandweit ist eine einheitliche Einwahl, digital (via ISDN) oder analog (via Modem), möglich.

Im Bereich spezieller Intranetlösungen bieten inzwischen mehrere Dienstleister mithilfe von Virtual Private Net (VPN) umfangreiche Services an:
- Zugang deutschlandweit unter einer einheitlichen Einwahl, wobei die Einwahl digital (via ISDN), analog (via Modem) oder per ADSL (Telekom: T-DSL) erfolgen kann,
- Einbindung von Mail-Servern in lokale Praxisnetze,
- Bereitstellung von Netzinfrastruktur und Bandbreiten (virtuelles Intranet) und die Verfügbarkeit von Gateways (Verbindungen zwischen zwei verschiedenen Netzwerken) zu anderen Netzen und dem Internet.

Dienstanbieter für bundesweite medizinische Netzwerke
- Deutsches Gesundheitsnetz (http://www.dgn.de)
- Telemed (http://www.telemed.de)

26.2
Definition eines Praxisnetzes

Unter einem Praxisnetz versteht man einen Zusammenschluss von mehreren selbstständig niedergelassenen Ärzten mit Abschluss eines besonderen Versorgungsvertrages mit den Kassen.

Interne Arztnetze gibt es, seitdem es niedergelassene Ärzte gibt. Die meisten Hausärzte hatten und haben ihren „Zuweiserkreis" aus Fachärzten, mit denen sie gute Erfahrungen gemacht haben und denen sie in der Regel ihre Patienten überweisen. Systeme vernetzter Praxen versuchen, diese Zusammenarbeit zu objektivieren.

Schritt für Schritt sollen auch externe Partner, wie Angehörige nichtmedizinischer Assistenzberufe, Apotheken und Kliniken, in diese Zusammenarbeit einbezogen werden.
Praxisnetze wollen Kosten einsparen durch:

- Vermeidung von Doppeluntersuchungen,
- Reduktion von Krankschreibungshäufigkeit und -dauer,
- Reduktion von Klinikeinweisungen,
- Verkürzung der stationären Phase,
- ökonomisches Verordnungsverhalten,
- gezieltere und weniger Überweisungen,
- Vermeidung von „doctors hopping" bei gleicher Grundkrankheit.
  Darüber hinaus sollen schrittweise durch Zusammenarbeit Praxiskosten gesenkt werden:
  - gemeinsamer Einkauf, gemeinsamer Betrieb von Geräten, gemeinsame Erledigung der allgemeinen Praxisverwaltung, gemeinsame Organisation eines Helferinnen-Pools und manches mehr. Auch hierbei ist die Varianz der Möglichkeiten sehr groß, es kann eine Vielzahl von Modellen gewählt werden, je nachdem, wie stark sich die Ärzte vernetzen wollen.

Durch die gesparten Kosten sollen die Ausgaben für die Einrichtung der Praxisnetze (EDV, Personal, Anlaufstelle) aufgefangen werden.

26.3
Netzmodelle

Es gibt verschiedene Vernetzungsformen. Die Netzformen können sich auf die gleichen Fachgruppen oder netzübergreifend auf andere Fachrichtungen, sogar auf Kliniken und Pflegedienste, erweitern.
Folgende Grundkonstellationen sind möglich:

- Ärztevernetzung,
- Hausarzt-Hausarzt,
- Hausarzt-Facharzt,
- Facharzt-Facharzt,
- Ärztenetze miteinander,
- Hausarzt-Facharzt-Klinik.

Beispiele für Praxisnetzmodelle

Vernetzte Praxen im engeren Sinne
Beispiel: Qualitätsgemeinschaft Riedstadt in Hessen.
- http://www.aerzte-im-ried.de

Vernetzte Praxen mit Präsenzdiensten und Notfalldiensten
Beispiel: MQR Rendsburg in Schleswig-Holstein.
- http://www.mqr.de

Vernetzte Praxen und integrierte Versorgung mit Krankenhausbindung
Beispiele:
- Praxisnetz Berlin, das mit der Unterstützung des BKK-Landesverbandes Ost, der Techniker Krankenkasse und der Kassenärztlichen Vereinigung Berlin organisiert wird.
- Diagnostisches Zentrum in Papenburg, das mit dem Marienkrankenhaus zusammenarbeitet. Auch die ambulante Krankenpflege ist durch das Praxisnetz organisiert.

26.4 Kritische Anmerkungen

Der Begriff Praxisnetz scheint eine geradezu magische Anziehungskraft zu haben. Keine andere Neuerung im deutschen Gesundheitswesen hat in den letzten Jahren auch nur annähernd so viel Resonanz bei den niedergelassenen Ärzten gefunden wie die Idee, Einzelpraxen in einem Netz zusammenzuschließen, wenn sich auch das Interesse für Praxisnetze nach der anfänglichen Euphorie inzwischen merklich abgekühlt hat.

Delphi-Studie „Ärzte im Netz"

Das Münchner Institut für angewandte Kommunikation und Sozialforschung hat die Entwicklung vernetzter Praxen wissenschaftlich untersucht und kommt in der Delphi-Studie „Ärzte im Netz" zu einem ernüchternden Ergebnis:

Laut der Studie existieren keine definierten Organisationsformen für die vernetzten Praxen. Die vielfältigen und oft sehr unterschiedlichen Aktivitäten seien eher als Bewegung zu verstehen. Die Delphi-Studie „Ärzte im Netz" attestiert allen von ihr untersuchten Initiativen zwar großes Engagement und Begeisterung zumindest in den Anfängen. Inzwischen ziehen sich aber viele Ärzte wieder zurück, weil sie ihre Erwartungen nicht erfüllt sehen.

Die Ärzte setzen in die Praxisnetze die Hoffnung auf eine bessere Qualität in der Versorgung der Patienten sowie auf höhere Wirtschaftlichkeit und damit verbundene Einsparungen. Das meiste davon hat sich der Studie zufolge nicht bewahrheitet. Ein erheblicher Zeitaufwand seitens der Netzärzte muss beim Aufbau der Netzstrukturen erbracht werden. Meist haben die Ärzte den unentgeltlichen persönlichen Einsatz für die Organisation der Praxisnetze unterschätzt.

Die Größe der Netze bereitet häufig Probleme. Netze mit mehr als 100 Teilnehmern sind aufgrund ihrer uneinheitlichen Werte und Motive praktisch nicht zu führen. Große Schwierigkeiten bestehen offenbar beim wirtschaftlichen und ärztlichen Management der Netze. Kleinere Einheiten sind homogener, allerdings können sie materiell wenig bewirken.

Fazit der Delphi-Studie

Der Wille, etwas zu bewegen, ist vorhanden, doch die Ergebnisse entsprechen längst nicht den Erwartungen. Die Ärzte haben die Aufgabe, neue Versorgungsstrukturen zu schaffen, in ihrer Bedeutung und in den damit verbundenen Schwierigkeiten unterschätzt. Dies gilt für das politische Umfeld, für die organisatorischen Fragen und die Motivierung der Patienten. Die erhofften Einkommensverbesserungen durch eine höhere Honorierung sind nach den Ergebnissen der Studie eher unwahrscheinlich. Anders verhält es sich mit der Lebensqualität: die Arbeitsbelastung des einzelnen Arztes kann sich langfristig spürbar reduzieren.

Auch wenn die ersten Ergebnisse die Erwartungen vieler Netzärzte nicht erfüllen, ist es die vorherrschende Meinung, dass das Einzelkämpfertum in der Kleinpraxis vorbei ist. Es ist vorstellbar, dass in Zukunft die Zahl von Praxisgemeinschaften und Praxisverbänden ohne Netzcharakter zunehmen wird.

- Praxisnetzportal bei Multimedica: http://www.praxisnetz.de
- Dienstleister Mednet: http://www.mednet.de

27 Telemedizin – E-Patientenakte – Videokonferenzen – WAP

27.1 Telemedizin

Mithilfe der Informationstechnologie, Telematik, könnte der Informationsfluss im Gesundheitsbereich entscheidend verbessert werden. Telemedizinische Anwendungen dienen auch dazu, die Entfernungen zwischen den Beteiligten im Gesundheitswesen mittels modernster Kommunikationstechnologie zu überbrücken.

Deutschland hatte nach der Einführung der Krankenversichertenkarte die Spitzenstellung bei der Nutzung der Telematik im Gesundheitswesen in den vergangenen Jahren verloren. Nach einem anfänglichen Stocken der Entwicklung in Telemedizin werden jetzt wieder verstärkt Projekte entwickelt und realisiert.

Die meisten Projekte sind nur für geschlossene Gruppen zugänglich und nicht über das Internet erreichbar. Aus diesem Grunde beschränke ich mich lediglich auf die Angabe von wenigen exemplarischen Initiativen. Unter den gegebenen Internetadressen können Sie sich ausführlicher über die jeweiligen Projekte informieren.

Aktionsforum für Telematik im Gesundheitswesen

Durch eine übergreifende Initiative der Bundesregierung soll noch in diesem Jahr der Stillstand bei der Weiterentwicklung telemedizinischer Projekte überwunden werden. Das Aktionsforum für Telematik im Gesundheitswesen versucht, Standards und Schnittstellen für eine reibungslose Kommunikation zu entwickeln, materielle Anreize für die Nutzung von Telemedizin zu schaffen, eine Sicherheitsinfrastruktur zu beschreiben und die Aktivitäten mit internationalen Initiativen zu verzahnen.

Weitere Informationen zum Aktionsforum gibt es im Internet unter:

- http://atg.gvg-koeln.de

CHIN-Projekt

„Community Health Information Network", ein Modellprojekt zur Vernetzung und Verbesserung der Kommunikationsstrukturen im Gesundheitswesen. Durch die gemeinsame Nutzung einer „elektronischen Patientenakte" in der Zusammenarbeit von Klinik, Rehabilitationseinrichtung, Arztpraxis, Sozialversicherung und Telekom soll die Behandlung von Patienten verbessert und beschleunigt sowie unnötige Doppeluntersuchungen vermieden werden.

- http://www.marburger-bund.de/bundesverband/service/chin/index.htm

Telekonsultationssystem zu akuten Gesundheitsrisiken

Ziel des Projektes der Universität Rostock ist die Entwicklung eines Telekonsultationssytems, mit dessen Hilfe Ärzte und Verantwortliche in medizinischen Einrichtungen Informationen zu akuten Gesundheitsrisiken und Aus-

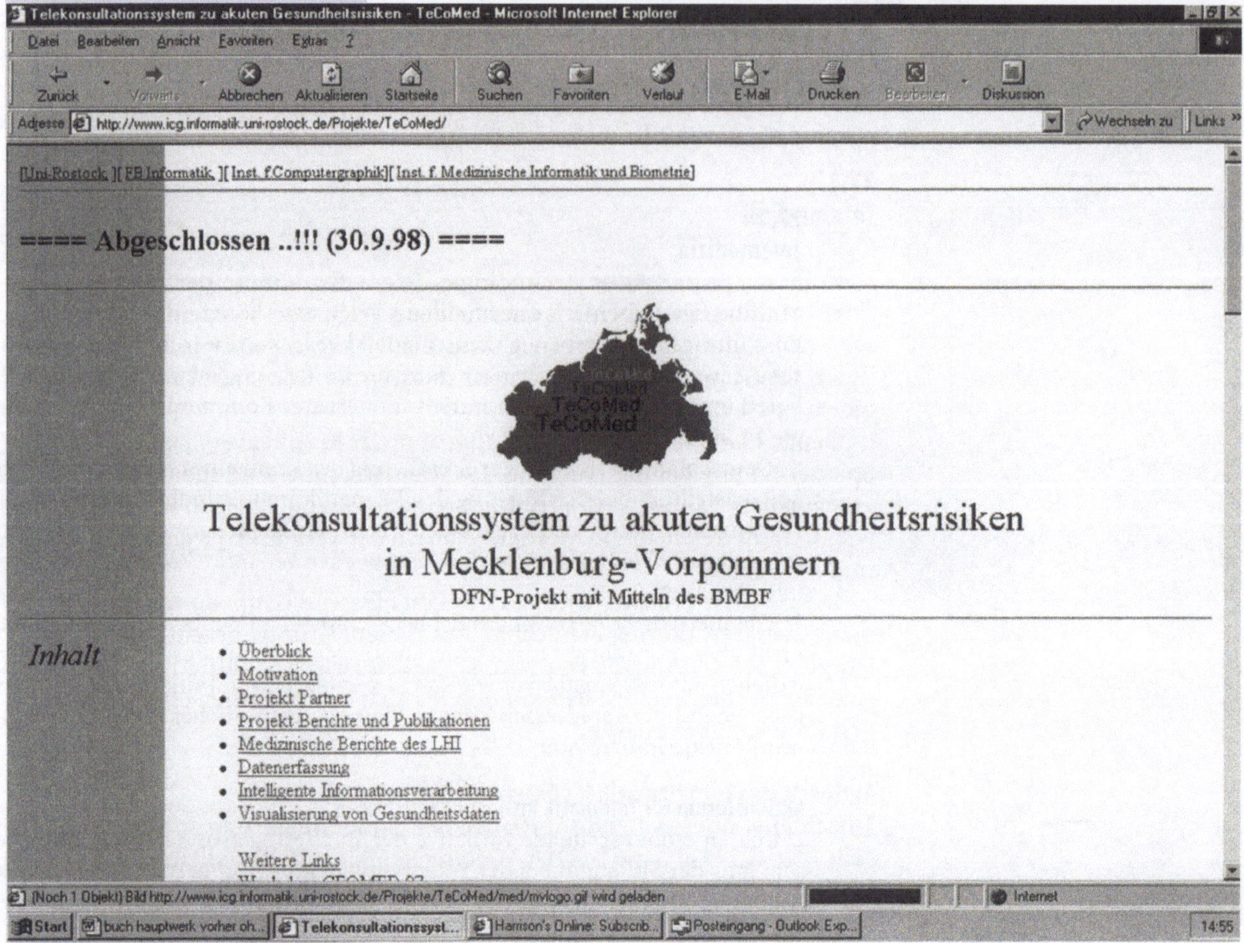

Abb. 27.1.
Telekonsultationssystem zu akuten Gesundheitsrisiken

brüchen von Epidemien in Mecklenburg-Vorpommern interaktiv abfragen können (Abb. 27.1).

- http://www.icg.informatik.uni-rostock.de/projekte/tecomed

Telemedizin in Ostbayern

Das Projekt Telemedizin in Ostbayern sieht die Einbindung zahlreicher Krankenhäuser und Arztpraxen dieser Region in ein zusammenhängendes medizinisches Netzwerk vor. Zentraler Knotenpunkt dieses Netzwerkes ist das neu entstandene Rechenzentrum im Telehaus in Stamsried, das über eine breitbandige Datenleitung mit dem Rechenzentrum der Universität Regensburg verbunden ist

- http://www.telemedizin.org/tmprojekte.htm

MEDKOM-Projekt der Medizinischen Hochschule Hannover

Das MEDKOM-Projekt des Tumorzentrums an der Medizinischen Hochschule Hannover, wo Konsilien per Videokonferenz mit regionalen Krankenhäusern abgehalten werden, hat sich in der Praxis gut bewährt.

- http://www.mh-hannover.de/institut/tumorzentrum/prj_mkm_beschreibung.html

Teddi-Projekt

Bei diesem Modellprojekt der rheinland-pfälzischen AOK übermitteln diabeteskranke Kinder ihre Daten mit einem Zusatzgerät an ein Diabeteszentrum. Anhand dieser übertragenen Daten (Blutzuckerwerte, Insulindosis) berät und betreut das Zentrum die betroffenen Kinder - jeweils in Absprache mit dem behandelnden Arzt.

- http://www.aok.de/rlpf/aktuell/38337.htm

DIABCARD

Verbesserung der Kommunikation in der Diabetesversorgung durch den Einsatz von Chipkartentechnologie.

- http://www.hcp-protocol.de/arbeit/diabcard.htm

Online-Verwaltung der Zuckerwerte, Mellitux

Mit dem Online-Diabetes-Pass könnten Patienten ihre Blutzuckerwerte aus dem Messgerät erfassen und verwalten. Wenn ein Patient seinem Arzt die Freigabe erteilt, kann dieser ebenfalls auf die Werte zugreifen und Quartalswerte hinzufügen. Der Blutzuckerdurchschnitt des letzten Monats wird auch ermittelt.

- http://www.mellitux.de

Teleradiologie

Praktische Teleradiologie am Institut für Röntgendiagnostik der Universität Regensburg mit den verbundenen Krakenhäusern.

- http://www.uni-regensburg.de/fakultaeten/medizin/radiologie/index.htm

Telematik in der Ophthalmologie

Wissensbasiertes Monitoring von Glaukom und diabetischer Retinopathie.

- http://www.ophtel.gsf.de/ophtel

Konsultations- und Informationssystem ENDOTEL

Das Projekt bietet zwei Services an: das Telekonsultationssystem (Abb. 27.2) und das Endoskopie-Informationssystem (EIS).

- http://www.imse.med.tu-muenchen.de/mi/endotel/projekt.html

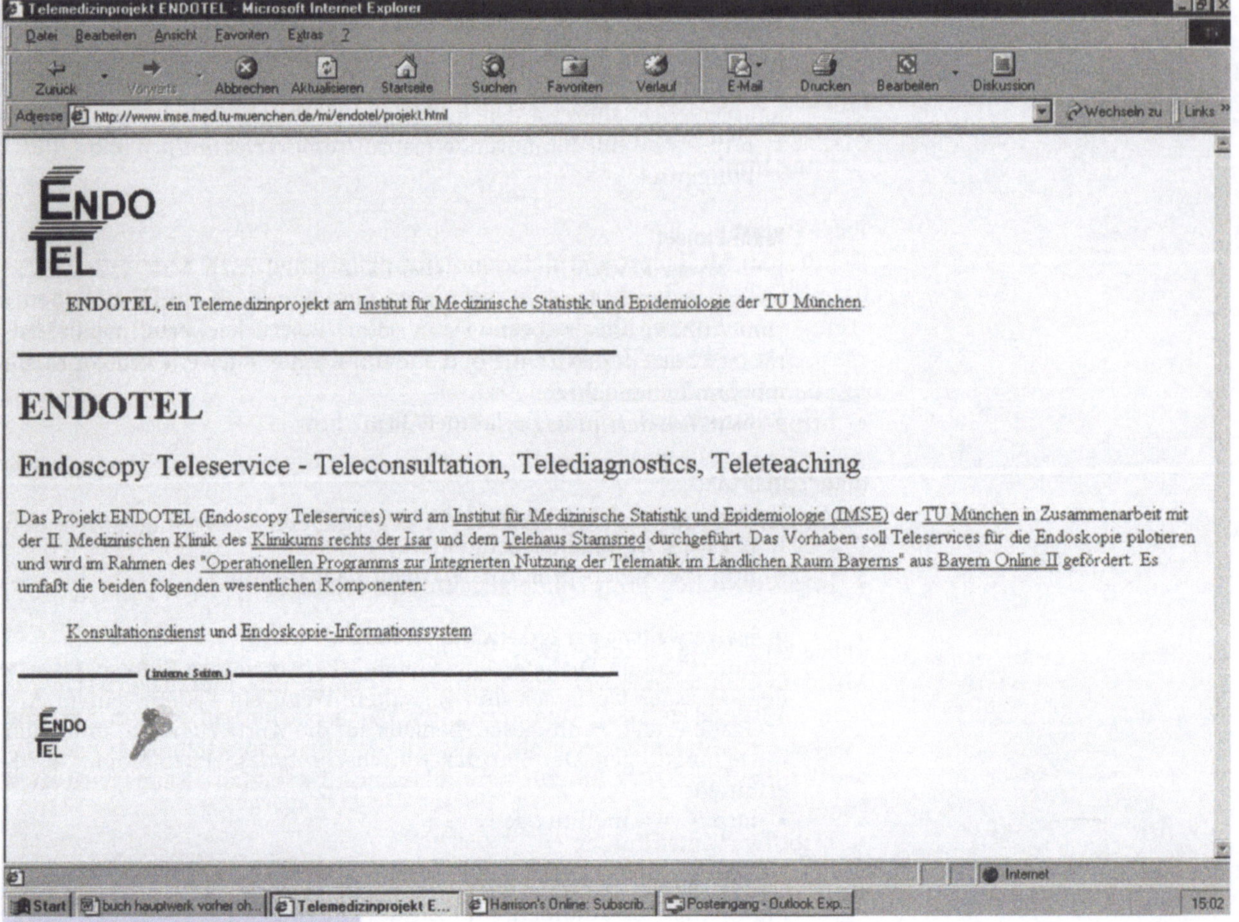

Abb. 27.2. Endotel

CHIN-Projekt und E-Patientenakte

Als erste der rund 34000 Ärztinnen und Ärzte in Westfalen-Lippe erhalten jetzt 40 Ärztinnen und Ärzte aus Ostwestfalen den elektronischen Arztausweis. Sie sind beteiligt am „Community Health Information Network", einem Modellprojekt zur Vernetzung und Verbesserung der Kommunikationsstrukturen im Gesundheitswesen. Durch die gemeinsame Nutzung einer „elektronischen Patientenakte" soll die Zusammenarbeit zwischen Klinik, Rehabilitationseinrichtung, Arztpraxis und Sozialversicherung verbessert werden.

- http://www.marburger-bund.de/bundesverband/service/chin/index.htm

ClinicNet, Elektronische Patientenakte

Anbieter von EPA-Systemen mit DICOM-Datenaustausch, elektronischer Befundung und Work-Flow für Krankenhäuser.

- http://www.clinicnet.de

PaDok und D2D („doctor to doctor"), KV-Nordrhein-Westfalen

Ein integriertes Kommunikationskonzept des Fraunhofer Instituts Biomedizinische Technik IBMT, St. Ingbert, und MEDNET für die Vernetzung niedergelassener Allgemein- und Fachärzte. Das System geht nach Angaben der Hersteller nicht von einer „Zugreifbarkeit" von Daten aus, im Sinne einer „zentralen elektronischen Patientenkarte", sondern erlaubt die zweckbestimmte Bereitstellung von Daten, z.B. im Zusammenhang mit einer Überweisung zu einem Spezialisten. Unter dem Namen D2D (doctor to doctor) wird PaDok in modifizierter Form von der Kassenärztlichen Vereinigung Nordrhein eingesetzt.

- http://www.mednet.de

Gesundheitsakte Careon

Die Firma Careon bietet Patienten einen Service an, mit dem Patienten auf ihre Krankendaten online im Internet Zugriff haben. An Arzttermine werden die Benutzer per E-Mail erinnert. Ein Diabetes-Modul ist geplant. Dieser Dienst ist zunächst kostenpflichtig.

- http://www.careon.de

E-Health Solutions, Web-basierte E-Patientenakte von GMD

Bereits in mehreren Kliniken im Einsatz.

- http://www.gmd-net.de/deutsch/press/content.htm

Virtuelle Health Accounts, Dr.Globe

- http://www.drglobe.com

27.3 Videokonferenzsysteme

Noch vor wenigen Jahren war die Videokonferenz technisch aufwendig und daher nur sehr teuer zu verwirklichen. Mit der Verbreitung des Internets hat sich dies geändert: Über das Netz kann man nicht nur zum Ortstarif weltweit telefonieren, sondern auch mit mehreren Teilnehmern in Echtzeit per Videokonferenz kommunizieren.

Der Einsatz von Videokonferenzsystemen, d. h. von Systemen, die eine kombinierte Videobild- und Sprachübertragung ermöglichen, eröffnet Ärzten neue Wege, um z. B. räumliche Distanzen zwischen Kollegen oder Patienten zu überbrücken oder Untersuchungsergebnisse elektronisch zu übermitteln. Eine der wichtigsten Voraussetzungen ist hierbei die Bilddatenübertragung in Echtzeit über Tausende von Kilometern. Bei der Videokommunikation steht nicht allein die Einsparung von Reisekosten, sondern vielmehr die Zeitersparnis im Vordergrund.

Medizinische Anwendungsbeispiele

- Übertragung medizinischer Bilder,
- Notfalltelekonsultation,
- Telekonferenz,
- Fortbildung,
- Datenaustausch mit multimedialer E-Mail.

Videokonferenz-Software

Neben dem Programm „NetMeeting“ des Marktführers Microsoft (http://www.aerzteblatt.de/v4/archiv/artikel.asp?id=22890), das ein Bestandteil des Internet Explorers ab Version 4.0 ist, gibt es eine Reihe weiterer Anbieter. Davon zu unterscheiden sind für die medizinische Telediagnostik entwickelte Komplettsysteme von Siemens und der Deutschen Telekom. Letztere bieten die Möglichkeit, medizinische Geräte direkt an den Rechner anzuschließen und die Röntgen- oder Ultraschallbilder während einer Videokonferenzsitzung unmittelbar zu übertragen.

Weitere Produktbeispiele

- http://www.picturetel.de
- http://www.intel.de
- http://www.lotus.com
- http://www.elsa.de

Zukunft

Internettelefone und Videokonferenzen über das Internet stellen noch keine völlig ausgereiften Technologien dar: Die Verbindungen funktionieren nicht immer störungsfrei, und die Datenübertragungsgeschwindigkeiten sind häufig nicht ausreichend, sodass die Bilder mit Verzögerung aufgebaut werden. Es ist jedoch zu erwarten, dass Videokonferenzen durch die schnelle Verbreitung der Telekommunikation nicht nur im Rahmen von Förderprojekten, sondern auch für den Routineeinsatz zwischen Arztpraxen, Praxisnetzen und Kliniken verwendet werden.

27.4 WAP und Medizin

Allgemeine Informationen

WAP, Wireless Application Protocol, nennt sich die Technik, die es ermöglicht, Texte und kleine Graphiken auf ein kleines Handydisplay zu bringen. So empfehlen sich nur Angebote, die mit kurzen Inhalten auskommen: Börseninfos, E-Mails, Fahrplanauskünfte usw.

Über eine spezielle Rufnummer wählt man sich in den WAP-Computer ein. Die Portale der Mobilfunkbetreiber bieten schon eine Auswahl von Angeboten, die direkt angeklickt werden können. Andere WAP-Sites ruft man per Adresseneingabe (beginnt mit „wap“) über die Handytastatur auf oder steuert die Kataloge mit Wap-Angeboten an.

Zurzeit muss der Nutzer sich mit Unzulänglichkeiten, wie langsamer Seitenaufbau und plötzliche Abbrüche, plagen. Die neuen Techniken, wie UTMS, versprechen in Zukunft erheblich erweiterte Möglichkeiten. Falls man per WAP im Internet surfen möchte, sollte man beim Handykauf darauf achten, dass das Handy WAP-tauglich ist.

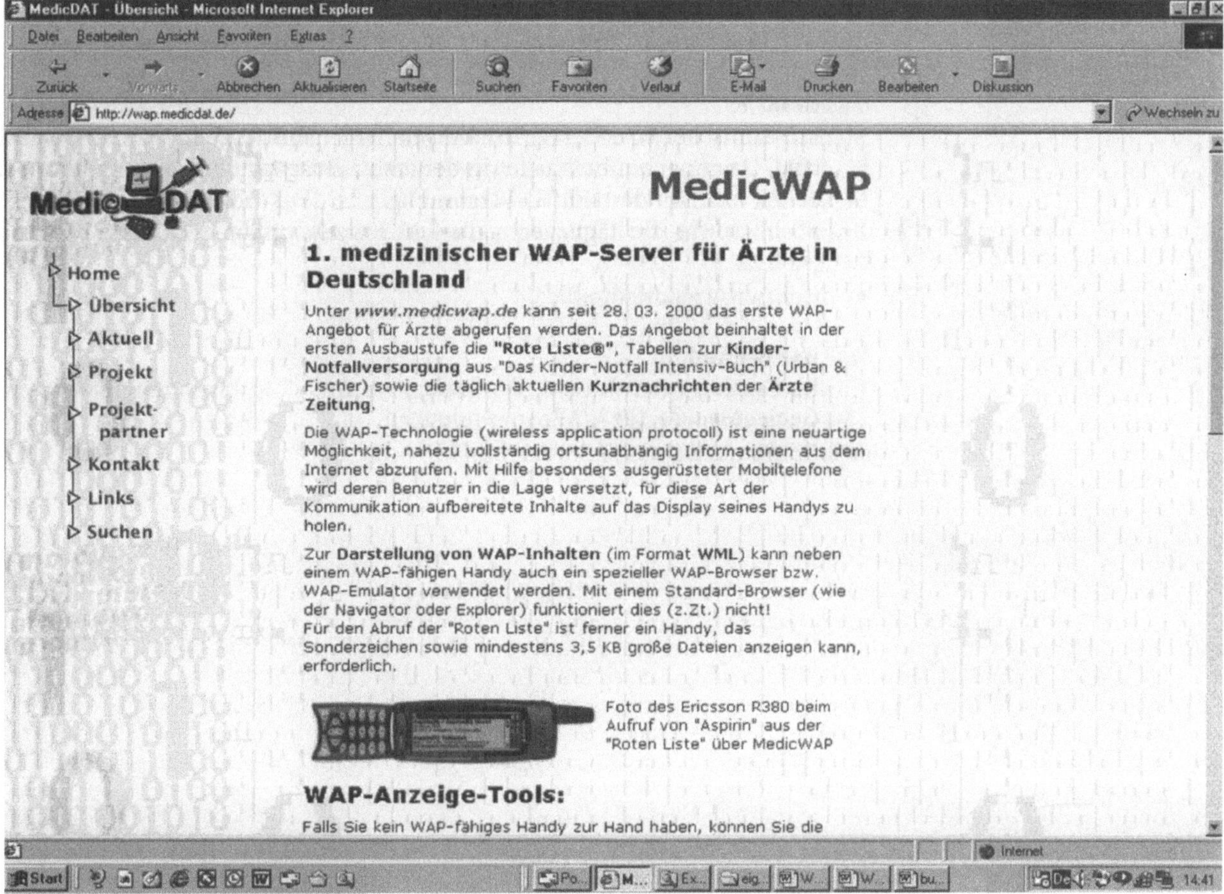

Abb. 27.3. MedicWAP

WAP-Adressen

Yahoo

Die bekannte Internetsuchmaschine Yahoo bietet WAP-Adressen, die Sie direkt am eigenen Computer anschauen können.

- http://de.mobile.yahoo.com

Informationen über WAP-Technik

- http://www.wap-hotline.de

WAP-Adressen für Medizin

Wie beim Internet haben die WAP-Anwendungen mit einer leichten Verzögerung auch die Medizin erreicht. Es ist nicht zu erwarten, dass die WAP-Technik sich wegen der angesprochenen Einschränkungen breitbasig durchsetzen wird. Am ehesten könnte sie bei der Notfallmedizin sinnvoll eingesetzt werden. Beispielsweise könnten beim Hausbesuch schnell Medikamentendosierungen abgefragt werden.

Es existieren bisher nur wenige Adressen. Es ist zu beachten, dass die mit wap beginnenden Adressen nur über WAP-Handys abrufbar sind.

Medicwap

Medizinischer WAP-Server der Universität Regensburg für Ärzte in Deutschland. Das Angebot beinhaltet in der ersten Ausbaustufe die „Rote Liste", Tabellen zur Kinder-Notfall-Versorgung aus „Das Kinder-Notfall Intensiv-Buch" sowie die täglichen aktuellen Kurznachrichten der Ärzte-Zeitung (Abb. 27.3).

- http://www.medicwap.de

WAP und Medizin

Im Katalog unter der Rubrik „Gesundheit/Medizin" Informationen aus dem Gebiet Medizin für WAP-Anwendungen.

- http://www.wapjag.de/index.php3

28 Cybermedizin und Cyberdocs

28.1 Cybermedizin

„Cybermedizin ist eine neue wissenschaftliche Disziplin, die zwischen Medizininformatik und Public Health angesiedelt ist. Was die Telemedizin für die klinische (kurative) Medizin ist, ist in etwa die Cybermedizin für Public Health (präventive Medizin). Aufgabe des Cybermediziners ist es, das Internet für Gesundheitsförderung, evidenzbasierte Medizin nutzbar zu machen bzw. Chancen und Gefahren zu evaluieren und öffentlich zu machen" (Eysenbach et al. 1999).

Nach einer Untersuchung der Gemini Consulting existierten Ende 1999 weltweit etwa 22 Mio. Internetseiten zum Thema Gesundheit. Mehr als 30% aller amerikanischen Internetnutzer suchten Informationen rund um die Gesundheit. Die zeitgleiche Aktualisierung der Therapiemöglichkeiten durch medizinische Datenbanken bietet enorme Möglichkeiten zur Informationsrecherche für alle Beteiligten.

Neben den gesundheitsbezogenen Informationsdiensten sind Angebote von Online-Selbsthilfegruppen sehr gefragt. Diese bieten für die Patienten die Möglichkeit des Onlineaustausches. Darüber hinaus kann der Nutzer an von Ärzten moderierten Diskussionsforen oder Mailing-Listen (E-Mail-Verteiler) teilnehmen. Dadurch können die Patienten Erfahrungen austauschen und sich gegenseitig unterstützen.

Arzt-Patienten-Dialog

Auch Patienten machen immer mehr von der Möglichkeit der Informationsgewinnung über das Internet Gebrauch. Der Dialog zwischen behandelndem Arzt und Patient erhält dadurch eine neue Dimension. Die Rolle des behandelnden Arztes erweitert sich, er behandelt nicht nur wie bisher üblich, er muss dem Patienten auch konstruktiv zum Gespräch und zur Therapiediskussion auf der Basis der im Internet gewonnenen Informationen zur Verfügung stehen.

Trotz der Bemühungen der Online-Gesundheitsdienste, die Informationen laiengerecht verständlich vorzubereiten, scheint der durchschnittliche Patient mit der Fülle der Informationen überfordert, da häufig das notwendige Hintergrundwissen fehlt. Auch die Angabe konkreter Krankheitsdaten, beispielsweise bei der Errechnung von Risikofaktoren, ist für die betroffenen Patienten online, ohne direkten Ansprechpartner häufig schwierig.

Für Hausärzte bietet diese neue Situation völlig neue Möglichkeiten. In der „Sprechstunde von morgen" wird möglicherweise weniger nach Grundinformationen gefragt, als viel mehr nach dem Rat des Arztes. Er wird die Patienten durch die Informationen navigieren müssen. Auf diese Art und Weise kann der Praxisarzt seine knappen Zeitressourcen besser nutzen. Darüber hinaus kann sich der Patient durch die Informationsrecherche im Internet auf einen Arztbesuch vorbereiten und gezielte Fragen stellen.

Die Ärzteschaft wird sich diesen neuen Herausforderungen stellen müssen. Der informierte „Patient von morgen" wird nicht nur über seine Krankheit Bescheid wissen, ebenso wird er auch in der Lage sein, anhand von Qualitätsstandards die Arbeit des behandelnden Arztes oder des Krankenhauses zu bewerten.

Medizinische Patienten-Info-Dienste im Internet

- Informationen über Früherkennung und Vorbeugung,
- Aufklärung der Patienten, vor allem über chronische Krankheiten und Krebserkrankungen,
- Suche nach den aktuellsten Forschungsergebnissen aus den klinischen Studien,
- Informationen über Themen um Medizin, wie Organspende, Gentechnologie usw.,
- Suche nach Selbsthilfegruppen.

Die Nachfrage nach den Themenbereichen Gesundheit und Gesundheitsvorsorge nimmt im Internetzeitalter stark zu. Im deutschsprachigen Internet sind die Angebote im Vergleich zu den USA noch gering. Aber auch in Deutschland haben die Online-Gesundheitsdienste einen regen Zulauf.

Viele elektronische Anfragen, die von den Patienten gestellt werden, beruhen auf Unsicherheiten und Missverständnissen, die zum Teil wegen der knappen Zeit der Praxisärzte in den normalen Sprechstunden entstehen. Viele Patienten finden es angenehm, ohne Wartezeit einen Arzt konsultieren zu können.

Deutsche Anbieter

In Deutschland bieten inzwischen mehrere Gesundheitsportale medizinische Beratung, die in der Regel auf allgemeine medizinische Informationen, wie Ernährung, Erklärung medizinischer Fachbegriffe, Medikamentennebenwirkungen, Fragen zur Vorbeugung und Früherkennung, oder Hilfe beim Finden der Experten beruhen. Die deutsche Berufsordnung verbietet die Diagnosestellung und Behandlung der Patienten, die Ärzte nicht gesehen oder untersucht haben. Die Online-Beratungsgebühren werden von den Krankenkassen in Deutschland nicht übernommen.

Nach einer anfänglichen kostenlosen Beratung bieten inzwischen die meisten Anbieter im Internet ihre Dienste nur gegen Gebühren an. Inzwischen hat es sich gezeigt, dass die Gesundheitsportale alleine durch Werbung auf den Internetseiten den kostspieligen Ärztemitarbeiterstab nicht finanzieren können.

Weiterhin wird es jedoch im Internet schwierig sein, dass Gesundheitsportale zumindest kostendeckend arbeiten werden. Bislang hat sich im Internet eine feste „Kostenlos-Kultur" entwickelt, der Nutzer reagiert eher zögerlich, wenn für die Inhalte oder Expertenforen gezahlt werden muss.

Gesundheitsportale mit medizinischer Beratung
- http://www.netdoktor.de
- http://www.surfmed.de
- http://www.gesundheitspilot.de
- http://www.almeda.de

28.2 Cyberdocs

In den USA hat sich der Online-Arztbesuch längst etabliert. Bei der virtuellen Ärztegemeinschaft Cyberdocs (http://www.cyberdocs.com) erhalten Patienten gebührenpflichtig rund um die Uhr medizinischen Rat per elektronische „Tastaturkonsultation".

In der Regel versuchen die Cyberdocs dort mit Fragen herauszufinden, ob jemand ernsthaft krank ist und eine Arztpraxis aufsuchen sollte. Ansonsten lassen sie ein Rezept bei einer gewünschten Apotheke zur Abholung bereitlegen.

Atuline, Konkurrenz aus Finnland

In Turku /Finnland bietet das kommerzielles Unternehmen Atuline als erstes in Europa (http://www.atuline.com) ein virtuelles Krankenhaus für die ambulante Patientenversorgung an.

Der finnische Anbieter offeriert den Gesundheitsdienst in mehreren europäischen Sprachen, darunter auch in deutsch. Dieser Service ist gebührenpflichtig. Die Kommunikation erfolgt in sicheren Verbindungen. Die Patienten erreichen den Dienst über die Website; die Fragen werden in der Online-Sprechstunde oder per E-Mail beantwortet (Abb. 28.1).

Kritsche Anmerkungen zu Cyberdocs

Unter den Cyberdocs tummeln sich weltweit viele so genannte Experten. Es ist auf den ersten Blick nicht immer einfach, die seriösen von den nichtseriösen Angeboten im Internet zu unterscheiden. Die problematischen Punkte werden in den nächsten Abschnitten angesprochen.

Im Internet ist die Überprüfung der ärztlichen Qualität der Cyberdocs zurzeit sehr schwierig. Viele Angebote kommen aus dem Ausland, entziehen sich dadurch jeglicher Kontrolle, und können dadurch kaum für ärztliche Behandlungsfehler haftbar gemacht werden. Der oft nicht vorhandene Datenschutz ist ein weiteres Problem. Zumindest müsste die vollständige Adresse des Cyberdocs und seine Qualifikation auf der Website ersichtlich sein. Adressen in Deutschland sind in der Regel vertrauenswürdiger als ausländische Adressen. Großartige Versprechungen, wie „100% Heilungsrate" der zum Verkauf angebotenen Produkte, eine einseitige Darstellung der Sachverhalte mit vielen vermeintlich medizinischen Ausdrücken sollten zur Vorsicht mahnen.

Gerade bei akuten Erkrankungen ist es schwierig bis unseriös, bei Patienten, die man selbst nicht untersucht hat, Therapievorschläge zu machen, was in der deutschen Berufsordnung ausdrücklich verboten ist. In einigen Studien, in denen die Cyberdocs mit gestellten Patientenanfragen getestet wurden, kamen zum Teil sehr abenteuerliche, sogar für die Patienten gefährdende Antworten zurück (Eysenbach u. Diepgen 1998).

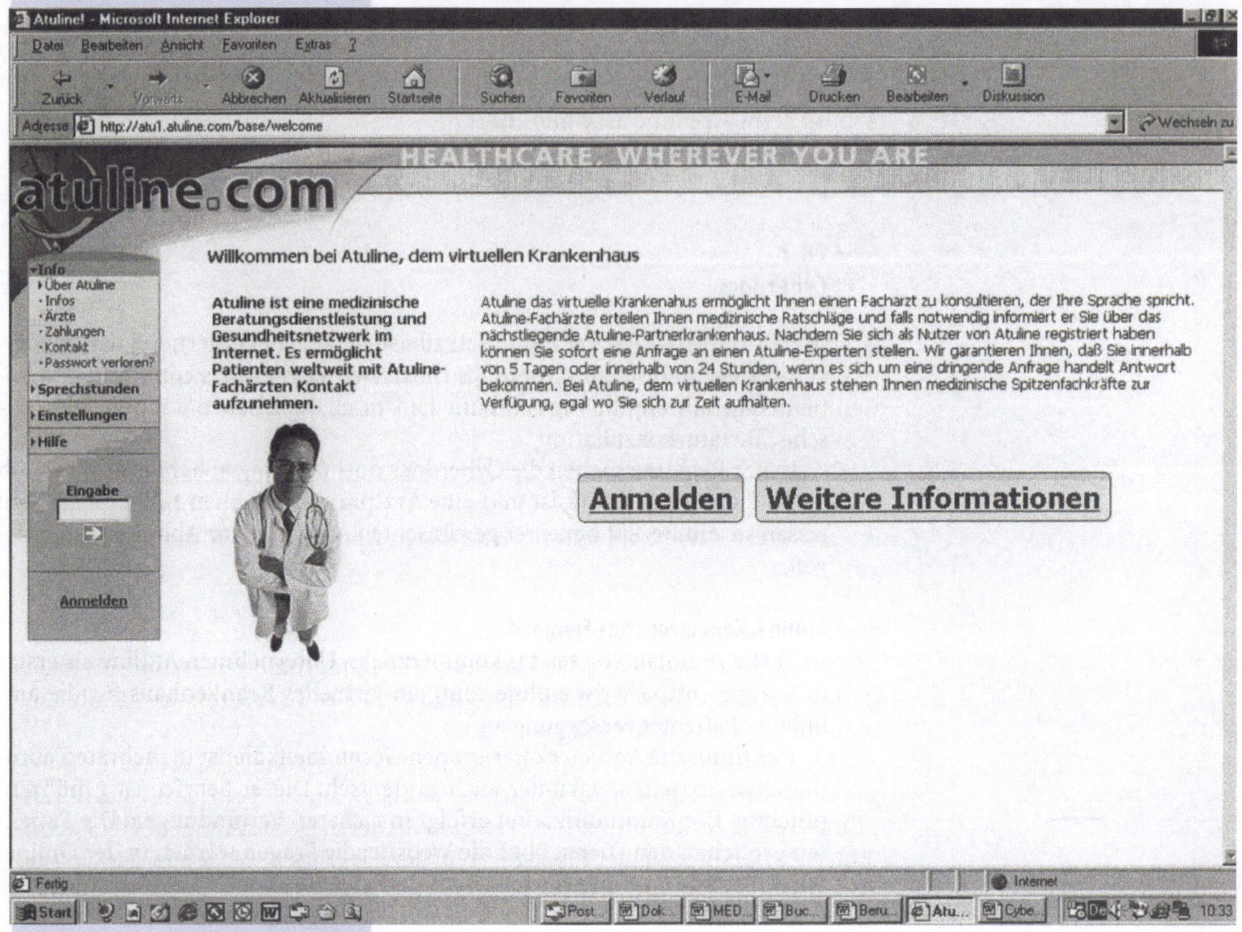

Abb. 28.1. Atuline

28.3 Qualitätskontrolle im Internet

HON (Health on the Net Foundation)

Das inzwischen bekannte Qualitätssiegel HON für die medizinischen Websites zeigt Regeln, unter welchen ethischen Gesichtspunkten man medizinische Informationen im Internet veröffentlichen sollte. HON beruht auf freiwilliger Verpflichtung. Prinzipien von HON auf deutsch:

- http://www.hon.ch/honcode/german

DISCERN, Qualitätskriterien für Patienteninformationen von der MH Hannover

DISCERN ist ein kurzer Fragebogen, der seinen Nutzern als Instrument für die Bewertung von Patienteninformationen dienen soll. DISCERN kann auch von Autoren und Herstellern als Leitfaden verwendet werden, der sie darüber informiert, welchen Qualitätsstandard Patienten bei Patienteninformationen erwarten dürfen.

- http://www.discern.de

Qualitätssiegel Med-CERTAIN

Das Projekt Med-CERTAIN („Certification and Rating of Trustful and Assessed Health Information on the Net") wird von der EU gefördert. In Zukunft soll es mithelfen, die Qualitätskontrolle medizinischer Websites im Internet einfacher zu machen. Mithilfe dieses Systems werden die Nutzer in Zukunft in der Lage sein, von einer zentralen Datenbank Bewertungen von Medizinern über die gerade besuchte Internetseite unabhängig vom Seitenbetreiber abzurufen.

- http://www.medpics.org

FAQ Cybermedizin, Dr. G. Eysenbach

Herr Dr. Eysenbach informiert auf seiner Website über die neue Fachrichtung Cybermedizin und über die Qualitätskriterien für medizinische Informationen für Patienten im Internet.

- http://yi.com/home/eysenbachgunther/faq.htm

29 Internet für Patienten

29.1 Gesundheitsportale für Patienten

Jeder dritte Internetnutzer sucht auch nach Gesundheitsinformationen. Inzwischen existiert im Internet eine Vielzahl von Gesundheitsdiensten, die sich direkt an die viel umworbenen Patienten wenden. Viele Patienten nutzen das große Angebot im WWW und sind besser informiert als früher.

Die Gesundheitsportale in Deutschland bieten neben Themen, wie Wellness und Fitness, auch die Beantwortung zahlreicher Gesundheitsfragen durch Fachärzte. Die Portale finanzieren sich vorwiegend über Werbung. Im Folgenden werden die vier aus meiner Sicht komplettesten Online-Dienste vorgestellt.

Netdoktor

Europaweit der größte Gesundheitsdienst mit mehreren Ablegern in anderen europäischen Ländern. Netdoktor bietet sehr ausführliche Informationen zu den einzelnen Krankheitsbildern und Gesundheitstests. Interessierte können an das Ärzteteam gebührenpflichtig Fragen stellen.

- http://www.netdoktor.de

Surfmed

Der neue Gesundheitsdienst aus Österreich bietet eine Fülle an medizinischen Informationen; ca. 750 Krankheiten werden ausführlich dargestellt. Die Rubriken über Beschwerden/Symptome, über Medikamente und Gesundheitsvorsorge fallen positiv auf. Die Sprechstunde ist leider nach einem kostenfreien Schnuppermonat kostenpflichtig.

- http://www.surfmed.de

Gesundheitsscout24

Informationen über PublicHealth, Interaktionscheck von Medikamenten, Nachrichten und Hintergrundinformationen aus der Medizin.

- http://www.gesundheitsscout24.de

Lifeline

Gesundheitsthemen um Fitness und Wellness stehen im Vordergrund.

- http://www.lifeline.de

29.2 Gesundheitstests

Tkmed

Tkmed integriert die von der bekannten Framingham-Studie bekannten Rechenprogramme für Herzinfarkt und Schlaganfallrisiko (Tkrisk) in die Benutzeroberfläche.

- http://www.tkmed.de/tkrisk/tkrisk.html

Netdoktor

Das Gesundheitsportal Netdoktor bietet zahlreiche Gesundheitstests online an.

- http://www.netdoktor.de

Diabetes NRW

Risikotests zu Diabetes mellitus.

- http://www.uni-duesseldorf.de/diabetes-nrw/index.htm

ZDF Gesundheit und Sportartencheck

Interaktive Gesundheitstests zu unterschiedlichen Bereichen.

- http://www.zdf.de/ratgeber/praxis/tests/index.html

29.3 Erste Hilfe und Notfälle

Erste Hilfe

Der Erste-Hilfe-Lehrgang im Internet mit Stichwort- und Inhaltsverzeichnis. Von Amputationsverletzungen bis Verstauchungen werden die Erste-Hilfe-Maßnahmen ausführlich dargestellt. Empfehlenswert.

- http://www.rotkreuz.de/ehonline

Vergiftungszentralen

- http://www.medknowledge.de/notfaelle/vergiftungszentralen.htm

EMED Notfallmedizin

Prognoseprogramme für die Notfallmedizin (englischsprachig).

- http://www.emed.org

29.4 Selbsthilfegruppen

Der Fachverband Deutsche Arbeitsgemeinschaft Selbsthilfegruppen e. V. definiert die Selbsthilfegruppen wie folgt:

„Selbsthilfegruppen sind freiwillige, meist lose Zusammenschlüsse von Menschen, deren Aktivitäten sich auf die gemeinsame Bewältigung von Krankheiten, psychischen oder sozialen Problemen richten, von denen sie – entweder selber oder als Angehörige – betroffen sind.

Sie wollen mit ihrer Arbeit keinen Gewinn erwirtschaften. Ihr Ziel ist eine Veränderung ihrer persönlichen Lebensumstände und häufig auch ein Hineinwirken in ihr soziales und politisches Umfeld.

In der regelmäßigen, oft wöchentlichen Gruppenarbeit betonen sie Authentizität, Gleichberechtigung, gemeinsames Gespräch und gegenseitige Hilfe. Die Gruppe ist dabei ein Mittel, die äußere (soziale, gesellschaftliche) und die innere (persönliche, seelische) Isolation aufzuheben.

Die Ziele von Selbsthilfegruppen richten sich vor allem auf ihre Mitglieder und nicht auf Außenstehende; darin unterscheiden sie sich von anderen Formen des Bürgerengagements. Selbsthilfegruppen werden nicht von professionellen Helfern geleitet; manche ziehen jedoch gelegentlich Experten zu **bestimmten Fragestellungen hinzu"** (http://www.med.uni-giessen.de/selbsthilfe/wasshg.htm).

Es existiert eine Fülle von Selbsthilfegruppen zu den jeweiligen Krankheiten. Alle Adressen anzugeben würde den Rahmen dieses Buches sprengen. Stattdessen möchte ich mich auf die zentrale Adresse beschränken, wo man die gesuchten Selbsthilfegruppen finden kann.

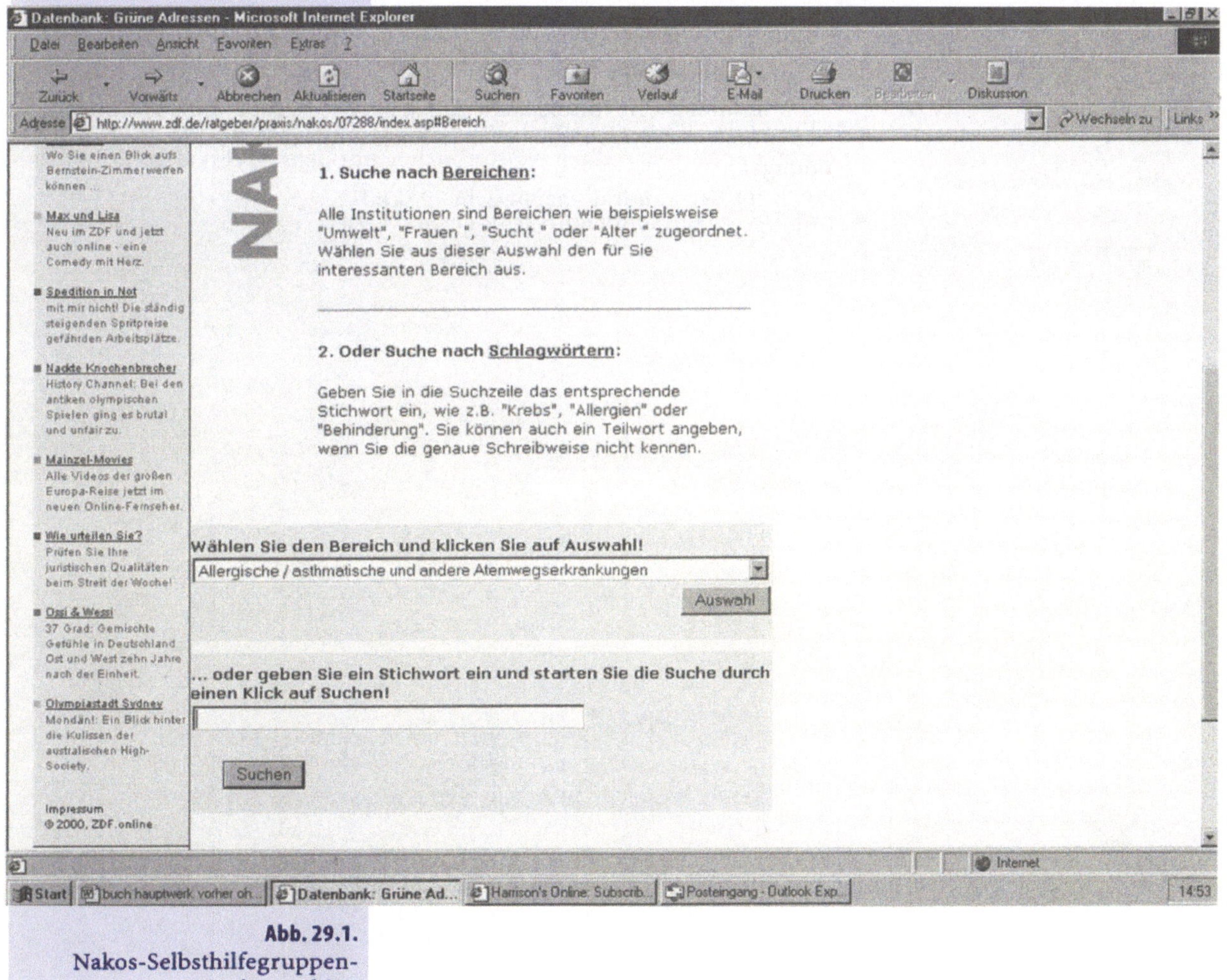

Abb. 29.1. Nakos-Selbsthilfegruppen-Suchmaschine

Nakos

Suchmaschine für Selbsthilfegruppen, Suche nach Themen und Postleitzahlen möglich (Abb. 29.1).

- http://www.nakos.de

29.5 Fernsehen

ZDF-Gesundheitsmagazin

Das Internetpendant der bekannten Fernsehsendung über Gesundheitsthemen. Zu jeder Sendung finden Sie hier eine Liste mit Adressen von Experten, Beratungsstellen und Selbsthilfeeinrichtungen sowie ausgewählte Links. Internetausgaben der Begleitbroschüren von Praxis und Info-Gesundheit.

- http://www.zdf.de/ratgeber/praxis

Visite N3

Das Gesundheitsmagazin bietet das Archiv und den Inhalt der aktuellen Sendungen zu Medizin- und Gesundheitsthemen.

- http://www.ndrtv.de/start.html

Gesundheitsseite MDR

Ansammlung von Krankheiten von A bis Z – darüber hinaus sinnvolle Verknüpfung eines Gesundheitswörterbuches mit dem Archiv der Fernsehsendungen.

- http://www.mdr.de/hauptsache-gesund

30 Pflege

ZDF-Pflegedienste

Die ZDF-Pflegedienste-Seite zeigt, wie man professionelle Hilfe zu Pflegefällen bekommen kann. Folgende Dienste werden angeboten:

- Lokale Dienste: Hier finden Sie eine Adressensammlung mit ca. 9000 Pflegediensten aus dem ganzen Bundesgebiet, als Datenbank angelegt, regelmäßig aktualisiert und per Suchformular einfach abzufragen.
- Spezialdienste: Viele Helfer haben sich auf bestimmte Erkrankungen und die damit verbundenen Erfordernisse spezialisiert. Mithilfe dieser Datenbank finden Sie den passenden Spezialdienst.
- Themenübersicht: Wie muss der Patient versorgt werden, welche Hilfsmittel gibt es, wer kann beraten und vor allem, was zahlt die Pflegeversicherung? Eine Übersicht über all diese Themen und viele Adressen sind auf diesen Seiten zu finden.
- http://www.zdf.de/ratgeber/praxis/pflege/index.html

Pflegenet

Sehr ausführliche Infos über Konzepte, Pflegestandards, Diskussionsforen, Liste der Pflegefachleute, Recht und mehr (Abb. 30.1).

- http://www.pflegenet.com

1a-Pflege

Von den Studenten des Fachbereichs Pflege und Gesundheit an der Fachhochschule Fulda. Informationen zu den gesetzlich vorgesehenen Leistungen im Bereich ambulanter und stationärer Pflege, Infos zur Auswahl des Pflegedienstes, zur Betreuung Demenzkranker sowie zur Hilfsmittelversorgung und Wohnraumanpassung bei der häuslichen Pflege; außerdem gibt es eine Börse für gebrauchte Hilfsmittel.

- http://www.1apflege.de

Pflegeintensiv

Informationen über Pflegestandards, Intensivpflege, Beatmung und Examen.

- http://www.pflegeintensiv.de

Krankenpflege-Fortbildung

Auskünfte zum Thema Ausbildung, Fortbildung und Weiterbildung in der Krankenpflege. Weitere Themen, wie Facharbeiten, Bilder und Prüfungsfragen, runden das Webangebot ab.

- http://www.krankenpflege-fortbildung.de/infoseiten/infoseiten.html

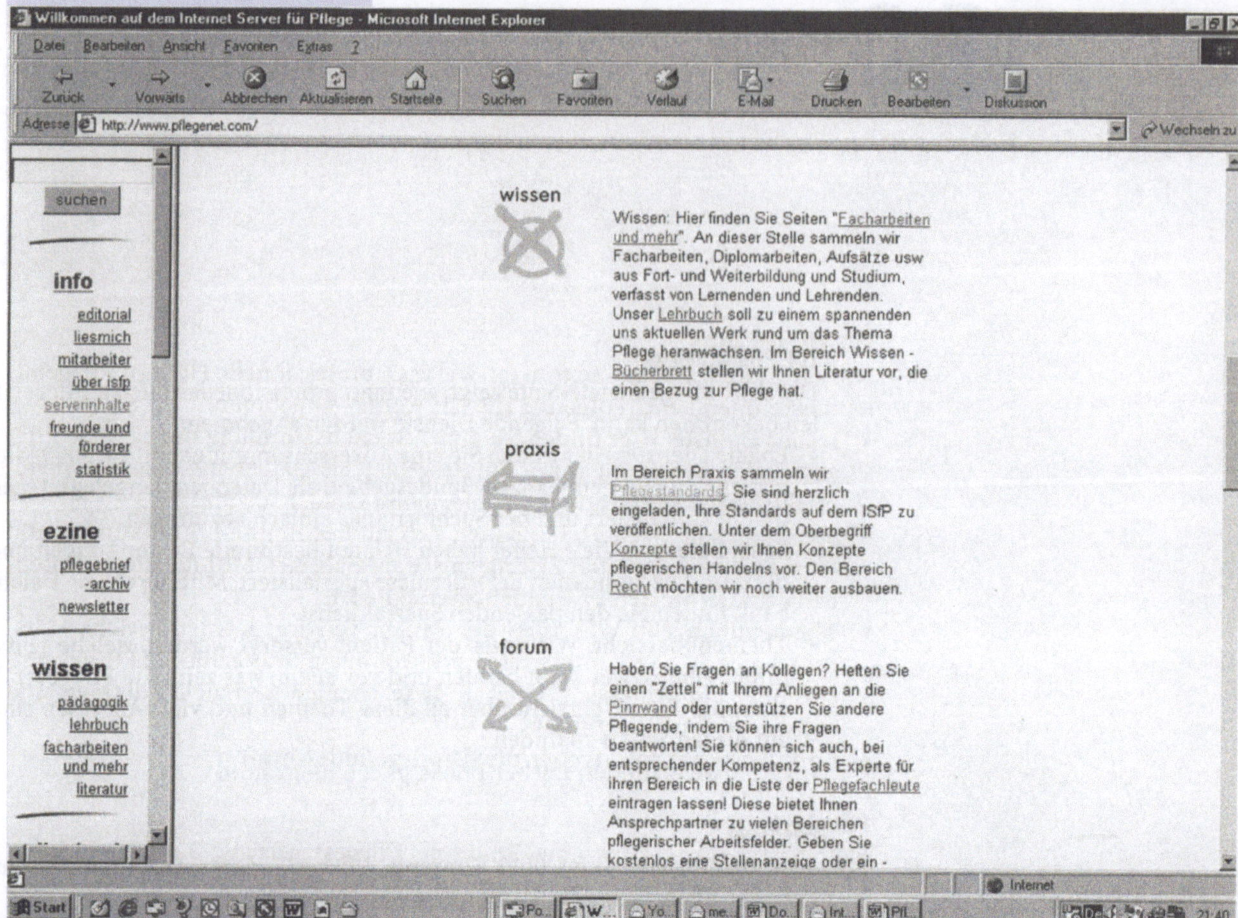

Abb. 30.1.
Pflegenet

Infosystem für das Pflegepersonal
Neue Pflegekonzepte und Weiterbildungsprogramme.

- http://www.pflege.med.tu-muenchen.de

Psychiatriepflege
Ausführliche Informationen zum Thema Psychiatriepflege: Symptome und Behandlung der psychiatrischen Krankheiten, Strukturen in den psychiatrischen Kliniken, verschiedene Therapieverfahren.

- http://www.krankenpflege-fortbildung.de/ibf/texte_ibf/_notfall_1/psychiatrie_1/psychiatrie_1.html

Altenhilfe Deutschland
Datenbank für Altenheimeinrichtungen, wichtige Links, Branchenverzeichnis, Jobforum.

- http://www.altenhilfe-deutschland.de/index2.html

Altenhilfe Vincentz-Verlag

Volltextarchiv für die Zeitschrift „Häusliche Pflege“.

- http://www.altenhilfe.de

Hilfe und Pflege im Alter zuhause, Wilhelmine-Lübke-Stiftung

Themen: Alterskrankheiten, Pflegepraxis, Sicherheit beim Wohnen zuhause, Rehabilitation und Pflegeversicherung sowie Sterbebegleitung und Kontaktmöglichkeiten.

- http://www.kda.de/hilfeundpflege

31 Gestaltung einer eigenen Praxis-Homepage

Der in Windows 98 integrierte Internet Explorer bietet Ihnen die Möglichkeit mithilfe des Programmes „FrontPage Express“ Ihre eigene Homepage-Seiten selbst ohne Programmierkenntnisse zu gestalten. Der große Bruder des FrontPage Express heißt FrontPage. Das Programm FrontPage ist kostenpflichtig und bietet neben größeren Gestaltungsmöglichkeiten eine bessere Verwaltung der Webseiten.

Unser Workshop zur Gestaltung der eigenen Homepage ist in drei Teile gegliedert. Im ersten allgemeinenTeil erfahren Sie, wie man einen schnellen Aufbau einer Internetseite mit dem Personal Page Assistent vornehmen kann. Im zweiten Teil wird eine Homepage, angepasst an die Bedürfnisse der Mediziner, mit visuellen Quicksteps gestaltet. Anschließend wird die Homepage mit Effekten ausgestattet, wie das Einfügen von multimedialen Elementen.

Bei unserem Workshop werden die Grundelemente einer Homepage-Gestaltung an einem Beispiel gezeigt. Es ist nicht beabsichtigt, eine professionelle Webseitenvorlage zu liefern.

31.1 Allgemeiner Teil

FrontPage bietet Ihnen einen Assistenten an, der Ihnen eine bestimmte Gliederung und Arbeitsweise vorgibt. Sie müssen anschließend dieses Gerüst mit Inhalt ausfüllen.

- Im Untermenü des Internet Explorers können Sie *FrontPage Express* öffnen (Abb. 31.1):
  Start>Programme>Internet Explorer>FrontPage Express.
- Klicken Sie hintereinander auf die Befehle *Datei>Neu* und wählen Sie den Personal Homepage Assistenten im angebotenen Menü.
- Sie können zuerst die Elemente im Assistentenfenster abhaken, die Sie auf Ihre Homepage übernehmen wollen (Abb. 31.2).
- Nach *Weiter* erscheint das nächste Dialogfenster (Abb. 31.3). Dort müssen Sie den Namen der HTML-Datei und Ihrer Homepage eingeben. Die Dateinamen enden mit „htm“.
- Falls Sie bestimmte Projekte in Ihrer Homepage unterbringen wollen, können Sie die im nächsten Schritt eintragen (Abb. 31.4).
- Im nächsten Dialogfenster geben Sie die Hyperlinks (Verweise auf andere Seiten im Internet, die mit Ihren Themen zusammenhängen) ein.
- Danach müssen Sie über weitere Informationen für den Abschnitt *Biographie* entscheiden.

Abb. 31.1.
FrontPage

Abb. 31.2.
Assistent für die persönliche Homepage

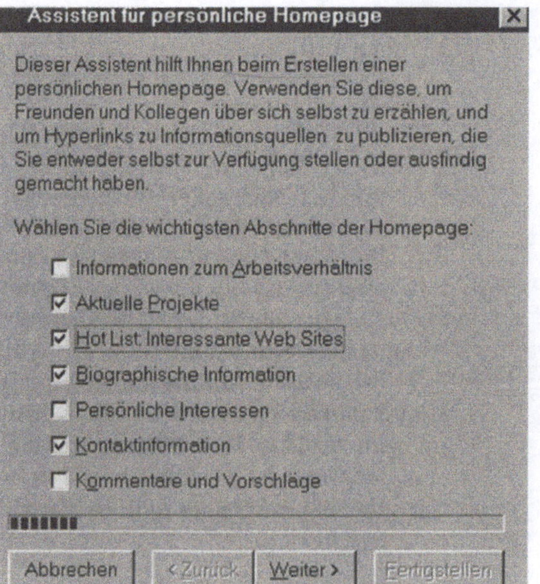

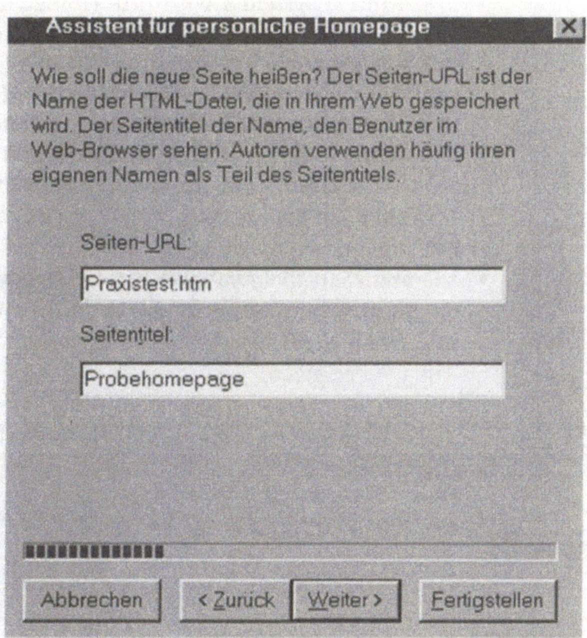

Abb. 31.3. Dialogfenster

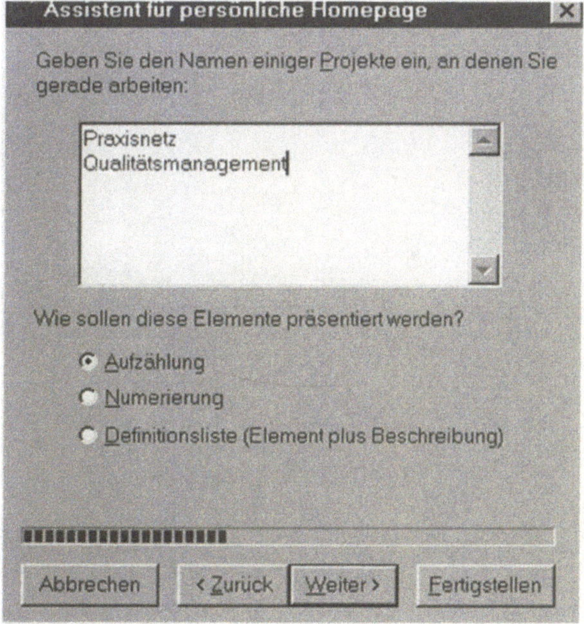

Abb. 31.4. Projekte einbinden

- Im kommenden Dialogfenster tragen Sie Ihre Adressdaten ein. Ich würde empfehlen, dass Sie zunächst Ihre E-Mail-Adresse als Kontaktadresse eingeben. So können dann die Besucher Ihrer Homepage Ihnen direkt E-Mails schicken.
- Anschließend legen Sie die Reihenfolge der Abschnitte auf Ihrer Homepage fest.

- Mit *Fertigstellen* wird Ihre Homepage vorbereitet und das Ergebnis präsentiert, wie es im Internet auch aussehen wird. Speichern Sie das fertige Gerüst zunächst unter *Datei>Speichern unter*, als „Datei". Die Abb. 31.5-31.7 zeigen die vier Abschnitte der Homepage.
- Jetzt können Sie die Homepage-Seite mit Inhalt füllen. Hier können Sie ähnlich wie mit dem Textverarbeitungsprogramm Word arbeiten. Die Texte können Sie mit den Formatsymbolen oder dem Befehl *Format/Zeichen* ändern.
- Die aktuellen Elemente auf Ihrer Homepage stehen nur als Stichwörter. Sie können beispielsweise unter „Biographische Information", den Text mit „Name der Universität oder Hochschule" markieren und durch eigene Angaben ersetzen.

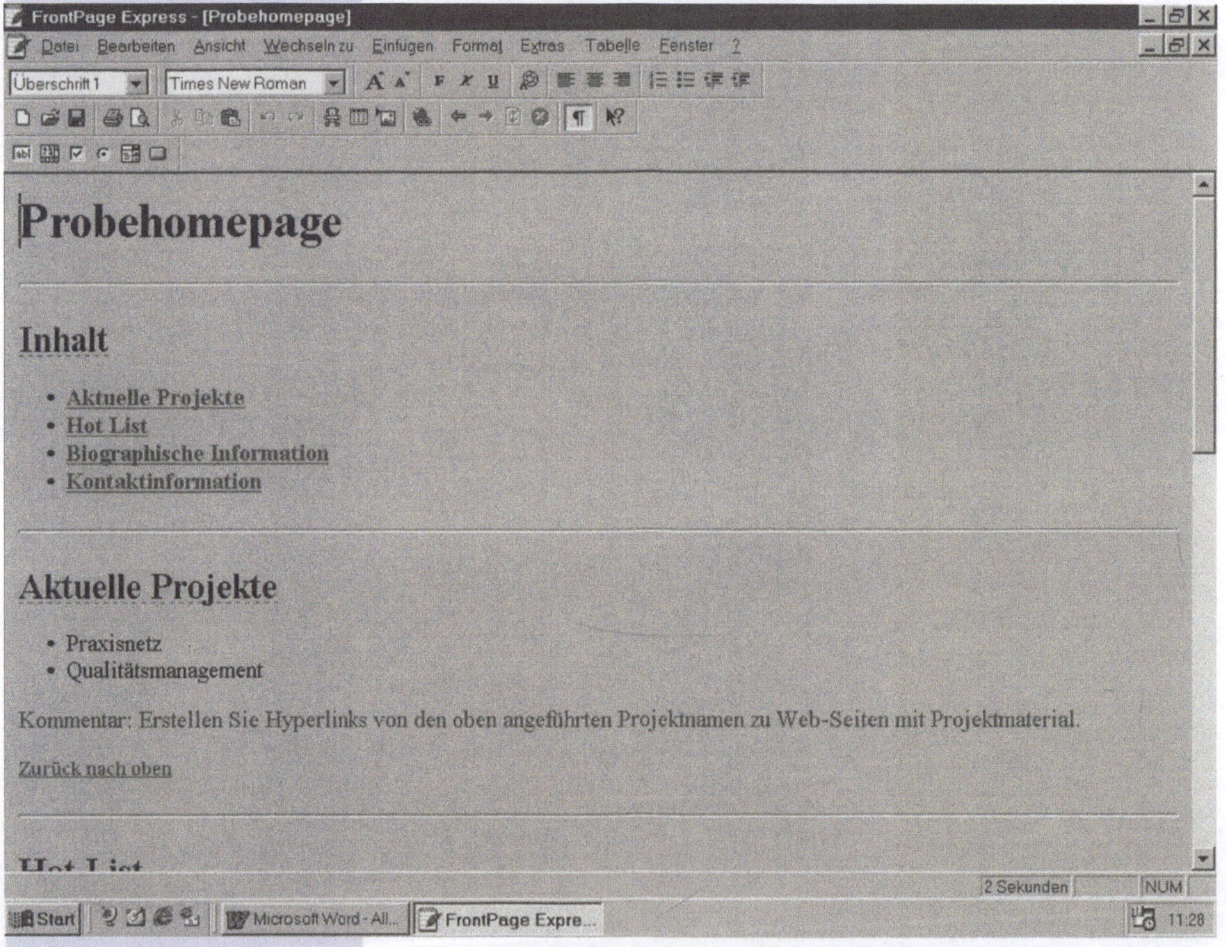

Abb. 31.5.
Probe-Homepage I

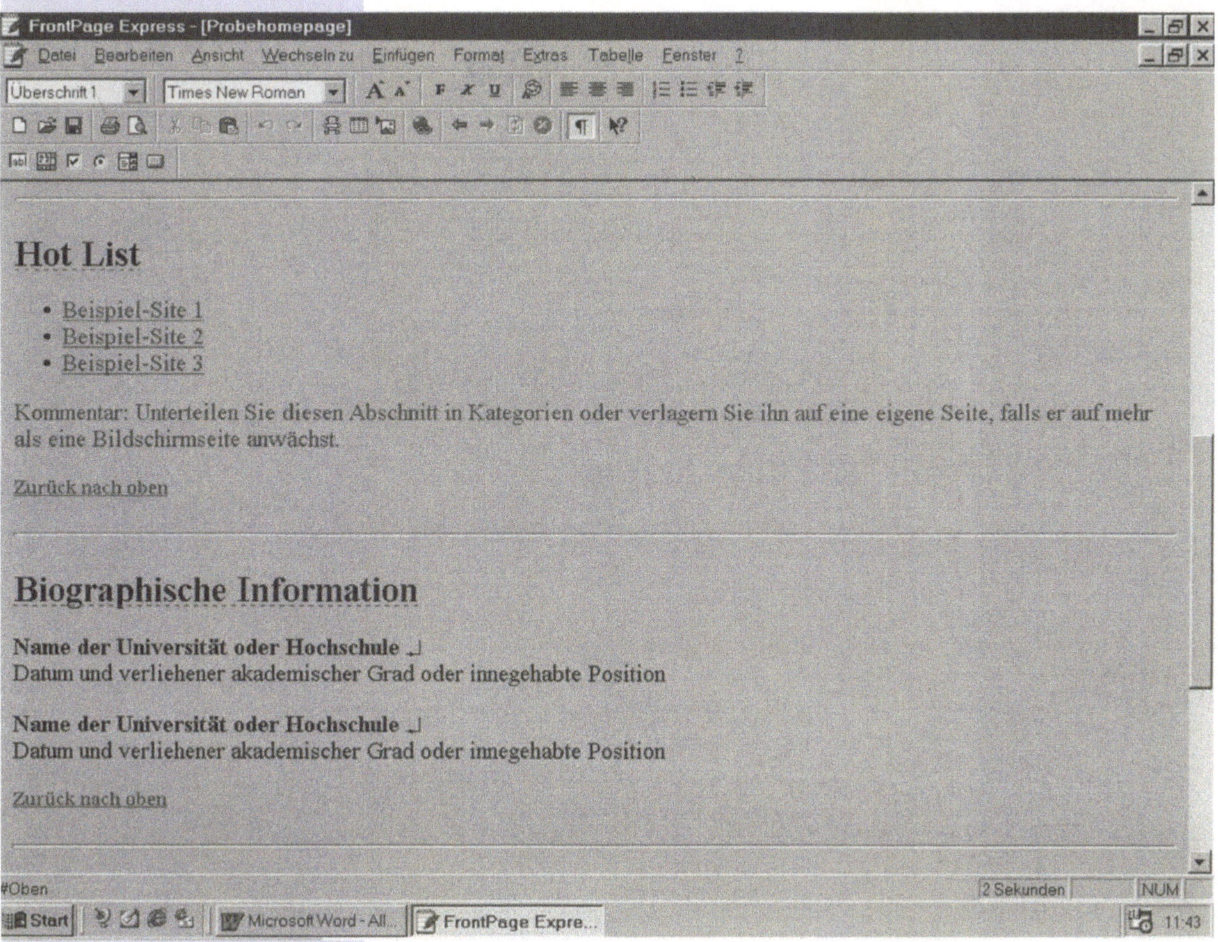

Abb. 31.6.
Probe-Homepage II

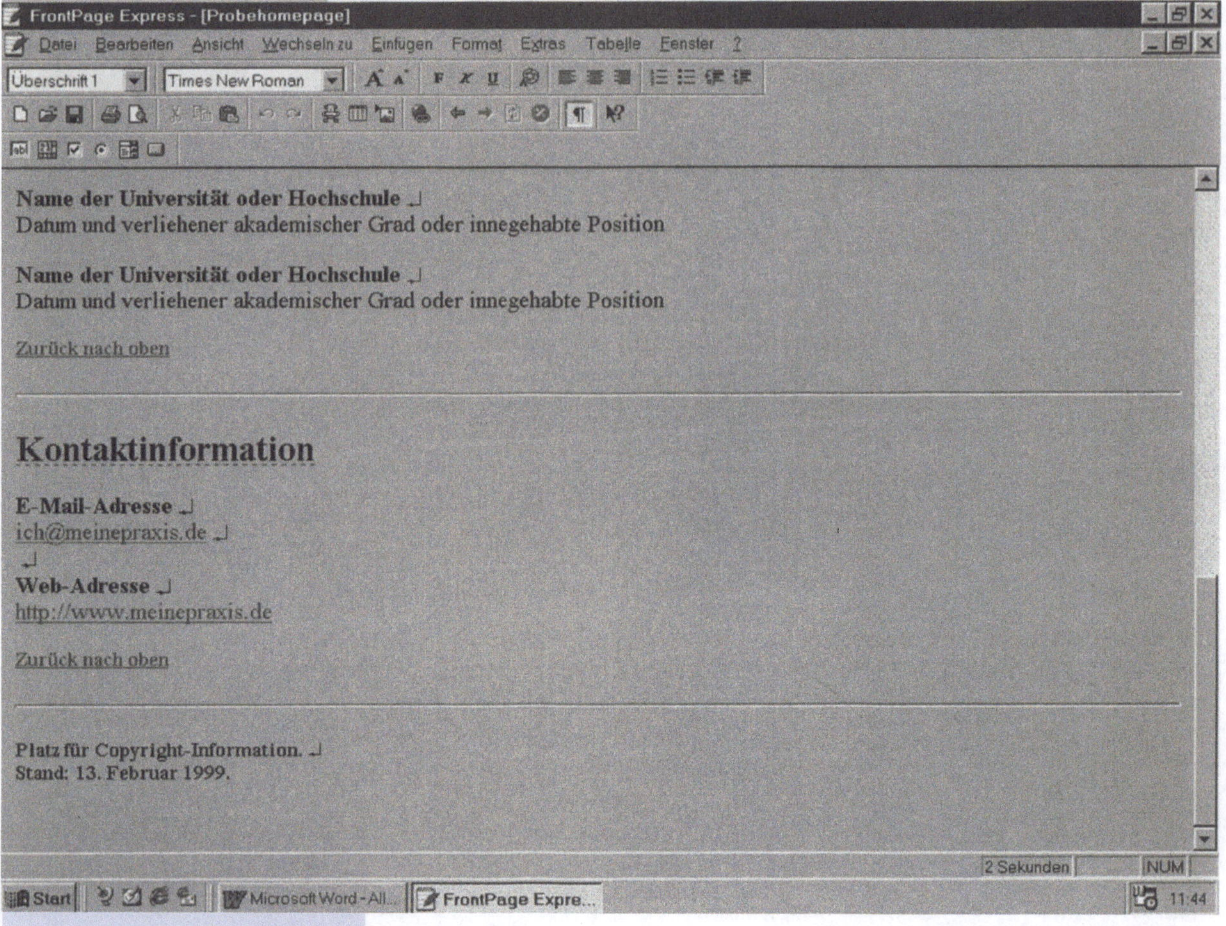

Abb. 31.7.
Probe-Homepage III

31.2 Praktischer Teil

Zu Beginn der Arbeit ist es sinnvoll, alle Dateien, die Sie in die Webseite integrieren möchten, in einen gemeinsamen Ordner zu kopieren. In diesem sollten Sie dann auch die eigentliche HTML-Seite speichern. Dadurch vermeiden Sie, dass es zu Problemen mit falschen Pfadeingaben kommt. Um das Programm FrontPage Express richtig kennen zu lernen sollten Sie jedoch zunächst einfach eine leere Seite bearbeiten.
Zum Üben sind die nächsten Schritte:

- Texte einbinden,
- Bilder einbauen,
- Verweis auf Ihre E-Mail Adresse
- Hyperlinks,
- Hintergrundbilder,
- HTML,
- Tabellen und
- Listboxen.

Texte und Bilder

Schritt 1

Starten Sie *FrontPage Express* über die Programmgruppe *Internet Explorer*. Machen Sie sich mit den wichtigsten Bedienelementen vertraut (s. Abb. 31.1).

Schritt 2

Als erstes geben Sie Ihrer Homepage eine **Überschrift**. Setzen Sie dazu den Cursor an die Stelle, an der der Text stehen soll.

- Schreiben Sie die Überschrift. Markieren Sie sie zur weiteren Bearbeitung.
- Sie können die Texte auch per Menü unter *Format* und *Zeichen* formatieren.
- Klicken Sie in der Symbolleiste auf *Zentrieren* (Abb. 31.8).

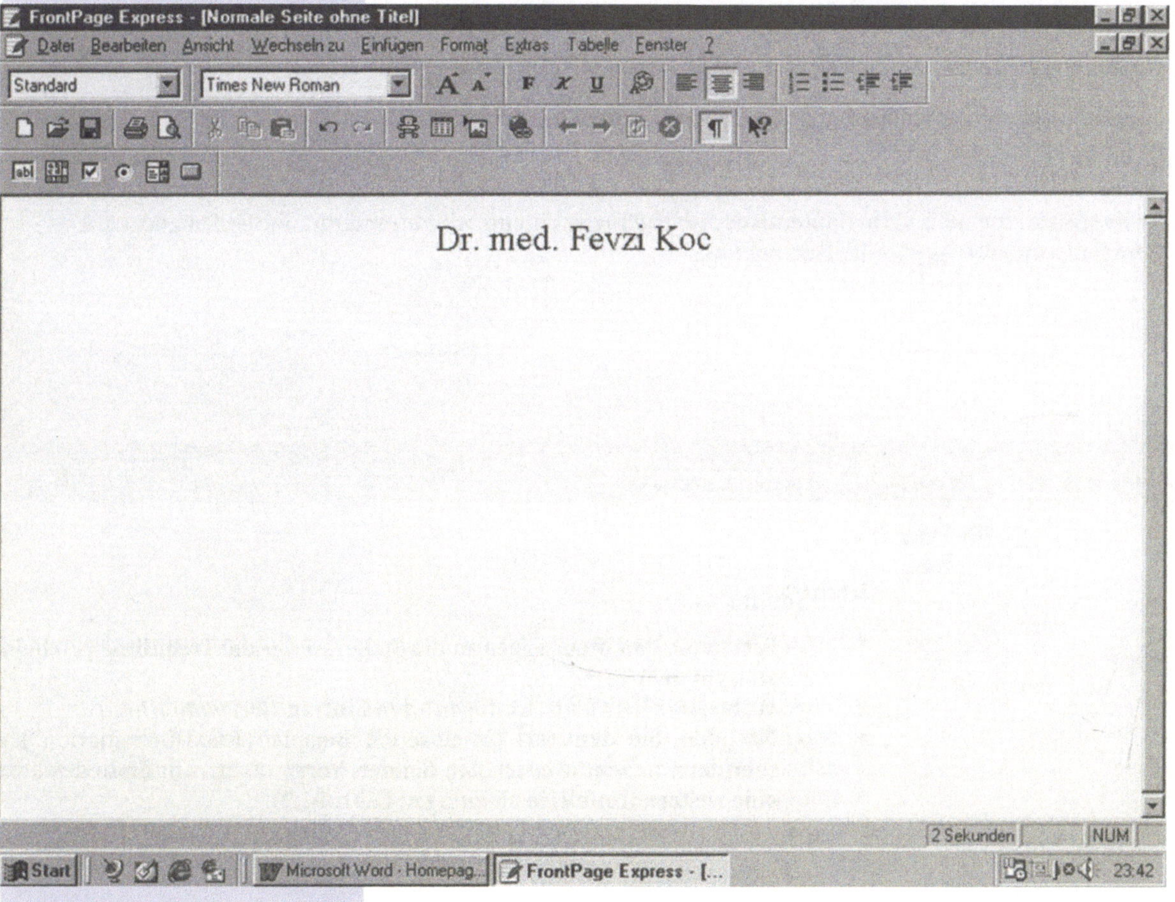

Abb. 31.8. Überschrift

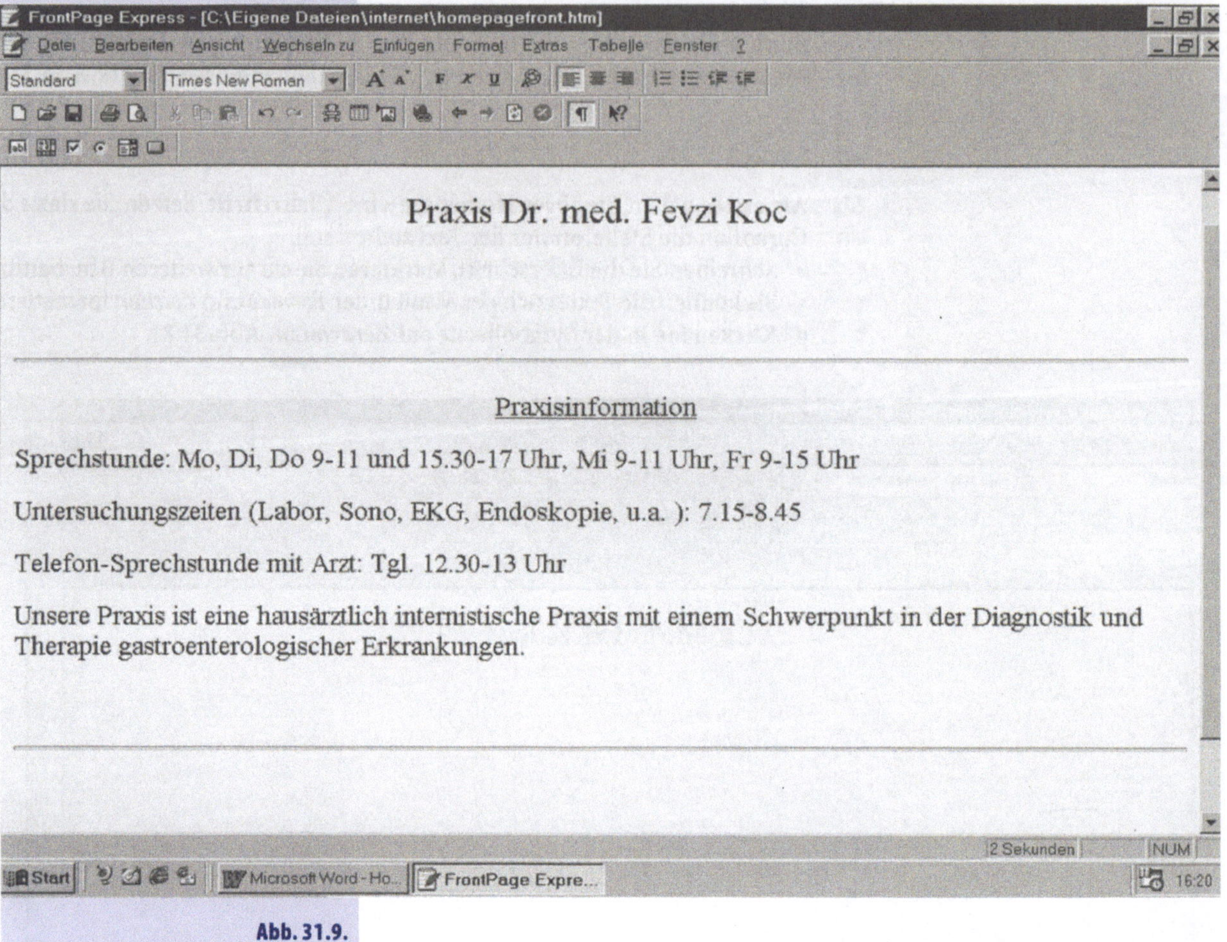

Abb. 31.9. Trennlinie

Schritt 3

- Setzen Sie den Mauszeiger an die Stelle, an der die **Trennlinie** erscheinen soll, vor dem Text.
- Wählen Sie im Menü „Einfügen" den Eintrag *Horizontale Linie.*
- Nachdem Sie den Text (in unserem Beispiel „Praxisinformation") geschrieben haben, wiederholen Sie den Vorgang, um am Ende des Textes eine weitere Trennlinie einzufügen (Abb. 31.9).

Schritt 4

Jetzt ergänzen Sie Ihre Homepage um ein **Bild.** Sie können z.B. Fotos scannen und einbinden.

- Legen Sie mit der Maus fest, wo Sie das Bild positionieren wollen.
- Mit einem Klick auf den Button *Bild einfügen* auf der Symbolleiste gelangen Sie in ein Auswahlmenü, in dem Sie das Bild bestimmen können.
- Klicken Sie auf *Durchsuchen.*
- Markieren Sie den Dateinamen des Bildes (in unserem Fall ein Gerätefoto aus der Clipartsammlung/Micosoft Office), und klicken Sie dann auf *Öffnen* (Abb. 31.10).

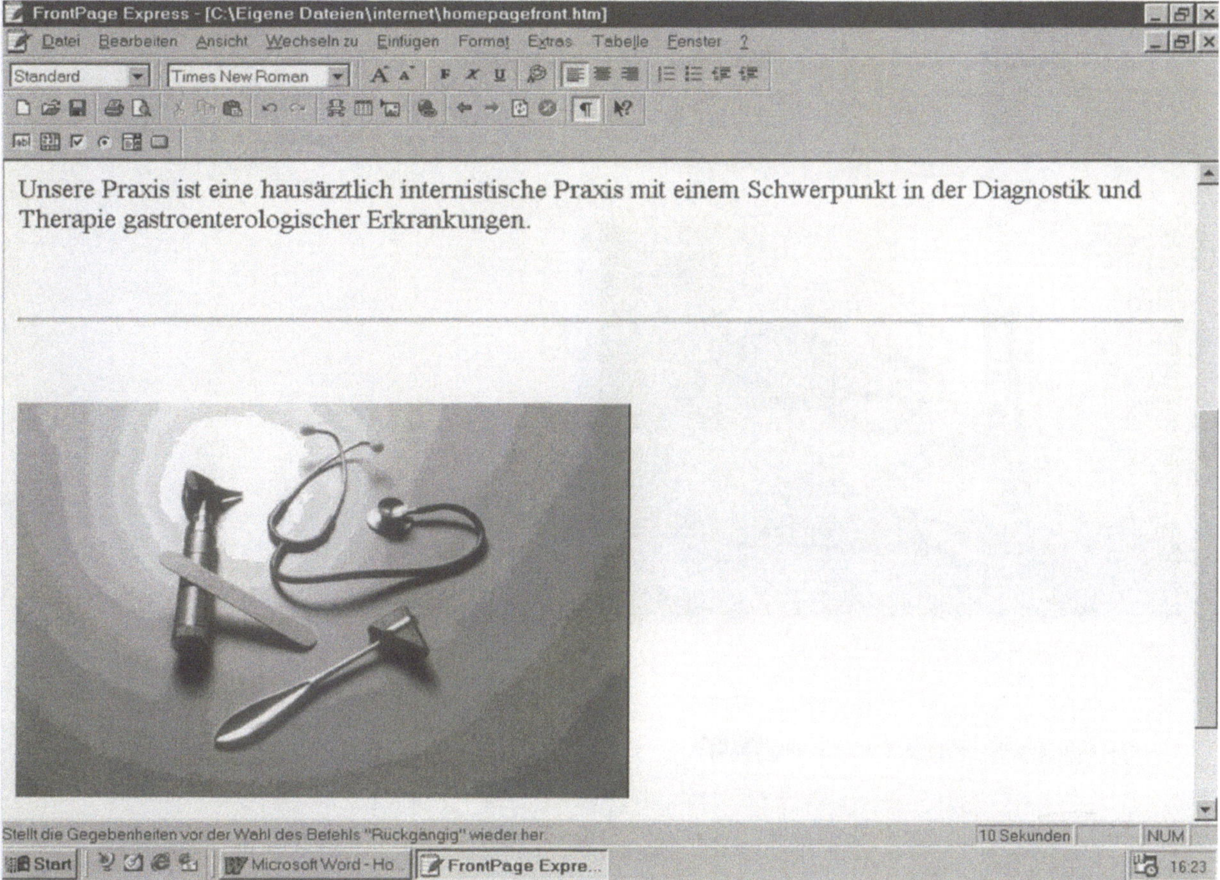

Abb. 31.10. Bild einfügen

Schritt 5

Damit Ihre Homepage besser aussieht, sollten Sie das Bild **zentrieren**, also in die Seitenmitte stellen.

- Klicken Sie mit der **rechten Maustaste** auf das Bild, und gehen Sie dann auf das Feld „Bildeigenschaften"
- Aktivieren Sie das Register *Erscheinungsbild.*
- Um das Bild auf der Seite zu zentrieren, wählen Sie die Ausrichtung *Mitte.* Sie können das Bild ebenfalls zentrieren, indem Sie einmal darauf klicken, damit markieren und auf die Schalttaste *Zentrieren* auf der Symbolleiste klicken.
- Um das Bild mit einem **Rahmen** zu versehen, geben Sie hier die Größe der Rahmenlinien an.
- Ändern Sie die **Bildgröße,** in dem Sie hier die Höhe und Breite einstellen (350 × 220).

Schritt 6

- Fügen Sie unter dem Bild eine Trennlinie ein.
  Zusätzlich können Sie einen **Verweis auf Ihre E-Mail-Adresse** einbauen, der es den Homepage-Besuchern ermöglicht, Ihnen eine E-Mail zu senden.

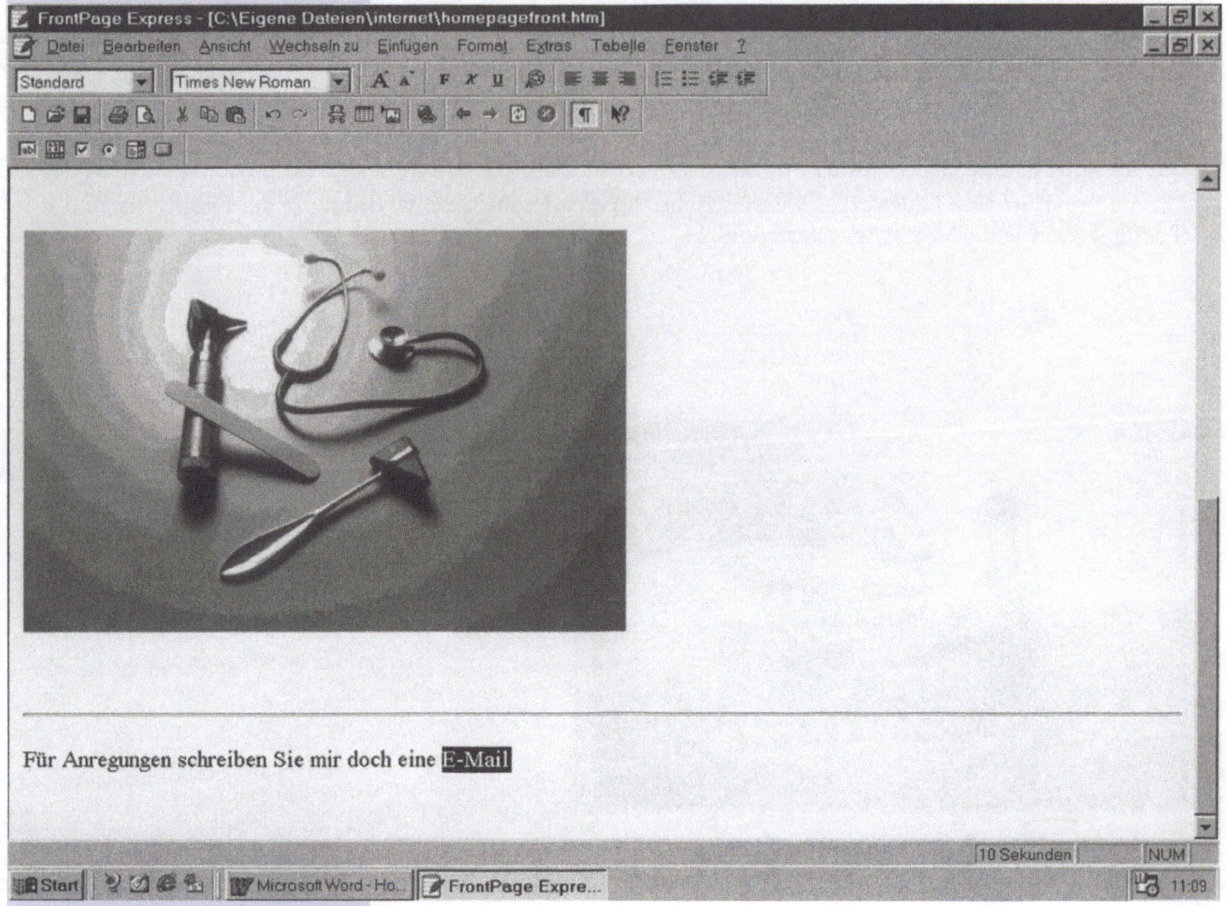

Abb. 31.11. E-Mail-Adresse

- Schreiben die Aufforderung Ihnen eine E-Mail zu schicken.
- **Markieren** Sie den Bereich, der später auf Ihrer Homepage ein automatischer Verweis auf Ihre E-Mail-Adresse sein soll (Abb. 31.11).

Schritt 7

- Um den markierten Text zu einem **Verweis** zu machen, klicken Sie auf die Schalttaste *Hyperlink einfügen* auf der Symbolleiste (will Ihnen ein Besucher Ihrer Homepage eine E-Mail schicken, braucht er nur auf diesen Hyperlink zu klicken: Es öffnet sich dann **automatisch** sein E-Mail-Programm).
- Es erscheint ein Menüfenster, in dem Sie den Verweis (Hyperlink) einstellen können.
- Da der Hyperlink auf Ihre E-Mail-Adresse verweisen soll, wählen Sie den Hyperlink-Typen *„mailto:"* aus.
- Darunter an dem URL-Eingabefenster geben Sie „mailto:" ein und dann ihre **E-Mail-Adresse**, z.B. „mailto:Hans.Dampf@t-online.de".
- Dann *„OK"* anklicken (Abb. 31.12).

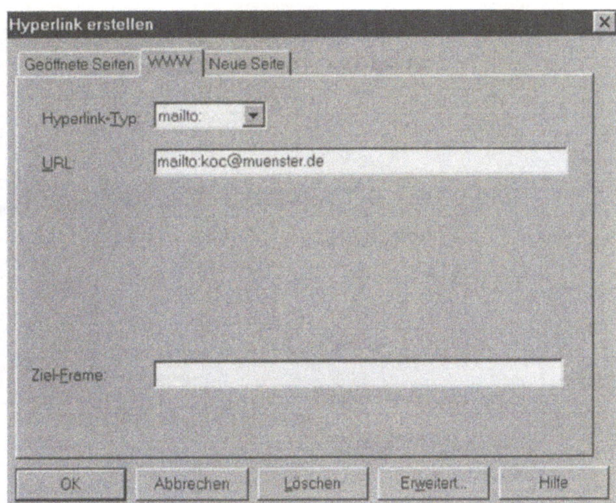

Abb. 31.12. Hyperlink zur E-Mail-Adresse

Schritt 8

Geben Sie Ihrer Homepage noch ein bisschen **Hintergrundfarbe.** Klicken Sie dazu mit der rechten Maustaste irgendwo in das Arbeitsfenster, und wählen Sie das Feld *Seiteneigenschaften.*

- Wählen Sie das Register *Hintergrund.*
- Klicken Sie auf eine der voreingestellten *Farben.*
- Wenn Sie auch die Farbe individuell bestimmen wollen, klicken Sie auf *Benutzerdefiniert.* Hier können Sie die Farben mixen. In unserem Beispiel nehmen wir einfach die Standardfarbe Grau (Abb. 31.13).

Schritt 9

Ihre Homepage sieht nun in etwa so aus wie in Abb. 31.14 dargestellt.

Es ist empfehlenswert, auch Bilddateien in dem gleichen **Ordner,** in dem sich Ihre Homepage-Datei befindet, zu speichern.

Somit haben wir gelernt, eine Homepage aufzubauen. Jetzt wollen wir die Seite optisch verschönern, für Ihre Lieblingsadressen im WWW so genannte Hyperlinks einbauen und schließlich unsere Homepage um ein paar Seiten erweitern, die wir mit internen Hyperlinks miteinander verknüpfen.

Hyperlinks

Sie wollen Ihre Homepage nun mit ein paar Verweisen (Hyperlinks) auf andere interessante Seiten im WWW versehen. Diese sollen rechts neben dem Bild erscheinen. Die Hyperlinks auf Ihrer Homepage erkennen Sie daran, dass Sie im Gegensatz zum normalen Text eine andere Farbe haben und unterstrichen sind.

Schritt 10

- Markieren Sie mit der Maus die Stelle, an der der Text erscheinen soll.
- Geben Sie die Überschriften ein, die auf Ihrer Homepage künftig als Hyperlink erscheinen sollen. Eine Liste mit einer Auswahl von Lieblingsin-

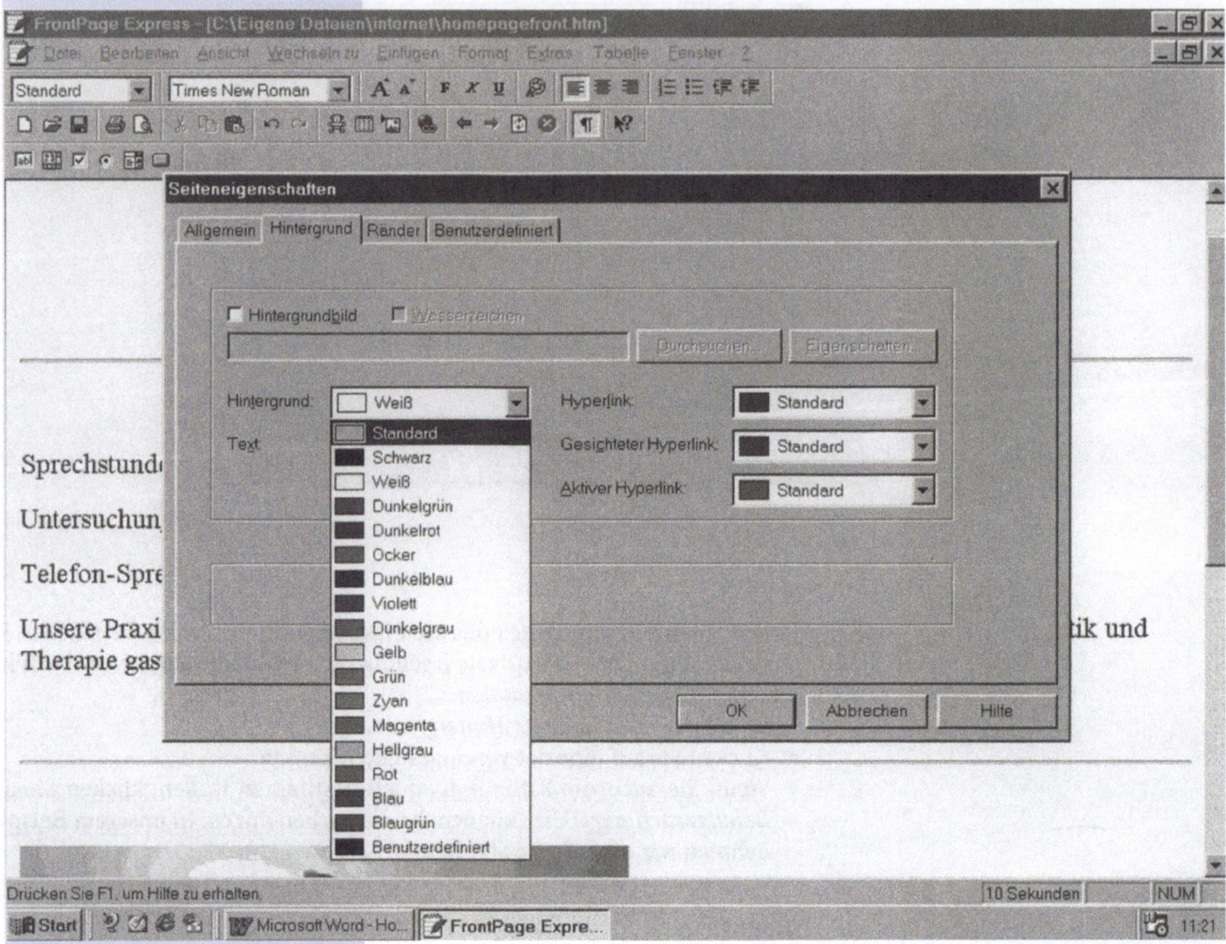

Abb. 31.13.
Hintergrund einfügen

ternetadressen nennt man **Favoriten.** In unserem Beispiel sind die Adressen vom Deutschen Ärzteblatt, MedWeb Münster, Deutschen Medizin Forum aufgeführt (Abb. 31.15).

- Wenn Sie die Adressen markieren und auf *Zentrieren* auf der Symbolleiste drücken, werden sie in die Mitte platziert. Nach Belieben können Sie auch horizontale Linien einfügen, die Favoritenliste neben das Bild stellen usw.

Schritt 11

Wollen Sie einen Text in einen Hyperlink verwandeln, müssen Sie einer markierten Textstelle eine Internetadresse zuweisen.

- **Markieren** Sie den Text, der zum Hyperlink werden soll.
- Klicken Sie auf das Symbol *Hyperlink* in der Symbolleiste.
- Es erscheint ein Eingabefenster. Hier geben Sie die Internetadresse ein, auf die der Hyperlink verweisen soll (Abb. 31.16).
- Mit *OK* schließen Sie Ihre Eingabe ab.

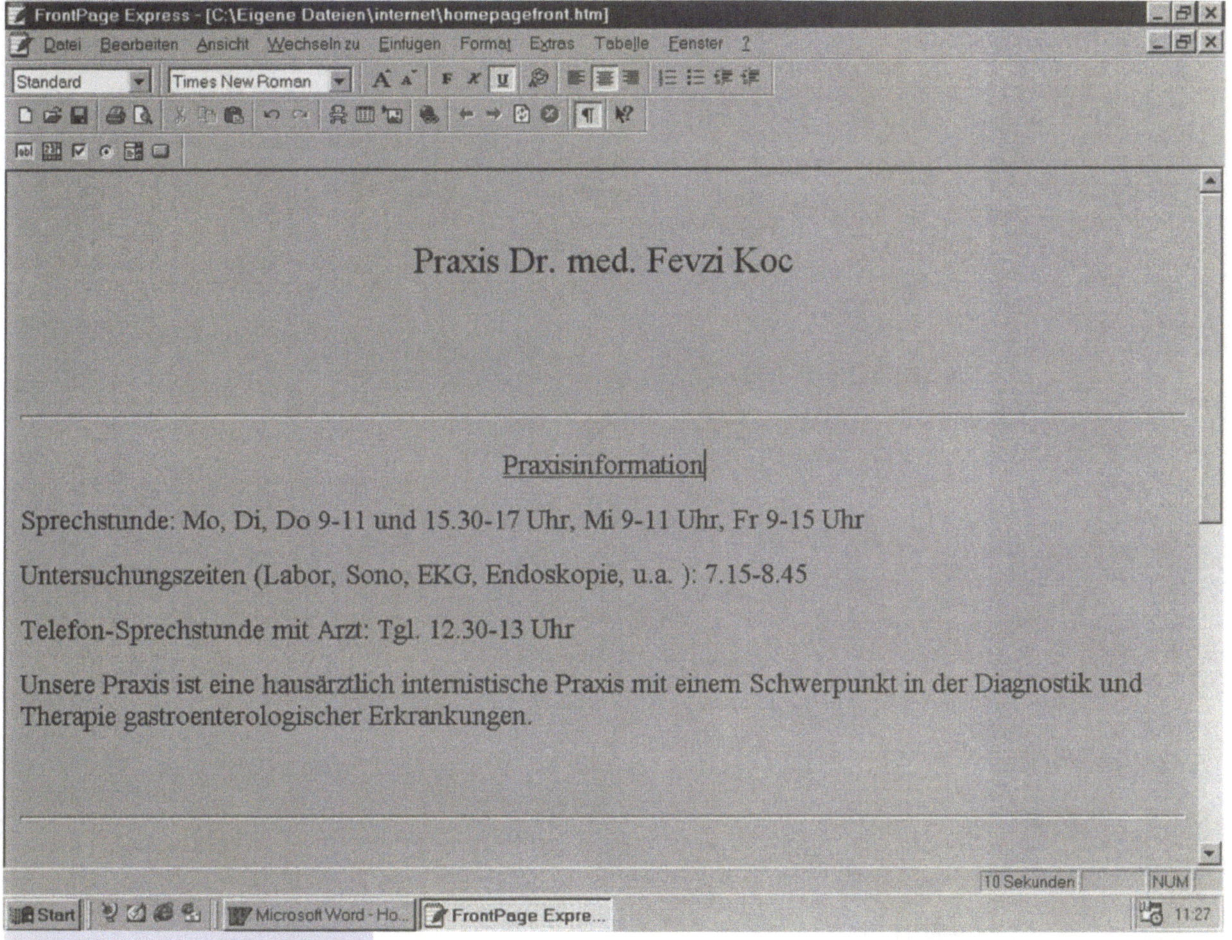

Abb. 31.14.
Erste Übersicht

Zweite Seite Sie können mit einem Hyperlink auch auf eine andere Seite Ihrer Homepage verweisen. Da Sie im nächsten Schritt Ihre Homepage um eine Seite erweitern wollen, speichern Sie Ihre bisherige Arbeit mit *Datei>Speichern unter* und im Dialogfenster als **Datei.** Alle Ihre zur Homepage gehörenden Dateien in einem gemeinsamen Ordner zu speichern ist sehr empfehlenswert.

In unserem Beispiel sind „Homekoc" der Ordnername, „Praxis.htm" die Start-Seite-Datei und „weitere.htm" die Zweite-Seite-Datei.

Schritt 12

- Um Ihre Praxis näher zu beschreiben, schreiben Sie in Ihrem Einleitungstext unten „**Weitere Praxisinformationen**".
- Dann markieren Sie es mit der Maus.
- Mit einem Klick auf das Symbol *Hyperlink* ergänzen Sie nun Ihre Homepage um einen **Hyperlink** zur neuen Seite (Abb. 31.17).

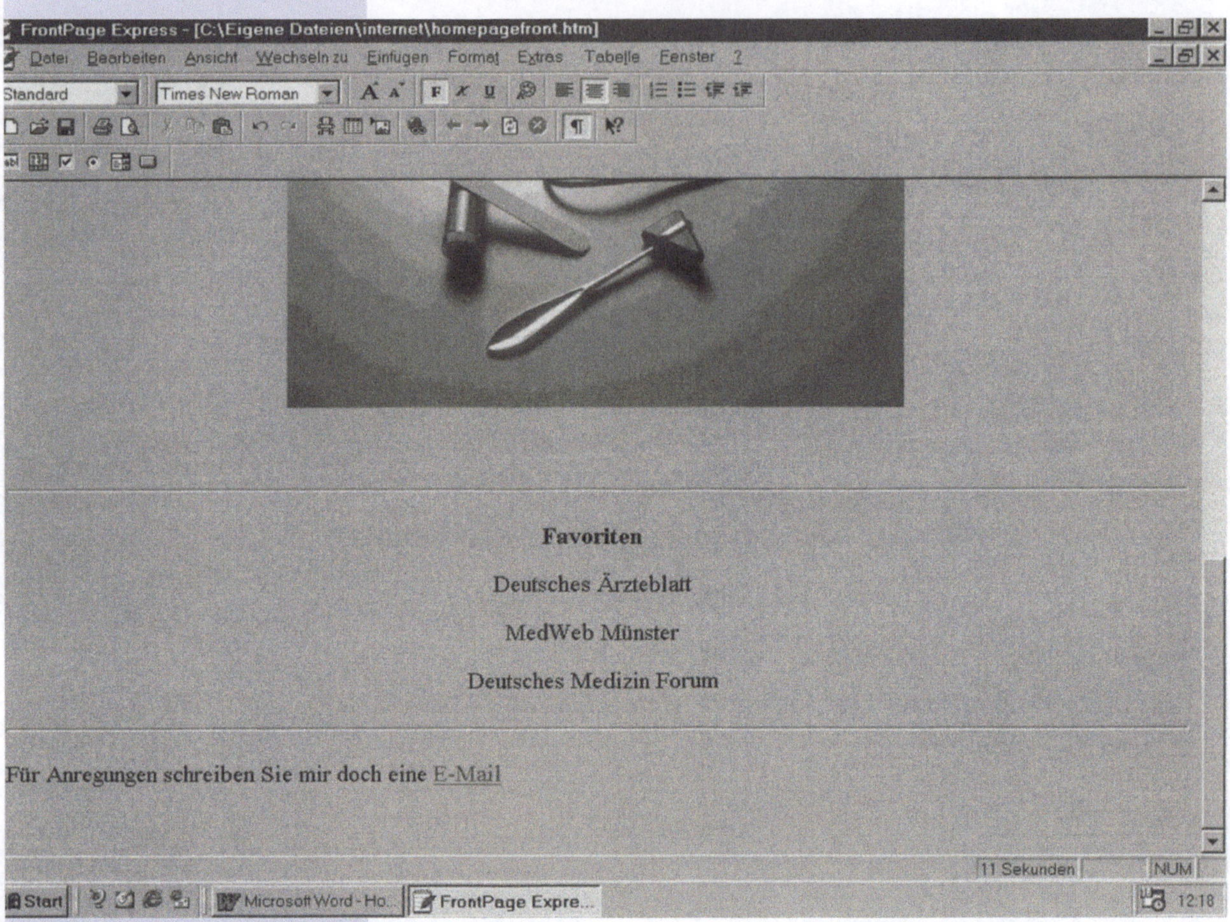

FrontPage Express - [C:\Eigene Dateien\internet\homepagefront.htm]

Favoriten

Deutsches Ärzteblatt

MedWeb Münster

Deutsches Medizin Forum

Für Anregungen schreiben Sie mir doch eine E-Mail

Abb. 31.15.
Favoritenliste

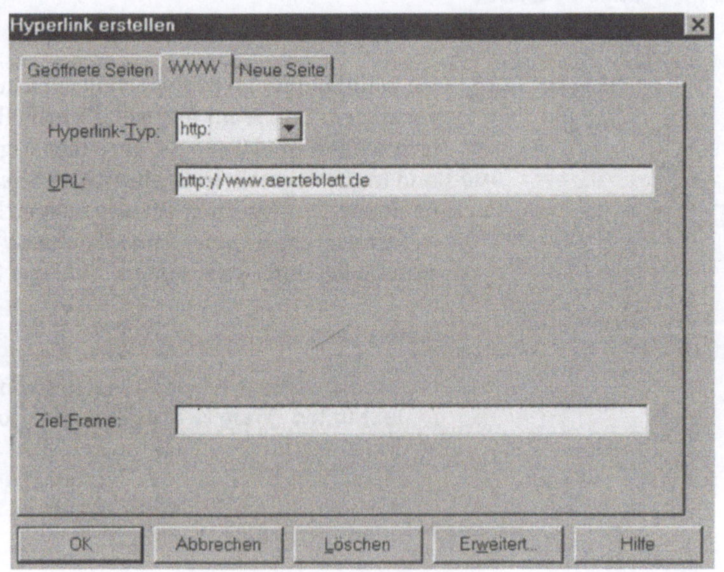

Abb. 31.16.
Hyperlinks
für die Favoritenliste

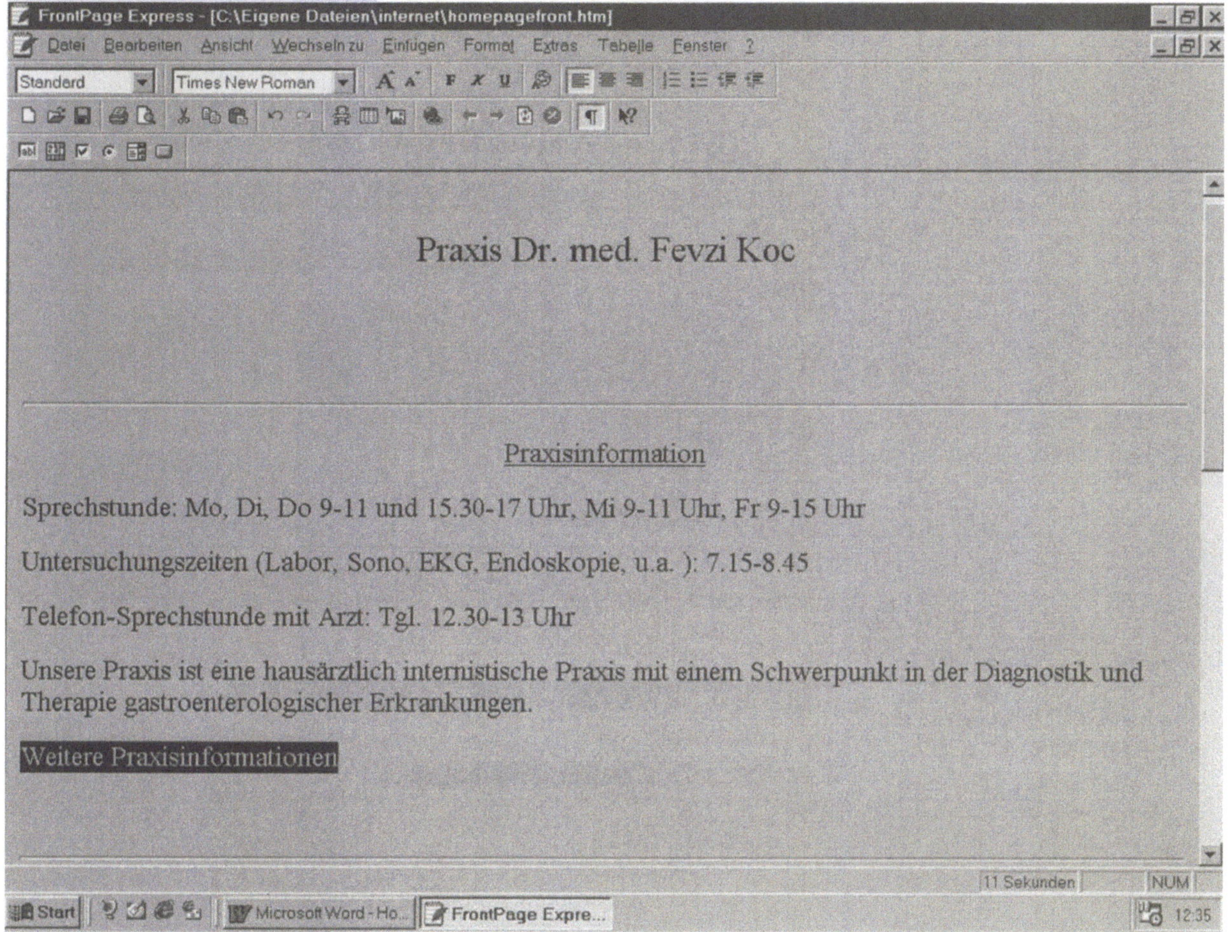

Abb. 31.17. Hyperlink zur zweiten Seite

Schritt 13

Es öffnet sich ein Menüfenster. Gehen Sie auf das Register **Neue Seite.** Damit der Hyperlink auf eine Seite gelegt werden kann, müssen Sie diese erst hinzufügen.

- Geben Sie hier den Seitentitel der neuen Seite ein. In unserem Fall „Weitere Praxisinformationen".
- Damit der Hyperlink richtig funktioniert, müssen Sie Ihrer neuen Seite hier einen **Dateinamen** mit der Endung „htm" geben, also z.B. „weitere.htm".
- Klicken Sie auf *OK* (Abb. 31.18).
- Es erscheint ein weiteres Menüfenster. Wählen Sie den Eintrag „Normale Seite" und bestätigen Sie mit *OK* (Abb. 31.19).
  Es erscheint eine neue Seite, die Sie auf die gleiche Weise wie die Startseite mit Bildern und Texten gestalten können.

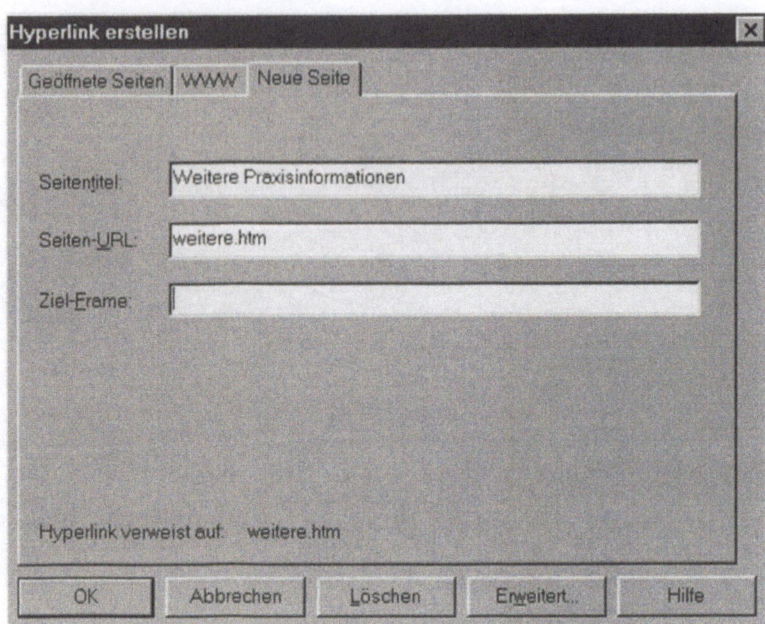

Abb. 31.18.
Zweite Seite hinzufügen I

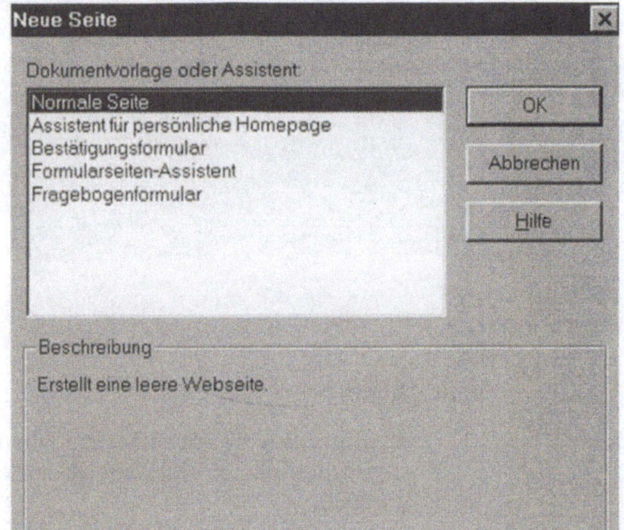

Abb. 31.19.
Zweite Seite hinzufügen II

Schritt 14

- Bauen Sie die neue Seite ähnlich wie die Startseite auf. Fügen Sie Bilder und Texte ein (z.B. Informationen über die eigene Person, Untersuchungen, Bilder des Praxisteams, Praxislage, usw.)
- **Speichern** Sie die Seite über den Befehl *Datei Speichern* am besten in dem gleichen Ordner wie Ihre Startseite.
- In der Titelleiste ganz oben erscheint der **Titel**, den Sie der Datei gegeben haben (Abb. 31.20). In unserem Beispiel wird lediglich das Gerüst für die weiteren Informationen vorgegeben.

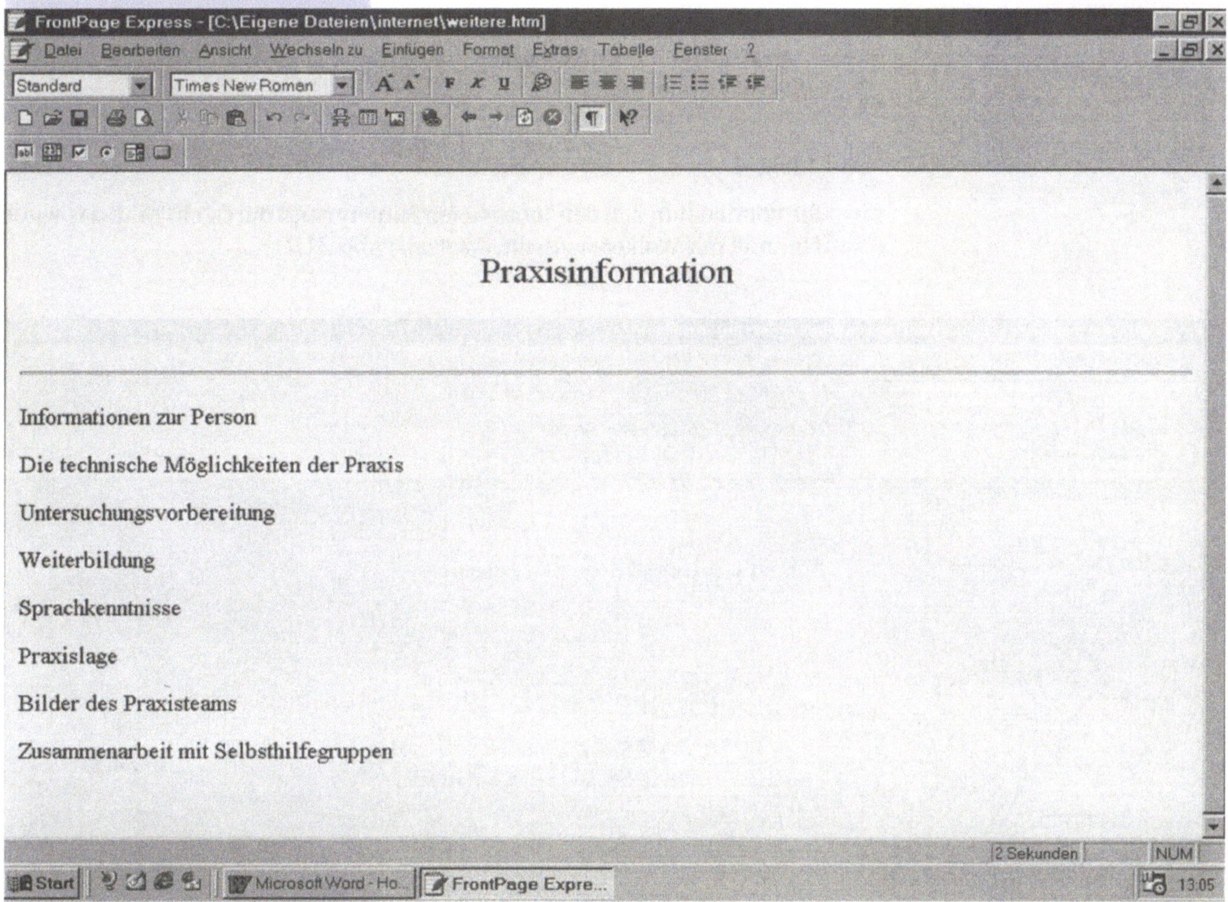

Abb. 31.20. Zweite Homepage-Seite mit Praxisinformationen

Schritt15

- Am Ende Ihrer neuen Seite können Sie erneut mit einem **Hyperlink zur Startseite** verweisen. Schreiben Sie „Zurück zur Startseite" und markieren Sie das anschließend.
- Klicken Sie auf das Symbol *Hyperlink* in der Symbolleiste.
- Unter dem Menüpunkt „Geöffnete Seiten" die eigene Startseitedatei markieren (z.B. Praxis.htm).
- Mit *OK* abschließen.
- Kehren Sie wieder zu Ihrer Hauptseite zurück, indem Sie sie mit dem Befehl *Datei Öffnen* in den Editor laden.

HTML

Möchten Sie wissen, wie Ihre Seite in der Programmiersprache HTML aussieht, wählen Sie den Menüpunkt „Ansicht, HTML". Es sieht kompliziert aus, deswegen sind wir froh, dass wir damit nichts zu tun haben und unsere Homepage mit FrontPageExpress einfach gestalten können. Für Fortgeschrittene gibt es das meist verwendete Web Design Programm von Microsoft FrontPage.

Hintergrundbild

Das Standardgrau, das wir gewählt haben, können Sie durch andere Farben, wie auch durch Bilder ersetzen. Inzwischen habe ich die Überschrift mit der Praxisadresse ergänzt.

Schritt 16

Sie können nun z.B. den monotonen Hintergrund durch ein **Bild**, das wie ein Himmel mit Wolken aussieht, ersetzen (Abb. 31.21).

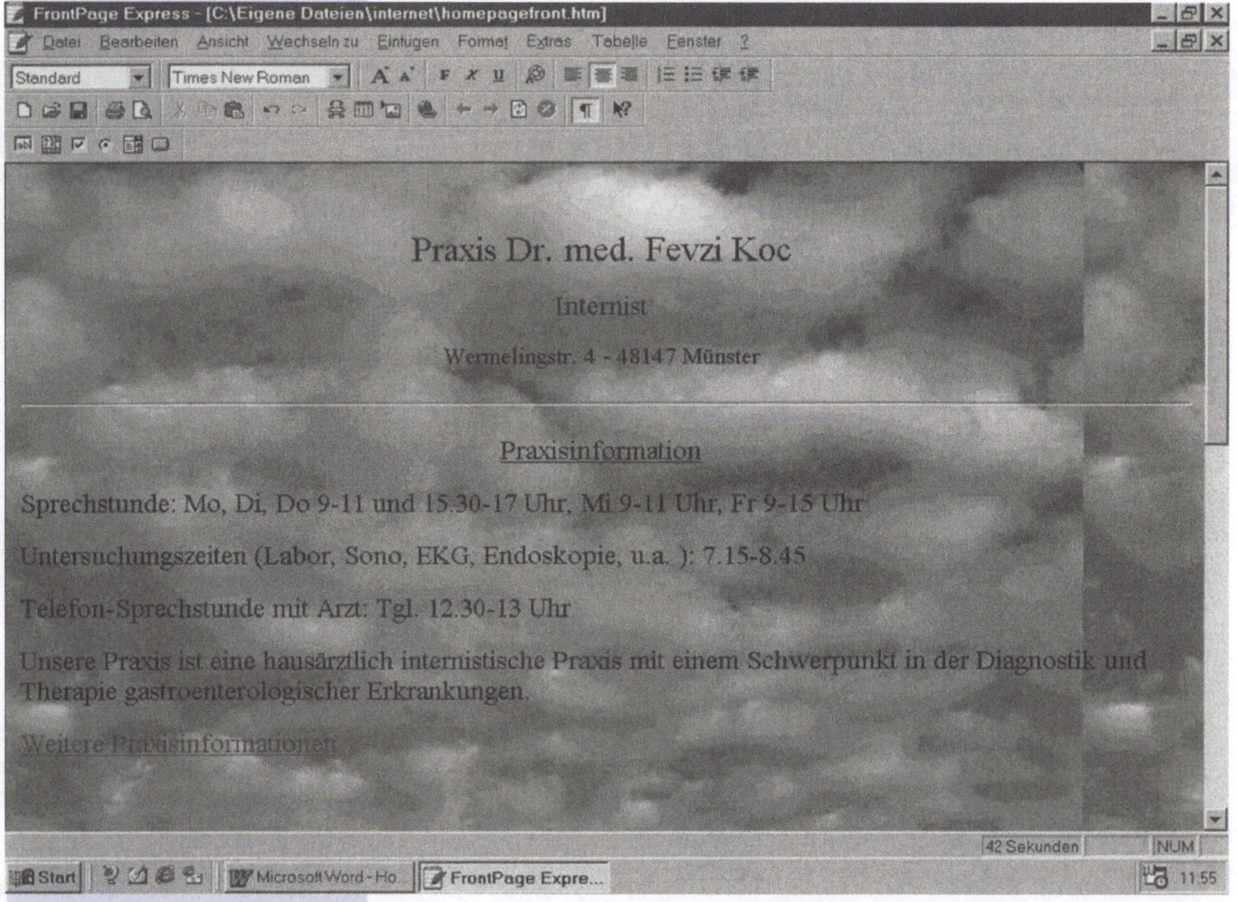

Abb. 31.21. Bilddatei als Hintergrund

- Klicken Sie mit der rechten Maustaste irgendwo auf den Hintergrund.
- Es erscheint ein Menüfenster. Wählen Sie das Feld **„Seiteneigenschaften“**.
- Im Menü „Seiteneigenschaften“ wählen Sie das Register *Hintergrund*.
- Das Kästchen „Hintergrundbild“ per Mausklick markieren.
- Um eine **Bilddatei** auszuwählen, klicken Sie auf die Schaltfläche *Durchsuchen*. In unserem Beispiel nehme ich die Bilddatei von Microsoft Office/Clipart.

Ob unsere Homepage durch das Hintergrundbild schöner geworden ist, darüber lässt sich streiten. Vielleicht haben Sie schönere Bilder. Ich kehre jedenfalls übersichtlichkeitshalber zum Standardgrau zurück.

Tabellen Um Ihrer Homepage den letzten gestalterischen Schliff zu geben, nutzen Sie die Tabellenfunktion von FrontPage Express. Denn mit Tabellen lassen sich schnell und einfach optische Effekte erzielen sowie Texte und Bilder besser positionieren.

Schritt 17

Laden Sie erneut Ihre Startseite mit *Datei öffnen*. Als erstes verschieben Sie die Überschrift und den einleitenden Text in eine Tabelle – das sieht besser aus.

- Klicken Sie an die Stelle auf der Homepage, an der die Tabelle erscheinen soll.
- Um die Tabelle einzufügen, klicken Sie auf die Schaltfläche *Tabelle einfügen* in der Symbolleiste und halten Sie die Maustaste gedrückt.
- Ziehen Sie die Maus nach unten, bis Sie **drei Zellen** markiert haben. Lassen Sie die Maustaste los, wird die Tabelle eingefügt (Abb. 31.22).

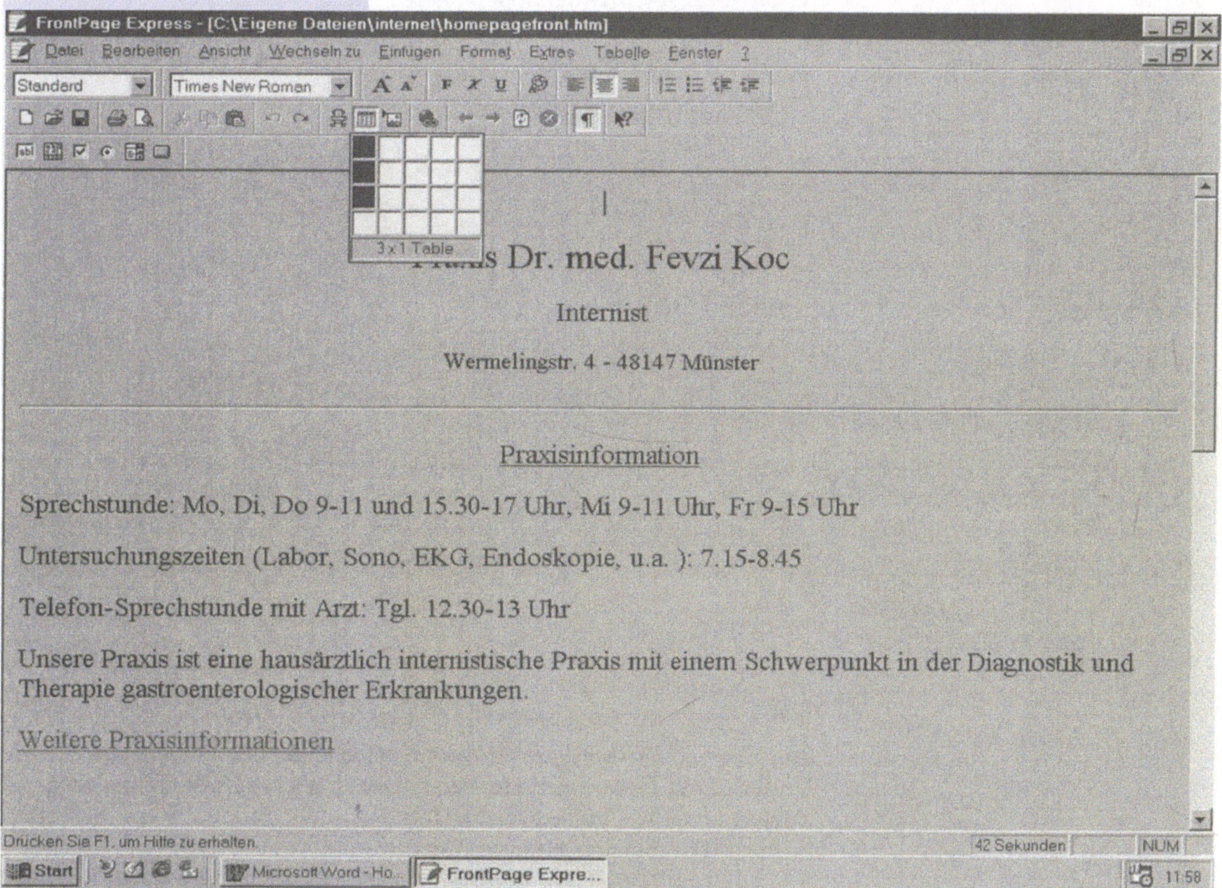

Abb. 31.22. Tabellen einfügen

Schritt 18

Zum **Ausfüllen der Tabelle** verschieben Sie nun die Überschrift und den Einleitungstext in jeweils eine der Zellen.

Die Tabelle mit drei Zeilen sehen Sie jetzt auf der oberen linken Ecke.

- **Markieren** Sie die Überschrift, und klicken Sie auf die markierte Stelle.
- Halten Sie die Maustaste gedrückt. Bewegen Sie den Mauszeiger in die **oberste Zeile** der Tabelle und lassen Sie dann die Maustaste los (Abb. 31.23).

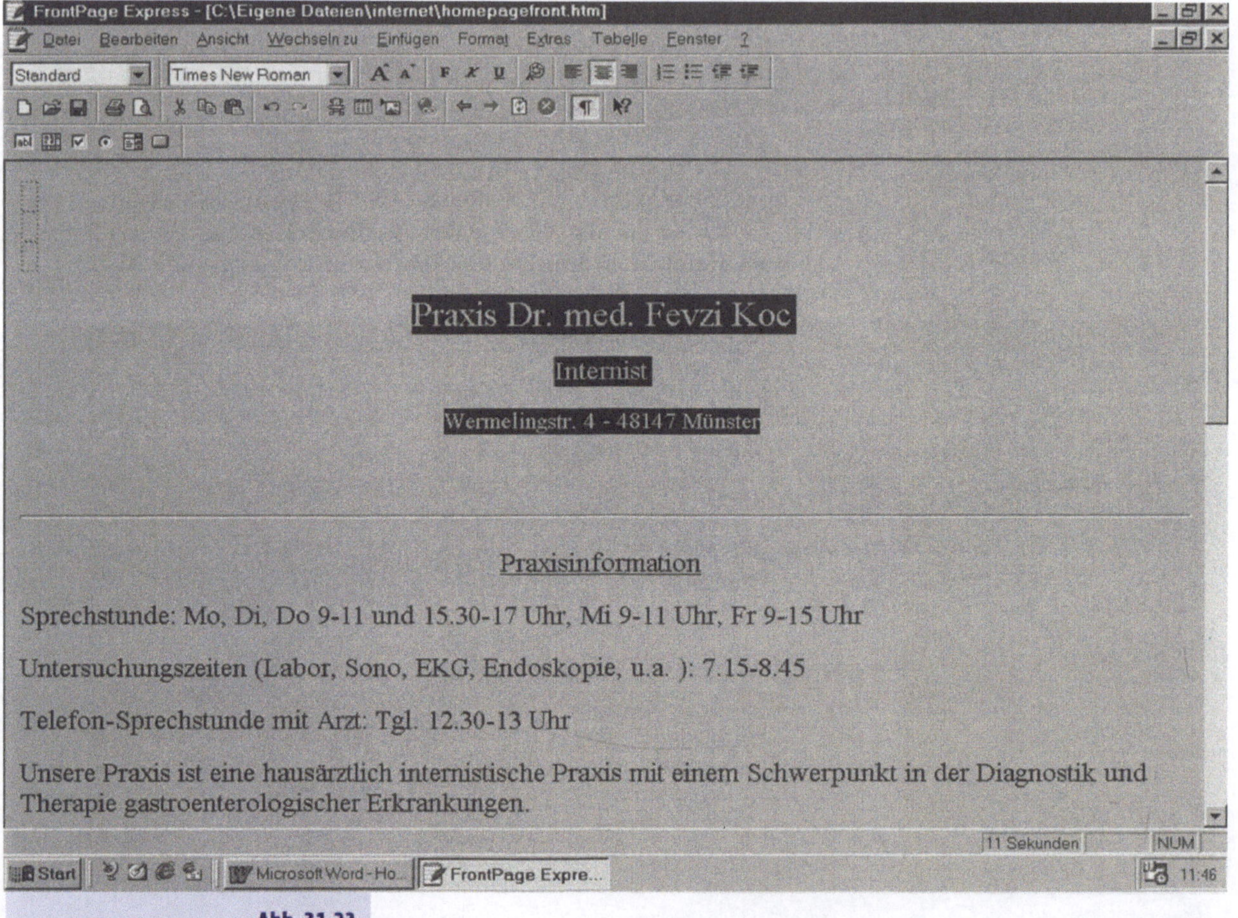

Abb. 31.23. Tabellen ausfüllen I

Schritt 19

Die Überschrift steht nun in der obersten Zelle der Tabelle. Lassen Sie die mittlere Zelle frei. Damit erzeugen Sie zwischen der Überschrift und dem darunter stehenden Text einen Abstand.

- **Markieren** Sie den gesamten Text.
- Wie in Schritt 18 beschrieben schieben Sie den Text nun in die **unterste Zelle** (Abb. 31.24).

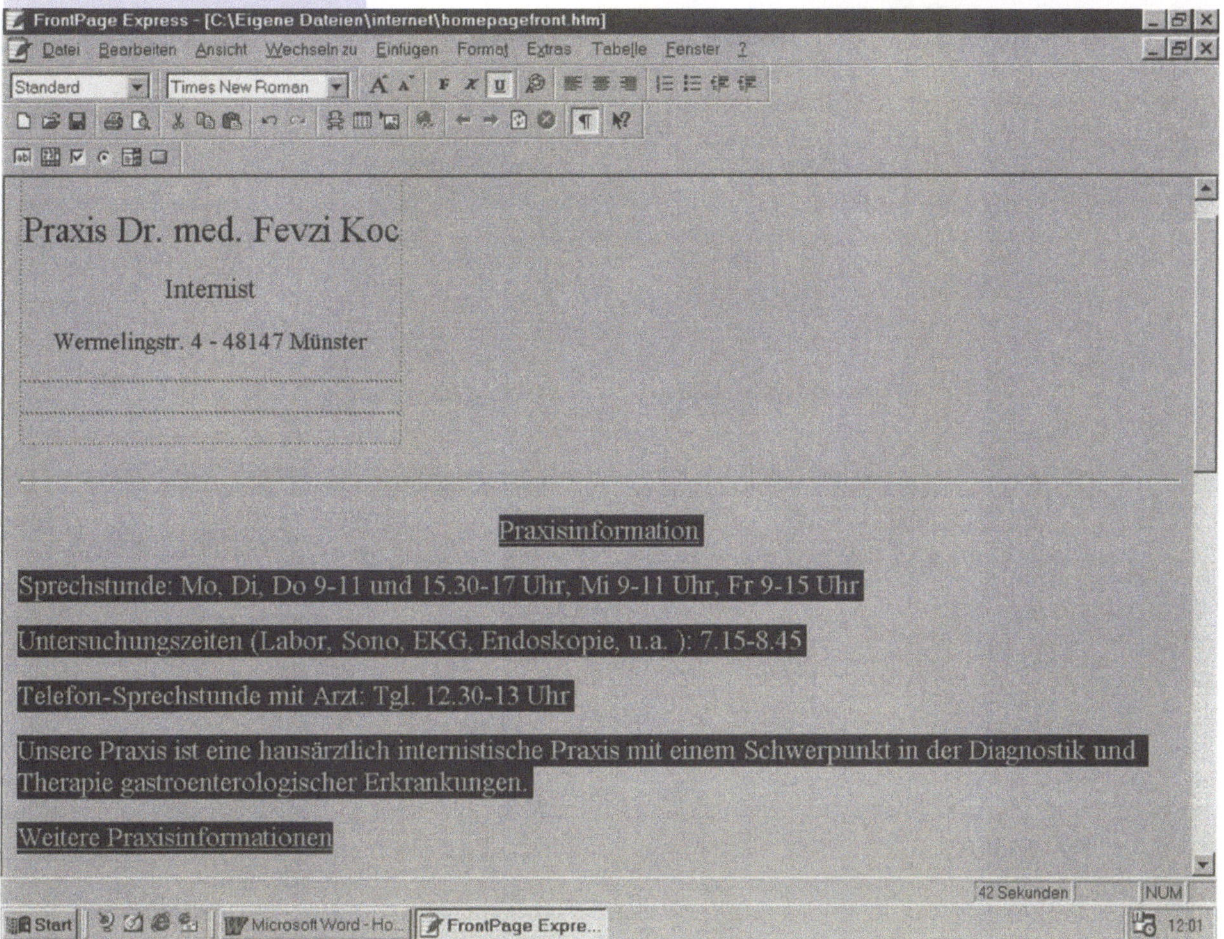

Abb. 31.24.
Tabellen ausfüllen II

- Jetzt sehen Sie die beiden Tabellenzellen. Entfernen Sie die **überflüssige Trennlinie,** indem Sie sie markieren und auf Ihrer Tastatur *Entfernen* drücken.
  Wiederholen Sie Schritte 17–19 nun bei den unteren Elementen. Fügen Sie dann eine weitere Tabelle am besten mit fünf Zeilen ein, um Ihr Bild, die Favoritenliste und die E-Mail-Aufforderung in einer Tabelle zusammenzubringen.

Schritt 20

- Markieren Sie die Stelle, an der die neue Tabelle erscheinen soll.
- Mit der Tabellenfunktion *Tabelle/Tabelle einfügen* auf der Menüleiste fügen Sie nun die Tabelle ein. Geben Sie diesmal als Spaltenzahl 1 und als Zeilenzahl 5 an (Abb. 31.25).

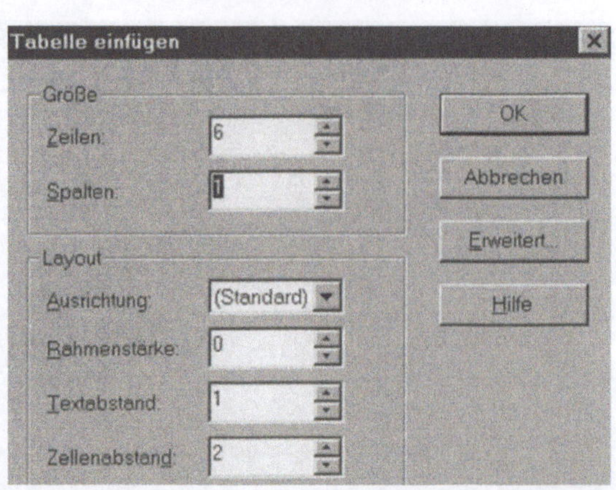

Abb. 31.25.
Neue Tabelle

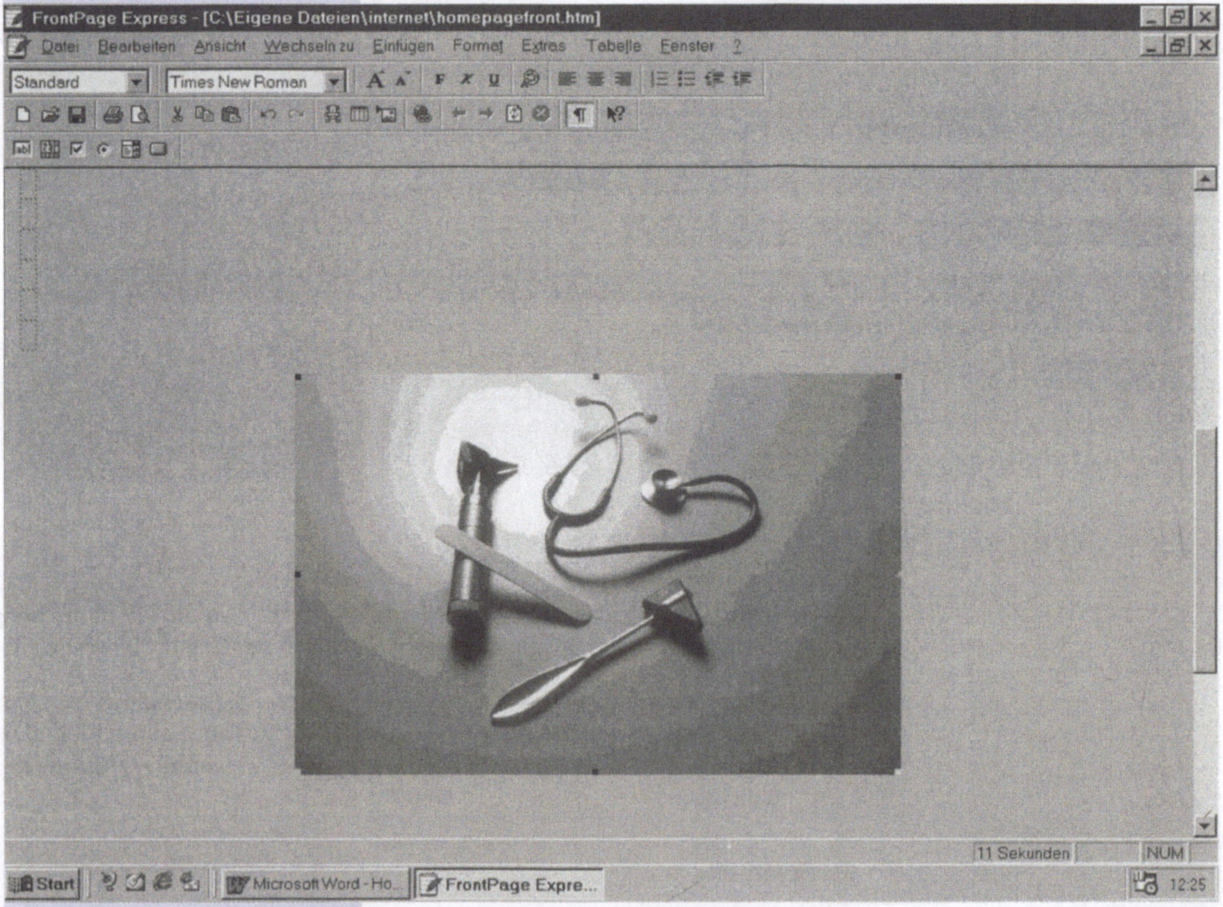

Abb. 31.26.
Bild in die Tabelle verschieben

Schritt 21

Wie in Schritt 18 gezeigt verschieben Sie nun das Bild und danach den Text in die Tabelle. Lassen Sie auch hier die mittleren Zellen frei. **Markieren** Sie den Text, den Sie verschieben wollen.

- Halten Sie die Maustaste gedrückt und lassen Sie sie in der **rechten Zelle** wieder los.
- Klicken Sie nun auf das **Bild.** Halten Sie anschließend die Maustaste gedrückt.
- Positionieren Sie den Mauszeiger in der **oberen Zelle** und lassen Sie die Maustaste los (Abb. 31.26).

Schritt 22

Wiederholen Sie dieselben Schritte für die Textabschnitte. Um die Tabelle erneut in die Mitte zu platzieren, klicken Sie irgendwo in der Tabelle auf die rechte Maustaste und wählen Sie dort die *Tabelleneigenschaften.* In dem Dialogfenster bei *Layout/Ausrichtung* klicken Sie auf *Zentriert* (Abb. 31.27).

Die letzte Tabellenzeile kann man mit der *Entfernungstaste* löschen oder dort lassen.

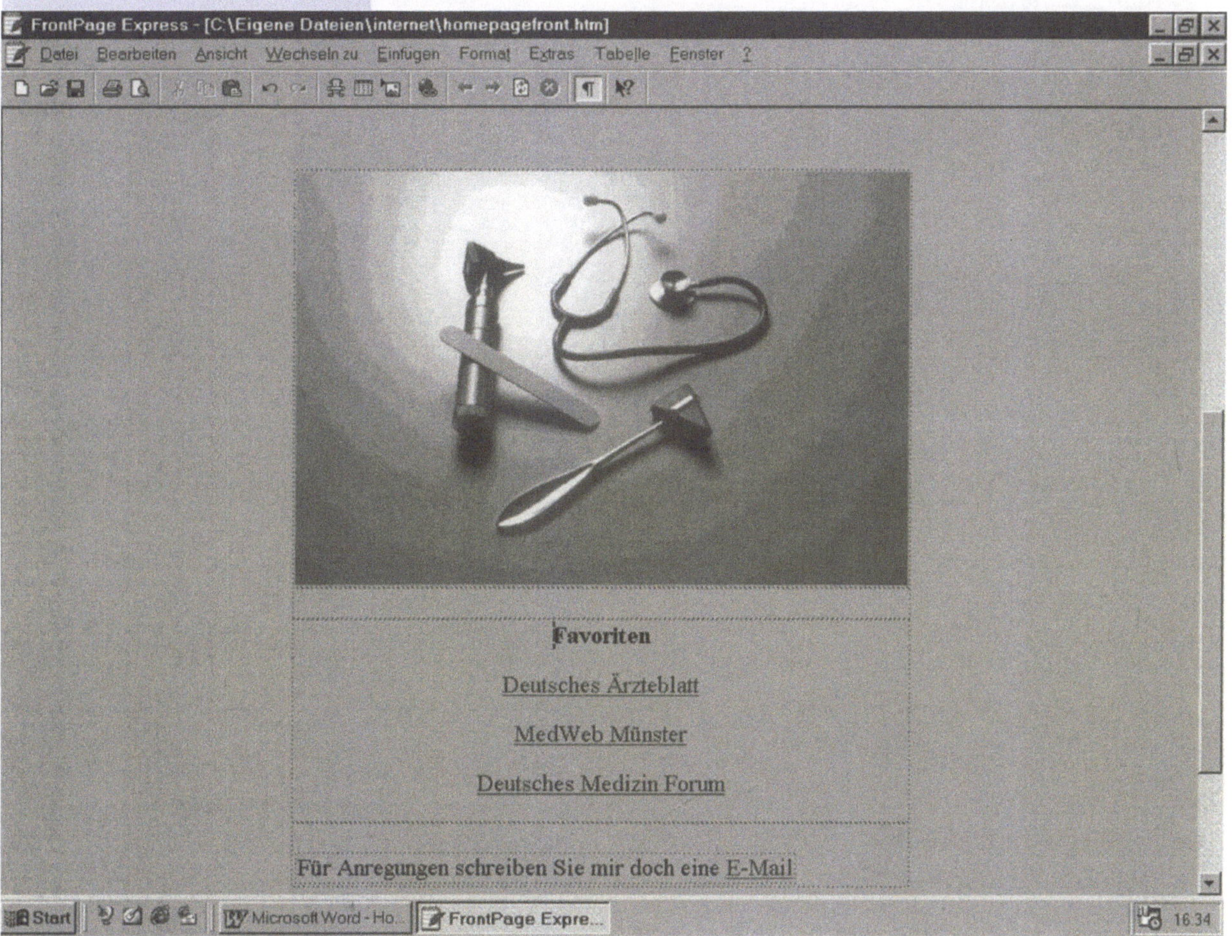

Abb. 31.27.
Tabelle zentrieren

Listbox Künftig sollen die Besucher Ihrer Homepage in einer Listbox Ihre Lieblingsseiten auswählen können. In dem Programm *FrontPage Express* machen Sie das mit der Formularfunktion. Erweitern Sie dazu Ihr Menü um die benötigten Schaltflächen, indem Sie den Befehl *Ansicht/Formulare* ausführen. Dann können Sie eine Listbox anfertigen.

Schritt 23

- Markieren Sie die Stelle, fügen Sie dann die **Listbox** ein, indem Sie auf die Schaltflache *Drop-down-Menü* in der Symbolleiste klicken.
- Drücken Sie das Feld *Schaltfläche* neben der Drop-down-Menü-Schaltfläche, um den **Absendeknopf** einzubauen.
- Markieren Sie die Listbox. Mit der rechten Maustaste kommen Sie in das Menü. Wählen Sie „**Formularfeldeigenschaften**" (Abb. 31.28).

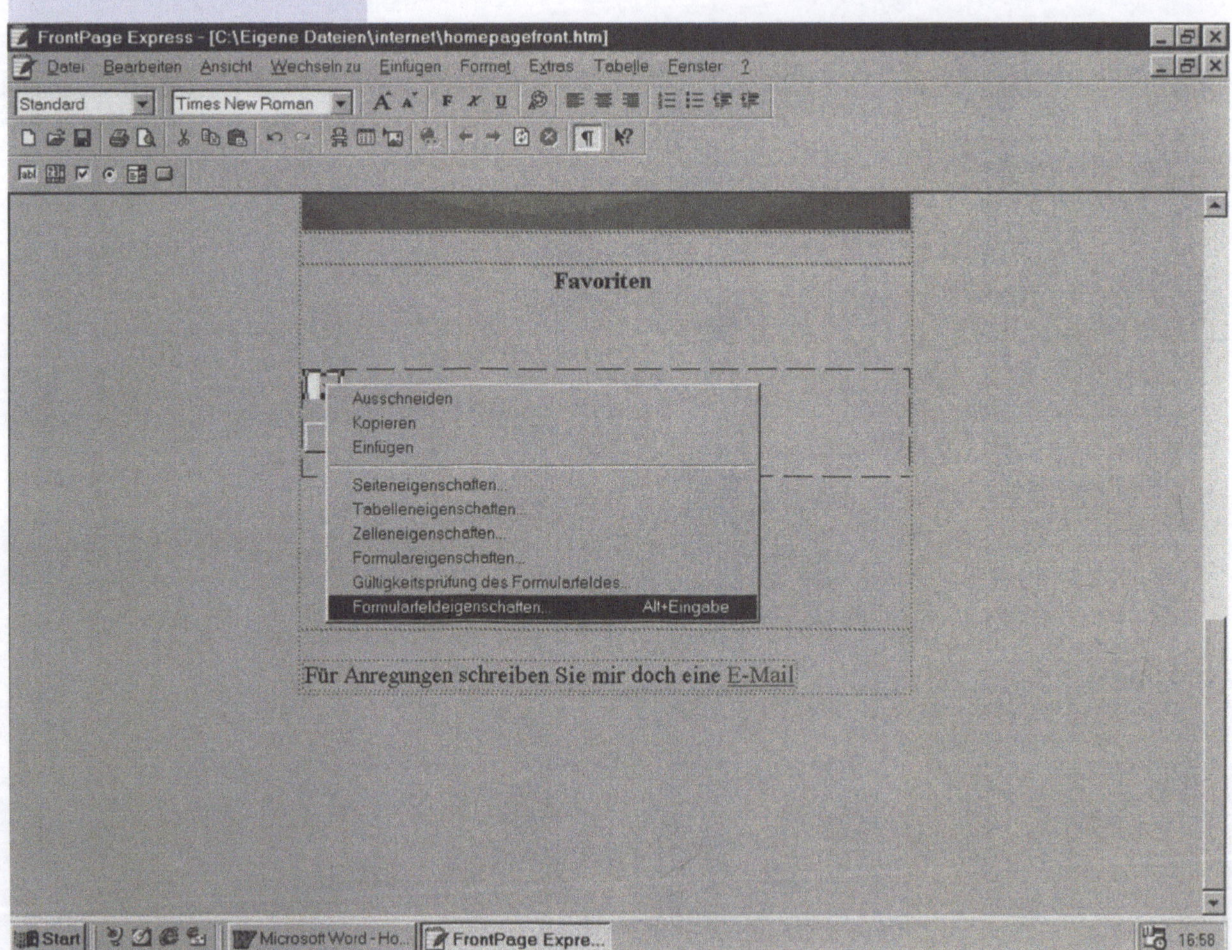

Abb. 31.28. Listbox

Schritt 24

Es öffnet sich ein Drop-down-Menüfenster. Geben Sie nun Ihre Hotlinks ein.

- Tragen Sie als Name das Wort „**menü**" ein.
- Klicken Sie auf die Schaltfläche *Hinzufügen*, um einen **Hyperlink** einzufügen.
- Es öffnet sich ein weiteres Fenster „Auswahl hinzufügen". Tragen Sie in die obere Zeile „Auswahl" die Überschrift Ihrer Hyperlinks ein.
- Markieren Sie die Kästchen „Wert angeben".
- Tippen Sie in die untere Zeile die Internetadresse Ihrer Hyperlinks ein und klicken Sie anschließend auf *OK* (Abb. 31.29).
- Die Zahl der Höhe unten links richtet sich nach der Anzahl Ihrer Hyperlinks (Abb. 31.30).
- Mit *OK* beenden.

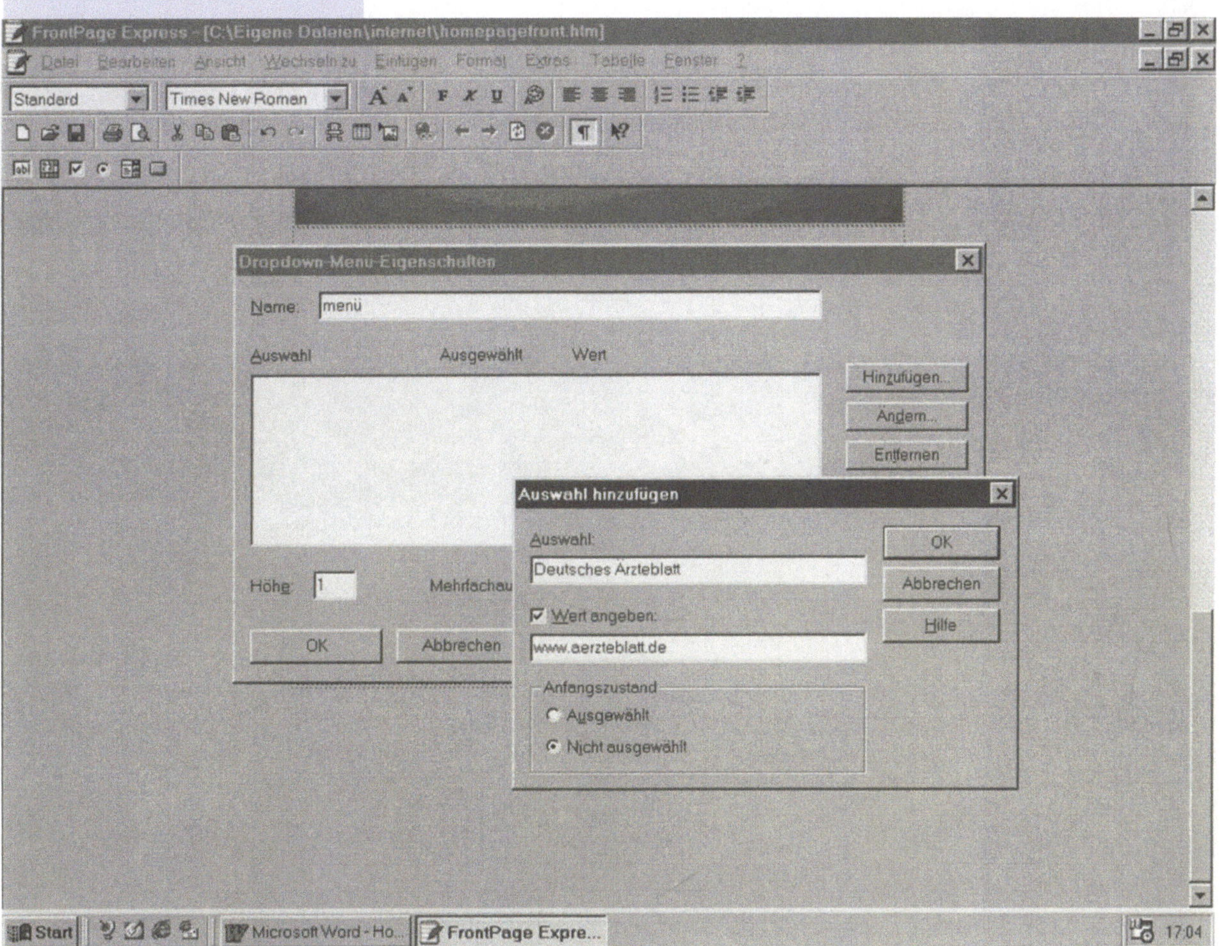

Abb. 31.29. Drop-down-Menü

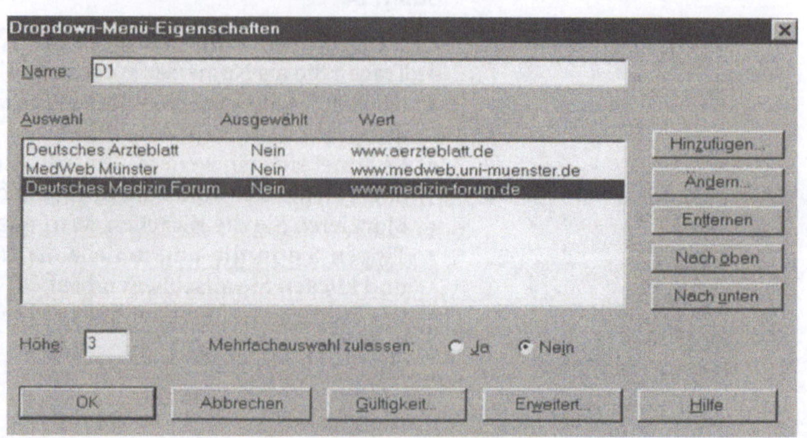

Abb. 31.30.
Drop-down-Menü II

Schritt 25

Löschen Sie Ihre alte Favoritenliste, indem Sie sie markieren und auf *Entfernung* auf Ihrer Tastatur drücken (Abb. 31.31).

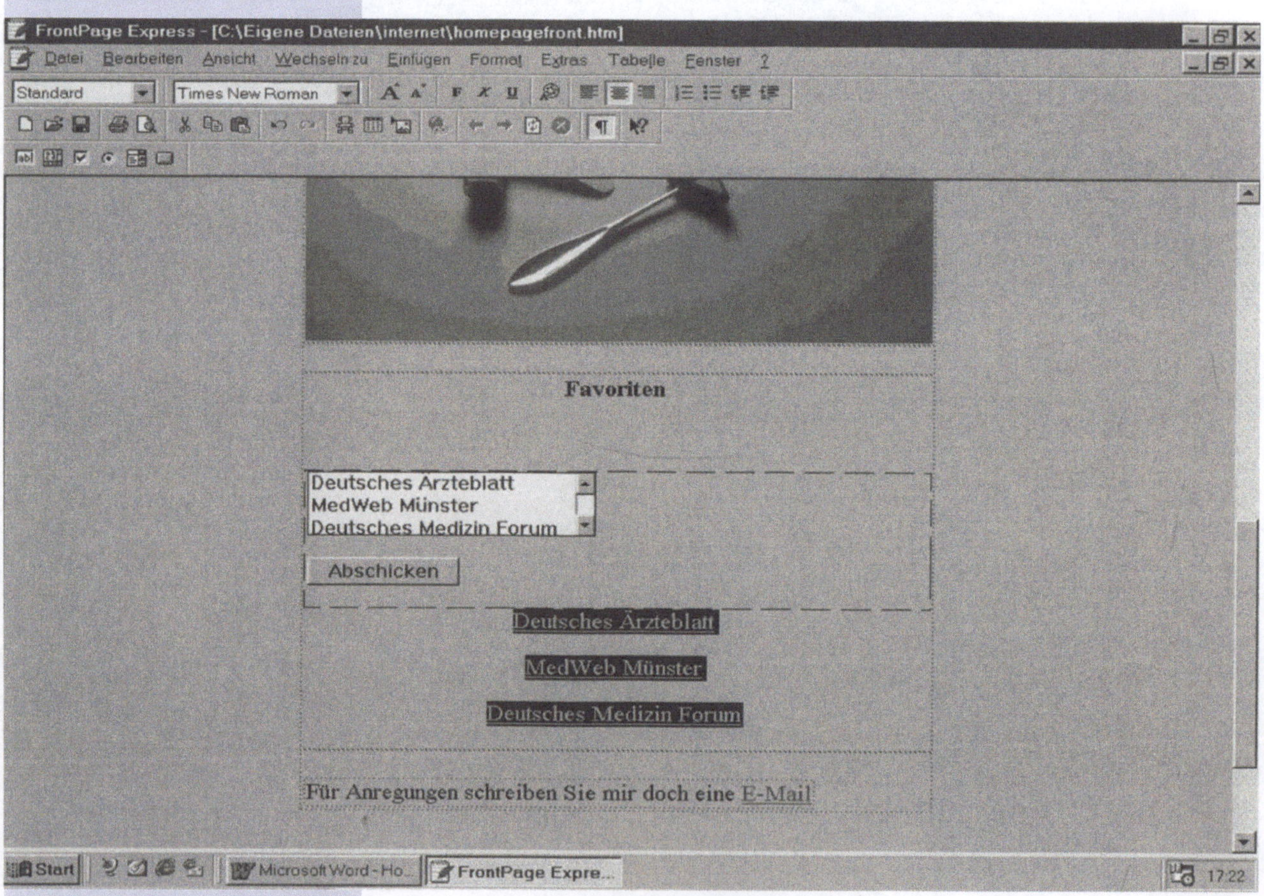

Abb. 31.31.
Alte Favoritenliste löschen

Schritt 26

Um Ihrer Listbox eine Funktion zuzuweisen, müssen Sie ein paar Skriptbefehle eingeben. Das ist ganz einfach. Zunächst belegen Sie die Schaltfläche mit einer Funktion.

- Klicken Sei mit der rechten Maustaste auf die Schaltfläche *Abschicken* und wählen Sie „**Formularfeldeigenschaften**".
- Als Schaltflächentyp wählen Sie „**Standard**". Beschriften Sie anschließend Ihren Knopf z.B. mit dem Wort „Los"(Abb. 31.32).

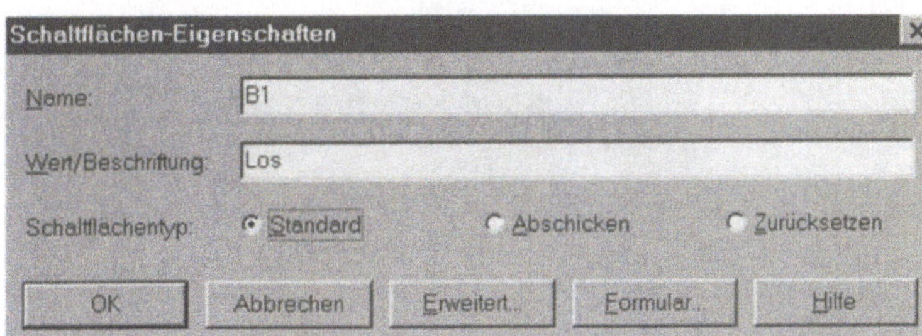

Abb. 31.32. Formularfeldeigenschaften

- Klicken Sie dann auf *Erweitert.*
- Im nächsten Fenster klicken Sie auf *Hinzufügen.*
- Es öffnet sich ein weiteres Fenster. In das obere Feld schreiben Sie den Befehl „**onclick**", in das untere „**load (this.form, window)**". Wie üblich mit *OK* beenden (Abb. 31.33).

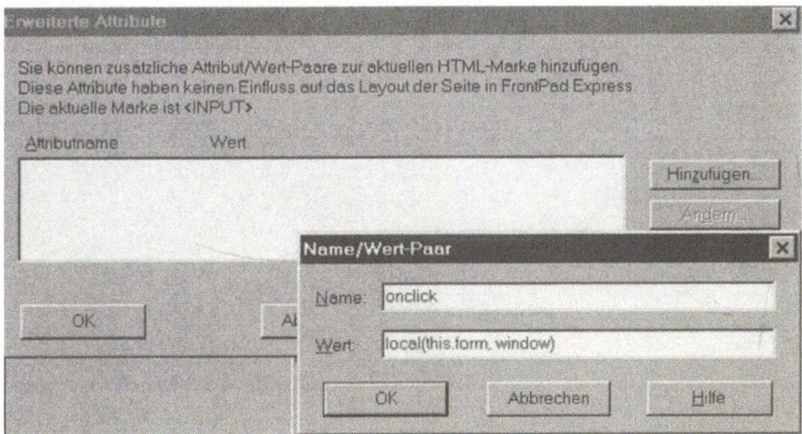

Abb. 31.33. Skript einfügen I

Schritt 27

Als Nächstes geben Sie einen Java-Skript-Befehl ein, um die Listbox fertig zu stellen. **Markieren** Sie die Stelle **Favoriten** nach dem Doppelpunkt.

- Klicken Sie dazu das Menü *Einfügen* und das Untermenü *Skript an*, um ein Skript an die markierte Stelle zu setzen.
- Mit dem Befehl *„**Einfügen, Skript**"* veranlassen Sie FrontPage Express, an die vorher markierte Stelle ein Skript einzusetzen (Abb. 31.34).

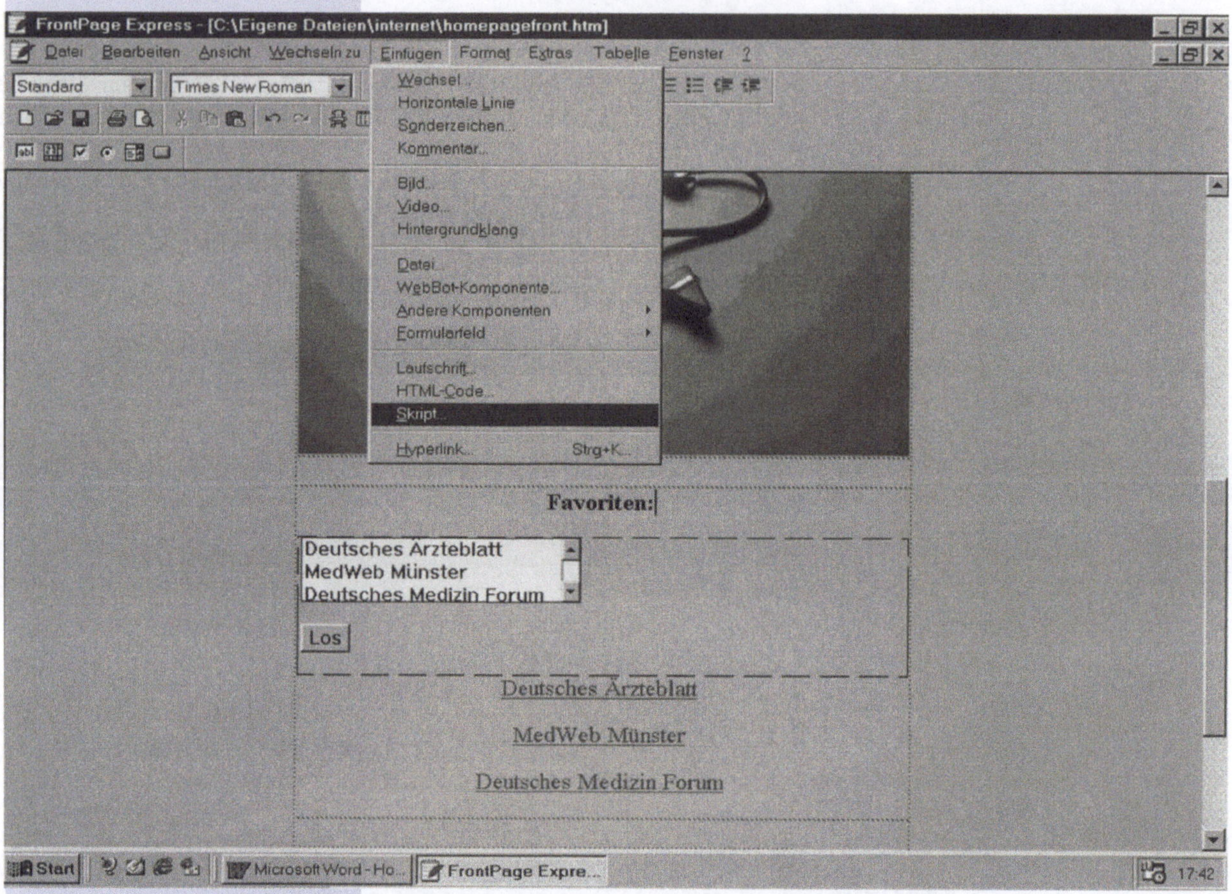

Abb. 31.34.
Skript einfügen II

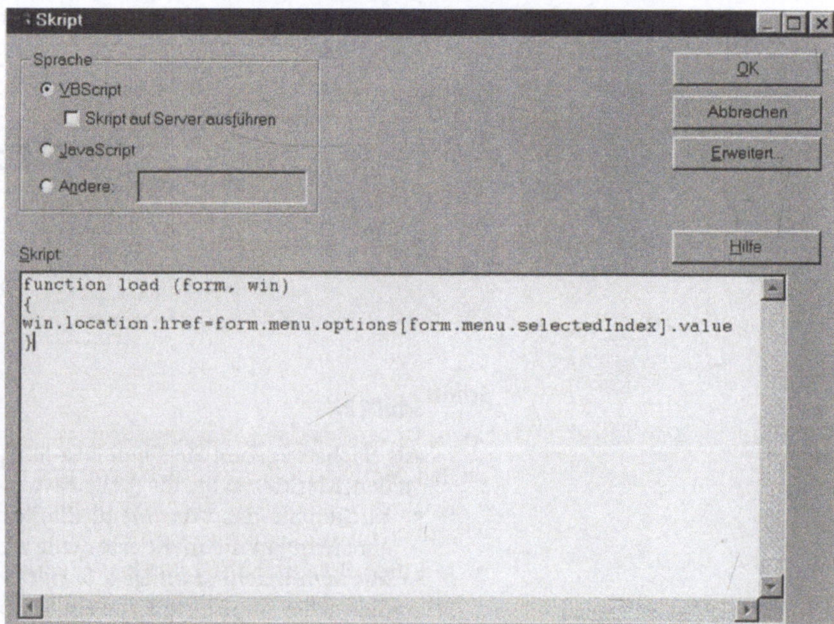

Abb. 31.35.
Skript einfügen III

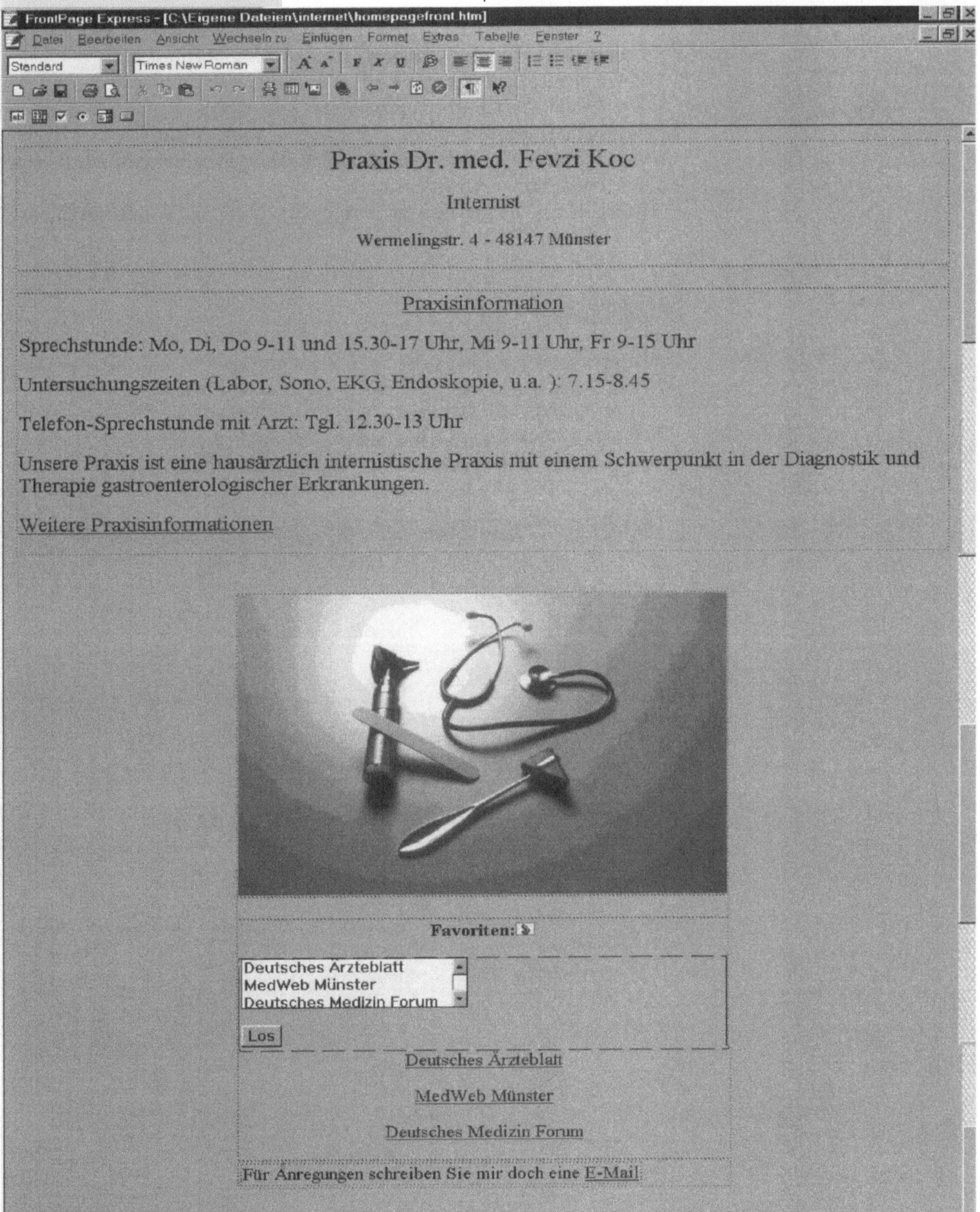

Abb. 31.36.
Fertige Homepage

Schritt 28

In dem nun geöffneten Fenster geben Sie das Skript ein – fertig.

- Wählen Sie die **Option** *Java Script.*
- Geben Sie folgende Befehlszeilen ein (Abb. 31.35):
  function load (form,win)
  {win.location.href=form.menu:options[form.menu.selectedIndex].value}
- *OK.* Ihre Homepage ist fertig.

Unsere fertige Homepage sieht jetzt so aus wie in Abb. 31.36 dargestellt.

31.3 Multimedia

FrontPage Express hat neben den Standardinhalten auch viele zusätzliche Funktionen. An dieser Stelle möchte ich nochmals darauf aufmerksam machen, dass gerade Multimediadateien, wie Video- oder Sounddateien, das Öffnen Ihrer Homepage im Internet für die Besucher erheblich verzögert. Lange Ladezeiten sind im Internet nicht gerade beliebt.

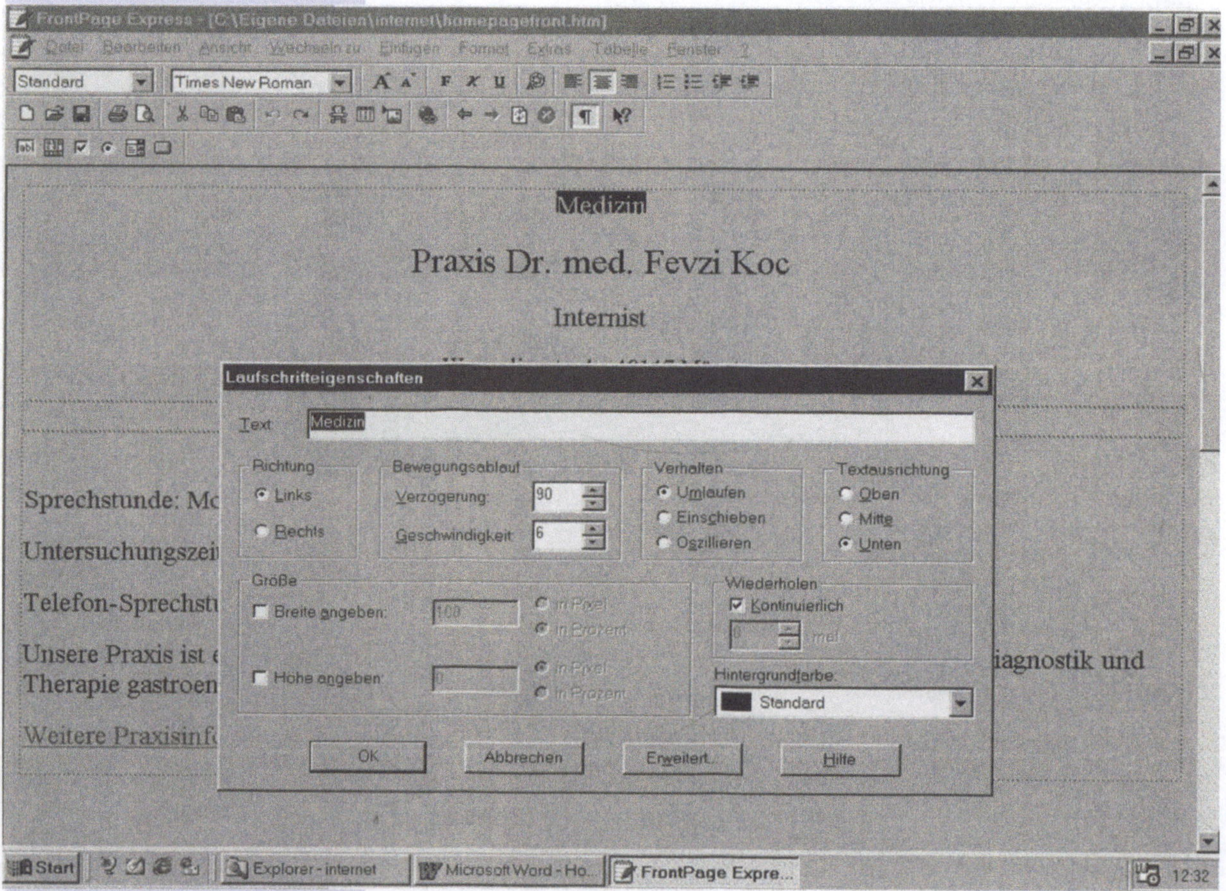

Abb. 31.37. Laufschrift

Über den Menüpunkt *Format/Zeichen* können Sie Ihre Texte formatieren und spezielle Effekte, wie blinkende Texte, einbauen.

Der Menüpunkt *Einfügen* in der Menüleiste bietet neben den *Sonderzeichen* auch den Befehl *Laufschrift*. Dort können Sie eine Laufschrift eingeben und über den Bildschirm laufen lassen (Abb. 31.37).

Sound Sie können auch den Start Ihrer Homepage mit einem Hintergrundklang verbinden. Klicken Sie auf den Menüpunkt *Datei/Seiteneigenschaften*. Dort im Register können Sie Ihre Klangdatei, die mit „wav" oder „mid" endet, eingeben. Beispielsweise können Sie auch im Windows-Ordner *Media* Klangdateien finden. Wenn Sie wollen, dass der Klang sich wiederholt, klicken Sie einfach auf *Kontinuierlich* (Abb. 31.38).

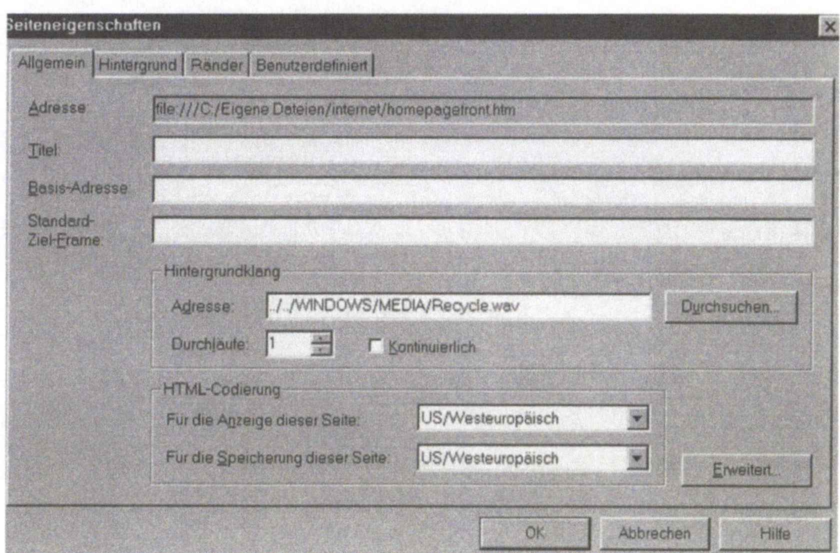

Abb. 31.38. Sound

Video Jetzt wollen wir anstatt des Bildes in der Mitte ein Video einbauen. Videodateien haben häufig die Endung „Avi". Solche Dateien können Sie z.B. in der MS-Office-CD finden oder über das Zusatzprogramm Camcorder von MS-Office selbst zeichnen.

- Klicken Sie auf unser Bild „Medizinische Geräte" in der Mitte. Danach löschen Sie das Bild mit der Taste *Entfernen*.
- Anschließend klicken Sie auf *Einfügen/Video* auf der Menüleiste.
- Im Dialogfenster gehen Sie auf *Durchsuchen*. In unserem Beispiel nehmen wir die Videodatei vom MS-Office mit dem Namen *Globus.avi* und klicken auf *Öffnen*. Dann erscheint die Videodatei auf unserer Homepage.
- Wir können über den Button *Einfügen/Video* festlegen, ob das Video beim Öffnen der Homepage startet oder erst, wenn man mit der Maus darauf zeigt. Dann dreht sich unser Globus schön um die eigene Achse (Abb. 31.39).

  Mit diesem Schritt endet unser Projekt. Sie können Ihre Homepage natürlich individueller gestalten und um weitere Bilder, Texte, Tabellen und Seiten erweitern.

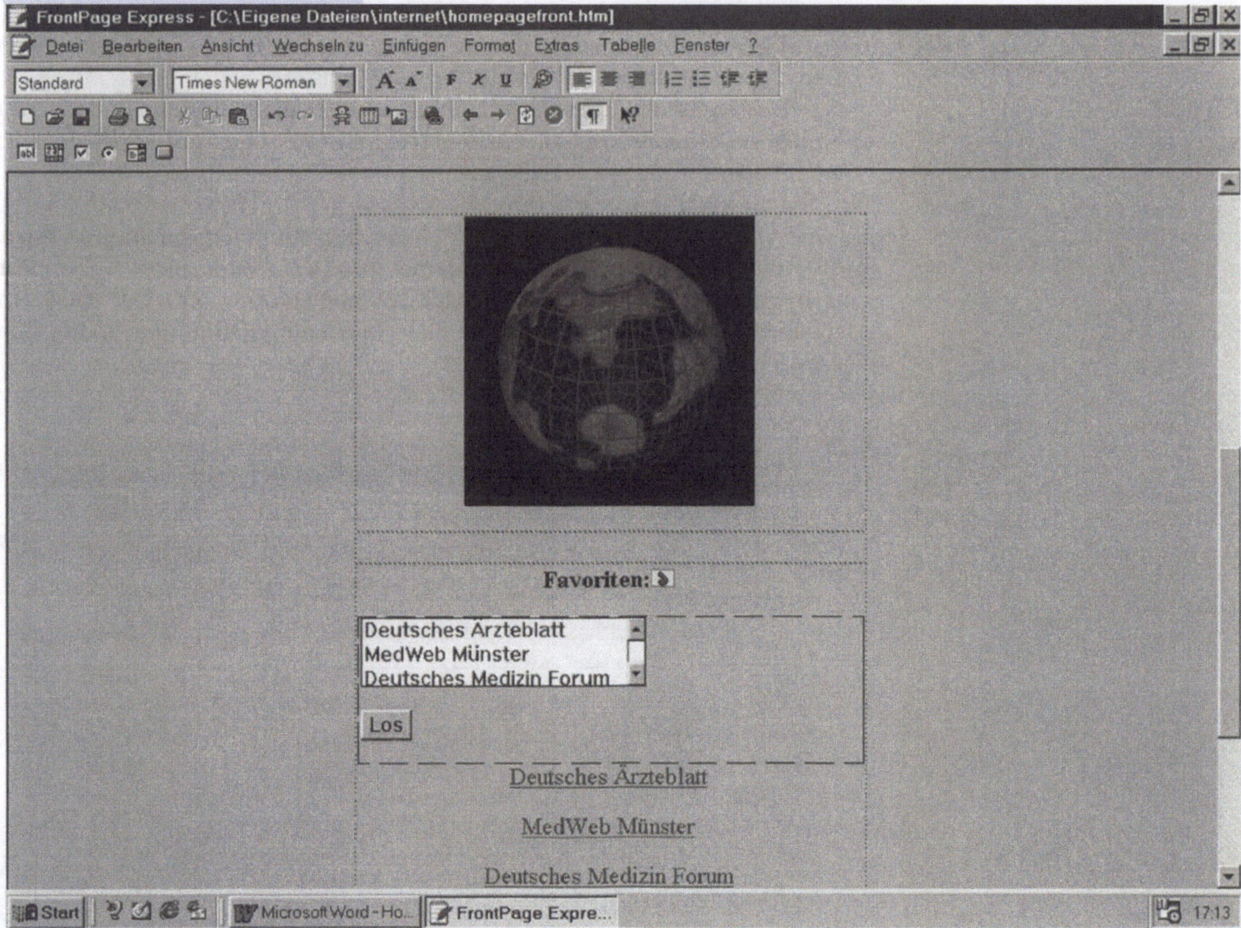

Abb. 31.39. Video

31.4 Homepage-Veröffentlichung

FTP, File Transfer Protocol

Ein Internet-Dienst, mit dem man Daten von einem fremden Rechner auf den eigenen Rechner oder umgekehrt übertragen kann. Die meisten Internetprovider bieten inzwischen die FTP-Funktionen an. Um Homepage-Dateien auf den Server des eigenen Web-Host im Internet übermitteln zu können, brauchen Sie ein FTP-Programm, wie den FTP-Explorer (s. Kap.6). Im ersten Schritt geben Sie dem Programm Ihre eigene Homepage-Adresse und im zweiten Schritt die Zugangsdaten zur Authentifizierung ein, die Sie von Ihrem Internet-Web-Host erfahren. Nach dem Einloggen können Sie die Homepage-Dateien auf Ihrem Rechner auf den Webserver übertragen. In der Regel werden sie im Ordner „Web" gespeichert. Wenn die Internetbesucher Ihre Homepage-Adresse auf ihren Browsern eingeben, wird als erstes automatisch die Datei „index.html" aufgerufen.

T-online und AOL

T-online und AOL haben zusätzliche eigene „tools" zur vereinfachten Homepage-Veröffentlichung

FrontPage

Der professionelle Webeditor bietet unter *Datei>Web veröffentlichen* eine automatische Übertragung der Homepage-Dateien an. Voraussetzung dafür ist das Vorhandensein von FrontPage-Erweiterungen auf dem Server Ihres Web-Hosters.

Web-Publishing-Assistent

Der Web-Publishing-Assistent ist eine weitere Komponente des Internet Explorers, den Sie über *Start>Programme>Internet Explorer>Web Publishing Assistent* starten können. Er hilft Ihnen dabei, ihre Seiten zu Ihrem Webserver zu übertragen.

Anhang

Internetlexikon

Access: Zugriff ins Internet.

Account: Konto; Zugriffsberechtigung eines Teilnehmers zu einem Rechner.

Active Desktop: Desktoperweiterung des Internet Explorers im Web-Stil.

ActiveX: Neue Technologie von Microsoft, mit der das Einfügen von interaktiven Elementen in HTML-Seiten möglich wird.

Add-on: Zusätzliche Erweiterung einer Software durch kleine Programme.

ADSL: Extrem schnelle Datenübertragung über herkömmliche Telefonleitungen.

Altavista: Eine der leistungsfähigsten Suchmaschinen im Internet.

Alias: Leicht zu merkender Kurzname für die E-Mail-Adresse.

Alt-Gruppen: Bezeichnung für alternative Gruppen in Newsgroups.

Analog: Gleichförmig folgend; im Gegensatz zu digitalen Signalen können analoge Signale unendlich viele Werte annehmen.

AOL: America Online ist der größte Online-Dienst der Welt. In Deutschland ist er auch deutschsprachig mit großem Zusatzangebot vertreten.

Applet: Programme in der Programmiersprache →*Java,* die vom →*Browser* automatisch geladen und durchgeführt werden.

Archie: Ein Datenbanksystem, das zeigt, auf welchem → *FTP-Server,* sich die gesuchten Dateien befinden.

ASCII: American Standard Code for Information Interchange. Früher war es nur möglich ASCII-Dateien als E-Mail zu senden. Inzwischen sind alle Dateiformate als E-Mail übertragbar.

At: Bezeichnung für das Zeichen @.

Attachment: Dateien, die an E-Mails angehängt und zugeschickt werden.

Backbone: Leitungsnetz mit sehr hoher Kapazität; Rückgrat für ein Netzwerk.

Backslash: Rückwärts gestellter Schrägstrich (\ ).

Backup: Datensicherung.

Bandbreite: Datenmenge bei der Übertragung in *Bit pro Sekunde.*

Baud: Maßeinheit für Datenübertragung. Auf einer 5600 Baud-Leitung übertragen neue Modems 56000 Bit/s.

Bcc: Blind carbon copy; Bezeichnung für eine E-Mail-Kopie, bei der der Empfänger im Gegensatz zur →*Cc* nicht weiß, an wen diese noch geschickt ist.

Betaversion: Software, die sich im letzten Entwicklungsstadium befindet.

Binär: Binäre Darstellung einer Datei durch Aneinanderreihen von lediglich 2 Zeichen (0 oder 1).

Bookmark: Lesezeichen; im Browser eine Sammlung interessanter Internetadressen.

Bps: Bits pro Sekunde, Maßeinheit bei der Datenübertragung.

Breitbandnetz: Netzwerk, indem mehrere Signale gleichzeitig mit hoher Geschwindigkeit übertragen werden.

Broadcast: Senden eines Datenblockes an alle Rechner eines Netzes.

Browser: Programm zur Darstellung der Internetseiten und zur Nutzung der Internetdienste. Bekannte Browser sind der Internet Explorer von Microsoft und der Netscape Navigator von Netscape.

Bug: Fehler in einem System oder Programm.

Cache-Speicher: Hier werden alle besuchten Seiten gespeichert. Wenn Sie im Internet die Seite erneut aufrufen, kann der Browser die Daten schnell aus dem Cache-Speicher laden.

Carrier: Trägersignal eines Modems.

Cc: Carbon copy, der zweite Empfänger einer E-Mail neben dem ersten Adressaten.

Channel: Kanal →*Push Client.*

Chat: Online geführte Unterhaltung mit anderen Teilnehmern per Bildschirm und Tastatur im Internet. Es gibt auch ein Chatverfahren, das ein eigenes Programm benötigt → IRC.

Client: Client ist ein Rechner, der eine Verbindung zu einem anderen Rechner aufbaut.

Compuserve: Internationaler Online-Dienst mit Zugangsangebot ins Internet.

Connect: Verbinden.

Cookie: „Keks"; wird im Internet von den Servern auf den PC des Anwenders übertragen. Sie liefern dem Server Informationen über das Nutzungsverhalten des Anwenders, z.B. die aufgerufene Seite im Internet.

Counter: Zähler auf einer Internetseite, der die Zahl der Zugriffe registriert.

Datenkompression: Daten werden durch spezielle Verfahren zusammengepackt, dadurch lassen sie sich schneller übertragen. Das ZIP-Kompressionsverfahren ist das gängigste Dateiformat.

Device: Gerät.

DFÜ-Netzwerk: Datenfernübertragung. Das DFÜ-Netzwerk von Windows ist eine Funktion, die es ermöglicht, per Modem oder ISDN eine Verbindung mit einer entsprechenden Gegenstelle aufzubauen, z.B ins Internet.

Dial: Wählen.

Digitale Unterschrift: s. Signatur.

Diskussionsgruppe: s. Newsgroup.

DNS: Domain Name Server. Datenbank, die die Namen der Server (z.B. pop3.muenster.de) in IP-Adressen (z.B. 244.233.222) verwandelt.

DNS-Server: Server mit einer DNS-Datenbank.

Domain: Region, Teilnetz in einem großen Netzwerk und Kennung einer Internetadresse (z.B. de, tr oder com), die geographische oder organisatorische Auskunft über den dazugehörigen Rechner gibt.

Download: Herunterladen von Dateien eines anderen Rechners auf den eigenen PC.

E-Cash: Elektronische Bezahlung mit der Kreditkarte im Internet.

Editor: Programm zum Erstellen und Bearbeiten von Dateien, z.B. einer Homepage.

Einwahlknoten: Lokaler Rechner eines Providers, der die Verbindung zum Internet herstellt.

E-Mail: Post, die elektronisch über das Internet sehr schnell und kostengünstig zugestellt wird.

Emoticon: Das zusammengesetzte Wort aus Emote und Icon.

Ethernet: Eine Technologie lokaler Netzwerke (LAN) mit einer schmalen Bandbreite.

FAQ: Frequently asked questions; oft gestellte Fragen.

Favoriten: Mithilfe der Favoritenliste kann man die Lieblingsseiten im Internet Explorer speichern und schnell aufrufen.

File: Datei.

File Server: Zentralrechner in einem Netzwerk, der die Daten verwaltet. Die verbundenen →*Workstations* können jeder Zeit auf diese Dateien zugreifen.

File Transfer: Datenübertragung.

Firewall: Ein Sicherheitssystem, das nur einen Computer eines Netzwerks von außen steuerbar macht. Dieser Computer regelt dann den Datenverkehr zwischen dem lokalen Netz und dem Internet.

Flame: Verbales Beleidigen anderer Teilnehmer in einer Newsgroup oder einem Chatraum.

Forum: Öffentlicher Diskussionsraum in Online-Diensten, wie Newsgroups.

Frame: Rahmen.

Free Access: Freier Zugang zu den Internetdiensten.

Freeware: Software, die kostenlos benutzt werden können.

FTP: File Transfer Protocol. Ein Internetdienst, mit dem man Daten von einem fremden Rechner auf den eigenen Rechner oder umgekehrt übertragen kann.

FTP-Server: Server, der über den FTP-Standard Daten zum Download zur Verfügung stellt.

Gateway: Ein Rechner, der zwei unterschiedliche Netzwerksysteme miteinander verbindet.

GIF: Graphics Interchange Format. Graphikdateiformat mit Datenkompression.

Gopher: Vorläufer des WWW, ein Informationsdienst ohne graphische Fähigkeiten.

Health professional card: Authentifizierung eines Arztes bei der Abfrage der Patienteninformationen.

Homebanking: Das Homebanking ermöglicht das Erledigen von Bankgeschäften online über den PC.

Homepage: Die erste Seite eines Internetangebotes bzw. die eigene Seite eines Internetbenutzers, mit der er sich präsentiert.

Host: „Gastgeber", ein Großrechner, der die angeschlossenen Rechner in einem Netzwerk mit Daten versorgt.

HTM: Dateien im HTML-Format.

HTML: HyperText Markup Language, eine Sprache für das Erstellen von Web-Seiten.

HTTP: Das Übertragungsprotokoll im Internet.

Hyperlink: Eine Verknüpfung einer WWW-Seite zu einer anderen WWW-Seite. Verweise auf einer Seite auf andere Dokumente im Internet.

Icon: Ein kleines graphisches Symbol auf dem Bildschirm, mit dem man Programme starten kann.

IMAP: Internet Message Access Protocol; Protokoll für die Übertragung von E-Mails.

Internet: Ein Netzwerk von Millionen von Computern, das dezentral die Welt umspannt und für Informationsaustausch sorgt.

Internetanbieter: Der Internetanbieter ermöglicht Ihrem Computer den Zugriff ins Internet. Mit einem → *Modem* oder → ISDN-Anschluss können Sie für eine monatliche Grundgebühr oder eine zeitabhängige Gebühr (z.B. 5 DM/Stunde) im Internet surfen.

Internetadresse: Um es zu erleichtern, die unendlich vielen Internetadressen aufzufinden, verfügt jede Seite über eine eigene Adresse (wie ihre persönliche Postadresse). Die Adressen fangen mit dem Übertragungsprotokoll http:// an, gefolgt von der eigentlichen Adresse, z.B. http://www.multimedica.de.

Internetcafe: Cafes, in denen sich der Gast ins Internet einwählen kann.

Internet Explorer: Bekanntes Internetanzeigeprogramm, →*Browser,* mit dem man die Internetseiten durchblättern kann.

Intranet: Ein internes Netz (Firma) auf der Grundlage der Internettechnologie, zu dem nur bestimmte Personen Zugang haben. Ein Intranet kann auch mit dem Internet auf einer anderen Ebene verbunden werden.

ICQ: ICQ (englisches Wortspiel für „I seek you") ist ein spezielles Programm, das das direkte Kommunizieren (chatten, Datenaustausch) mit den anderen im Internet sich befindenden Personen, ermöglicht. Es verrät, welche Freunde – so genannte „Buddies" – ebenfalls surfen.

IP: Jeder Computer hat eine eindeutige IP-Adresse, die sich aus Zahlen zusammensetzt. Das erleichtert das Auffinden und Zugreifen auf diese Computer im Web.

IRC: Internet Relay Chat. Eines der ältesten Protokolle zum Chatten im Internet. Mit einer IRC-Software kann man sich auf einen IRC-Rechner einloggen und dort in einem Gesprächskanal chatten.

ISDN: Integrated Services Digital Network. Ein System für digitale Telefondienste und zur Datenübertragung. Im Internet Übertragungsgeschwindigkeit von 64000 bps/s. Damit ist ISDN schneller als Modems.

ISDN-Adapter: Externes Gerät, das die Funktion der →*ISDN-Karte* erfüllt.

ISDN-Karte: Der ISDN-Anschluss im PC wird durch die Einsteckkarte ermöglicht.

Java: Programmiersprache der Sun. Java-Programme, kann auf jedem Betriebssystem plattformunabhängig ausgeführt werden. Im Internet sehr verbreitet.

JPG: Stark komprimiertes Graphikdateiformat, das häufig im Internet verwendet wird.

Kanal: Channel; wie die Fernsehsendungen bieten einige Internetdienste Kanäle mit Nachrichten, Reiseangeboten, Kinonews usw. an. Die Inhalte können zu bestimmten Zeiten automatisch auf den Rechner des Anwenders geladen und offline gelesen werden. Dabei bedient man sich einer neuen Technologie → *Push Client.*

K56flex: Datenübertragung mit 56000 bps mit analogen Modems. Aus den verschiedenen Übertragungsverfahren K56flex und X2 wurde der gemeinsame Standard V90 entwickelt.

Kabelmodem: Ein Gerät, mit dem Daten über das TV-Kabelnetz sehr schnell, beispielsweise im Internet, übertragen werden können.

Kennwort: Passwort.

Kennung: Die letzte Buchstabenfolge in einer Internetadresse zur organisatorischen und geographischen Zuordnung, z.B. *ch* für Schweiz oder *com* für kommerzielle Organisationen.

Klammeraffe: Das at-Zeichen @ in einer E-Mail-Adresse.

Kryptographie: Verschlüsselung elektronischer Daten.

Länderkennung: Buchstaben am Ende einer Internetadresse zur geographischen Zuordnung, beispielsweise *tr* für Türkei.

LAN: Local Area Network. Verknüpfung von Rechnern innerhalb einer kleinen Zone (Unternehmen).

LED: Optische Anzeigen.

Link: Verknüpfung.

Listserv: Ein Programm, um die Mailinglisten zu abonnieren.

Linux: Ein frei anwendbares kostenloses Betriebssystem für den PC auf der Basis von → UNIX.

Log-in: Anmelden in einem System.

Log-off: Abmelden von einem System.

Mail: Post (E-Mail), die mithilfe von Computern übertragen wird.

Mailbox: Elektronischer Briefkasten.

Mailingliste: Verteildienst für Informationen an zahlreiche Empfänger.

Mailserver: Server, der in einem Netzwerk die E-Mail-Korrespondenz bewerkstelligt, z.B. auf via E-Mail geschickte Anfragen Dateien versendet.

Modem: Ein Gerät zur Datenübertragung über eine normale analoge Telefonleitung.

MPEG: Motion Pictures Expert Group. Standard zur Videokompression und zur Videobearbeitung.

MSN: Microsoft Network Online-Dienst.

Net: Netzwerk.

Netiquette: Ein Kunstwort aus Net und Etikette. Es beschreibt die allgemeinen Verhaltensregeln im Internet, vor allem in Newsgroups und Chaträumen.

Netscape Communicator: Ein Allround-Browser-Programm mit wichtigen Funktionen im Internet von der Firma Netscape.

Network: Netzwerk auf Englisch.

Netzwerk: Rechnernetzwerk. Miteinander verbundene Rechner, die untereinander kommunizieren können. → LAN.

Netzwerkkarte: Eine Steckkarte, mit der man einen Rechner an ein Netzwerk anschließen kann.

Newsgroup: Eine Art digitales schwarzes Brett, wo jeder Internetbenutzer Nachrichten anhängen kann. Sie können entweder auf eine Nachricht antworten oder eine Frage stellen. Im Internet existieren zahlreiche Newsgroups zu unterschiedlichen Themen.

Newsreader: Programme zum Lesen der Artikel in den → Newsgroups. Normalerweise gehören sie zur Standardausstattung der neueren → Browser.

Newsserver: Der zuständige Rechner eines Internetanbieters für die Organisation der Newsgroups.

Nickname: Kurzname in E-Mails oder anonymer Kunstname beim Chatten.

Offline: Ohne Telefonverbindung.

Online-Dienste: Kommerzielle Anbieter von Informationen, wie T-Online, AOL oder MSN, die in einem eigenen Netz Angebote und Leistungen zur Verfügung stellen (beispielsweise Online-Banking). Die Online-Dienste dienen in der Regel auch gleichzeitig als Internet-Provider.

Packer: Packprogramm zur Datenkompression.

Page: Seite im Internet.

Passwort: Kennwort zur Identifikation in einem System.

PCMCIA: Steckplatz für Erweiterungskarten in Kreditkartengröße für Notebooks.

PD: Public Domain.

PGP: Pretty Good Privacy, effizientes Verschlüsselungsprogramm, vor allem für E-Mails.

Plug-in: Erweiterunsgssoftware für Browser, beispielsweise *Real Player* zum Abspielen von Videos oder Musik über das Internet.

POP3: Ein Server, über den Sie E-Mails abholen können.

PPP: Das Verfahren Point to Point Protocol lädt Daten vom Internet auf den eigenen PC.

Protokoll: Programme zur Schaffung einer gemeinsamen Plattform zum Datenaustausch.

Provider: s. Internetanbieter.

Proxy-Server: Rechner, auf denen häufig aufgerufene Internetseiten gespeichert werden. Somit können sie beim nächsten Anwählen schneller geladen werden.

Public Domain: Software, die vom Urheber der Allgemeinheit zur Verfügung gestellt wird und dadurch frei kopiert und verändert werden darf.

Push Client (Channel): Kanalinhalte werden mithilfe dieser Technologie aus dem Netz auf den Benutzerrechner gezogen.

Query: Anfrage an ein Datensystem.

Queue: Eine Queue ist eine „Warteschlange", in der die Aufträge in einem Netzwerk auf ihre Übertragung oder Abarbeitung warten.

QuickTime: Ein Multimedia-Programm von der Firma Apple, das Audio- und Videodateien verschiedener Formate abspielen kann.

Receiver: Empfänger.

Remote: Ferngesteuert oder entfernt.

Remote Access: Zugriff eines Rechners auf die Daten eines entfernt liegenden Rechners.

Remote Control: Programme zur Fernsteuerung aller Aktionen eines Computers von einem Computer aus. Die Regelung erfolgt meist über ein Netzwerk oder Datenfernübertragung.

Reply: Die Antwort auf einen Artikel in einer → *Newsgroup*.

Router: Computer, die Netzwerke miteinander verbinden und für Informationsfluss sorgen.

Routing: Das Finden der kürzesten, billigsten Route zum Transportieren von Daten.

RTF: Rich Text Format, Dateiformat, das von vielen Programmen und Betriebssystemen gelesen werden kann.

Scriptfile: Datei mit Befehlen, die nacheinander abgearbeitet werden, um Anmeldevorgänge (Log-in) z.B. im Internet komplett zu automatisieren.

Search Engine: Suchprogramm im Internet→ *Suchmaschine.*

Server: Der Computer in einem Netzwerk, der allen anderen Computern Informationen und Programme zur Verfügung stellt.

Shareware: Software, die zunächst kostenlos ausprobiert werden kann. Bei weiterer Verwendung fällt häufig eine Registrierungsgebühr an.

Signature: Digitale Unterschrift in einer E-Mail.

Site: Standort, Rechner (im Internet).

Slash: Schrägstrich „/".

Smiley: Symbole aus Strichzeichen zum Ausdrücken von Emotionen im WWW, z. B. die Zeichen :-(symbolisieren ein weinendes Gesicht.

SMTP: Protokoll zum Senden von E-Mails.

Spam: Unaufgefordert geschickte E-Mails, die das Postfach zustopfen und bei der Übertragung der E-Mails auf den eigenen Rechner zu Kosten führen. Es handelt sich meist um Werbung.

Suchmaschine: Ein Serviceangebot im Internet, mit dessen Hilfe man bestimmte Seiten und Inhalte im WWW finden kann. Altavista, Yahoo, Web.de sind einige der bekannten „Search Engines" in Deutschland.

Support: Unterstützung.

Surfen: Durchblättern im Internet auf der Jagd nach Informationen.

Switch: „Schalter". Ein Gerät, das allen angeschlossenen Rechnern die Nutzung der vollen Bandbreite eines Netzwerkes ermöglicht.

System Administrator: Person, die für die Organisation eines Netzwerkes zuständig ist und über die Zugriffsrechte verfügt.

TCP/IP-Protokoll: Transmission Control Protocol/Internet Protocol. Verfahren zur Datenübertragung im Internet. Dabei werden die Informationen zu kleinen Paketen zusammengeschnürt und geschickt.

Teleprocessing: Datenfernübertragung.

Telnet: Ein Programm, mit dem man sich in fremde Rechner einwählen und dort arbeiten oder Datenbanken durchforsten kann. Voraussetzung dafür ist eine Zugangsberechtigung.

Terminal: Datenendstation. Ein einfaches Bildschirmsichtgerät für den Dialog mit einem Rechner im Netzwerk zur Ein- und Ausgabe der Daten.

Terminal-Server: Server, auf den die lokalen Rechner (→ Terminal) zur Datenübertragung zugreifen. Er verbindet alle angeschlossenen Geräte zu einem Netzwerk → LAN.

TIFF: Tagged Image File Format. Graphikdateiformat mit der Endung TIF.

Treiber: Programme, die die reibungslose Zusammenarbeit zwischen Hardware und Betriebssystem ermöglichen.

Übertragungsgeschwindigkeit: Die maximale Datenübertragungsgeschwindigkeit eines Modems wird in Bits/Sekunde (bps) angegeben. Die moderneren Geräte schaffen 56000 bps.

Underscore: Unterstrich, z.B. Fevzi_Koc@muenster.

Upload: Übertragen der Daten von fremden Rechnern auf den heimischen PC.

URL: Uniform Resource Locator. Die standardisierte Adresse eines Dokuments (z.B. Homepage) im WWW. Um zu dem Dokument zu gelangen, muss dessen Adresse im → *Browser* angegeben werden, beispielsweise: http://www.multimedica.de.

USENET: User Network, ein Forum zum Austausch von Informationen und für Diskussionen im Internet, wie → *Newsgroups*.

Videokonferenz: Direkte Bild- und Sprachkommunikation per PC zwischen mehreren Personen mithilfe von Zusatzgeräten, wie Videokamera und Mikrofon, über das Internet.

Virus: Eine bösartige Software, die sich im Rechner heimlich einnistet, um Schaden anzurichten.

V-Normen: Standards zum Datentransfer über Telefonleitungen mit ISDN oder Modem.

V.34: Datentransfer per Modem mit maximal 28800 bps.

V.90-Standard: Gemeinsamer Datentransferstandard von Firmen,wie US Robotics und Rockwell, für Modems mit einer Datenübertragung von 56000 bps.

W3: Kurzbezeichnung von World Wide Web.

WAN: Wide Area Network; großes, oft internationales Netzwerk.

Web: Umgangssprachliche Abkürzung für World Wide Web.

Web.de: Ein deutschsprachiger Suchdienst (http://www.web.de) mit einem sehr umfangreichen Angebot.

Webmaster: Person, die für die Organisation eines Teilbereiches in einem großen Netzwerk zuständig ist.

Webpage: Webseite im Internet.

Winsock: Das Windows-Socket ist ein Treiberprogramm, das die Zusammenarbeit zwischen Windows und Internetanwendungen ermöglicht.

Workgroup: Eine Arbeitsgruppe innerhalb eines Netzwerks mit besonderen Zugriffsrechten.

Workstation: Leistungsstarke Computer bzw. ein Arbeitsplatz in einem Netzwerk, der auf einen zentralen Rechner zur Datennutzung zugreifen kann.

sie auch unter der Adresse http://www.yahoo.de ein deutschsprachiges Angebot.

ZIP: Datenkompressionsverfahren. Die so komprimierten Dateien haben die Endung .zip.

Zugriffszähler: Die Zahl der Besucher auf einer Seite im Internet (Homepage) wird mithilfe von Zugriffszählern gezählt.

Literatur

Bücher

Eichhorn P, Seelos HJ, Schulenburg JMG (Hrsg) (2000) Praxisbuch Krankenhausmanagement. Urban & Fischer, Stuttgart München

Eiff W von (Hrsg) (2000) Der Krankenhausmanager. Springer, Berlin Heidelberg New York Tokyo

Godlee F (2000) Clinical evidence. Huber, Bern

Greenhalgh T (2000) Einführung in die Evidence-based-Medicine. Huber, Bern

Haines A, Donald A (Hrsg) (2001) Getting research findings into practice. BMJ Books, London

Kunz R, Ollenschläger G, Raspe H, Jonitz G, Kolkmann FW (Hrsg) (2000) Evidenzbasierte Medizin in Klinik und Praxis. Deutscher Ärzteverlag, Köln

Perleth M, Antes G (Hrsg) (1999) Evidenzbasierte Medizin ñ Wissenschaft im Praxisalltag. Urban & Vogel, München

Sackett DL, Straus S, Richardson WS, Rosenberg W, Haynes RB (2000) Evidence-based-Medicine. Churchill Livingstone, Edinburgh

Die hier empfohlenen Internetadressen wurden von mir im Januar 2002 gesehen.

Internetadressen

Aktionsforum für Telematik im Gesundheitswesen: http://atg.gvg-koeln.de

Arbeitsgemeinschaft der Wissenschaftlichen Medizinischen Fachgesellschaften: http://www.uni-duesseldorf.de/www/awmf/ll/ll_index.htm

Ärztliche Zentralstelle Qualitätssicherung: http://www.aezq.de

Arzneimittelkommission der deutschen Ärzteschaft (AkdÄ): http://www.akdae.de

Australian Council on Healthcare Standards (Australien): http://www.achs.org.au/open/home.htm

BSI, Bundesamt für Sicherheit in der Informationstechnik: http://www.bsi.de

Bundesinstitut für Arzneimittel und Medizinprodukte (BfArM): http://www.bfarm.de

Canadian Council on Health Services Accreditation (Kanada): http://www.cchsa.ca

CANCERLIT: http://cancernet.nci.nih.gov/cancerlit.html

CDC, Centers for Disease Control and Prevention: http://www.cdc.gov/health/diseases.htm

Clinical Pathways, Clinical Information Access Programm: http://www.clininfo.health.nsw.gov.au

Cochrane Library: http://www.cochrane.de

DIMDI: http://www.dimdi.de

DKG, Deutsche Krankenhausgesellschaft: http://www.dkgev.de

European Agency for the Evaluation of Medicinal Products, EMEA: http://www.emea.eu.int

G-DRG, Website der Selbstverwaltung: http://www.g-drg.de

HON, Health on the Net Foundation: http://www.hon.ch/honcode/german

Joint Commission on Accreditation of Healthcare Organisations (USA): http://www.jcaho.org

KID, Deutsches Krebsforschungszentrum Heidelberg: http://www.krebsinformation.de
Kooperation für Transparenz und Qualität im Krankenhaus: http://www.ktq.de
Literaturliste Internet, ULB Münster: http://medweb.uni-muenster.de/~obsto/liti.html
Managed Care Magazine: http://www.managedcaremag.com
Medicaid, Disease Management and Health Outcomes: http://www.dmnow.org
MEDLINE: http://www.ncbi.nlm.nih.gov/pubmed
MEDLINE Plus Managed Care, recent research Articles: http://www.nlm.nih.gov/medlineplus/managedcare.html
Medscape Managed Care Overview: http://managedcare.medscape.com/home/topics/managedcare/managedcare.html
National Guideline Clearinghouse: http://www.guideline.gov/body_home.asp
ONCOLINK, University of Pennsylvania Cancer Center: http://www.oncolink.com
PDQ (Physician Data Query) vom National Cancer Institute (NCI), USA: http://www.meb.uni-bonn.de/cancernet
Robert-Koch-Institut: http://www.rki.de
Tumorzentrum München: http://www.med.uni-muenchen.de/tzm/homepage.html
Zentralbibliothek Medizin Köln: http://www.zbmed.de
Zentralinstitut für die kassenärztliche Versorgung in der Bundesrepublik Deutschland: http://www.zi-koeln.de/zik/themen/quali/index.html

Zeitschriften

Bey T (2001) Managed Care in den USA: Übermacht der Versicherungen. Dt Ärztebl (98) 51-52: A-3428

Eysenbach G, Diepgen TL (1998) Evaluation of cyberdocs. Lancet 7; 352(9139): 1526

Eysenbach G, Sa ER, Diepgen TL (1999) Shopping the internet today and tomorrow towards the millennium of cybermedicine. BMJ 319: 1294

Koc F (1999) Basiswissen E-Mail: Die schnelle Kommunikation. Dt Ärztebl (96) 23: 18, Suppl: Praxis Computer

Koc F (2000) Videokonferenzsysteme: Blickkontakt im Internet. Dt Ärztebl (97) 18: 28, Suppl. Praxis Computer

Selbmann HK (1990) Konzeption, Voraussetzung und Durchführung qualitätssichernder Maßnahmen im Krankenhaus. Das Krankenhaus 11: 470-474

Voelker T, Gaedicke G, Graff J (2001) Krankenhäuser: Patientenpfade als Ausweg. Dt Ärztebl (98) 23: A-1531

Index